Inglese per cardiologi

Ramón Ribes • Sergio Mejía

Inglese per cardiologi

Edizione italiana a cura di
Eugenio Picano

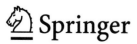 Springer

Ramón Ribes
Hospital Reina Sofia
Servicio de radiología
Avda. Menéndez Pidal s/n
Córdoba 14005, Spain

Sergio Mejía
Xanit International Hospital
Belmádena, Spain

Hanno collaborato all'edizione originale:
Pedro J. Aranda, Francisco J. Muñoz del Castillo, Eloisa Feliú, Antonio Luna, José María Martos, José Luis Sancho, José María Vida

Edizione italiana e traduzione dall'inglese a cura di:
Eugenio Picano
Direttore Istituto di Fisiologia Clinica
CNR
Pisa

Titolo dell'opera originale:
Cardiovascular English
Ramón Ribes, Sergio Mejía
© Springer-Verlag Berlin Heidelberg 2008

ISBN 978-88-470-1859-4   ISBN 978-88-470-1860-0 (eBook)

DOI 10.1007/978-88-470-1860-0

© Springer-Verlag Italia 2011

Copertina: Ikona S.r.l., Milano
Impaginazione: Graphostudio, Milano
Stampa: Arti Grafiche Nidasio, Assago (MI)

Springer-Verlag Italia S.r.l., Via Decembrio 28, I-20137 Milano
Springer fa parte di Springer Science+Business Media (www.springer.com)

Prefazione all'edizione italiana

In una statistica comparsa qualche anno fa su un autorevole giornale di cardiologia sperimentale, il numero di errori di ortografia e sintassi nei manoscritti inviati per pubblicazione veniva messo a confronto per i vari paesi (Coates et al (2002) Language and publication in "Cardiovascular Research" articles. Cardiovasc Res 53:279-85). Il numero minore di errori di lingua era contenuto, non sorprendentemente, nei manoscritti provenienti dagli Stati Uniti e dalla Gran Bretagna: bella forza! In media, il doppio degli errori era presente nei manoscritti provenienti dall'Europa e dal Giappone, e all'aumentare degli errori per manoscritto scendeva la percentuale di accettazione. Chi c'era in testa alla classifica per frequenza di errori (e in coda alla classifica della frequenza di accettazione)? Avete indovinato (vi piace vincere facile): c'era lei, l'Italia, e quindi c'eravamo noi, i cardiologi italiani. Modestia a parte, ci riconoscono ovunque per il nostro marchio di fabbrica lessicale, lo "spaghetti-English". Un buon inglese non aiuta forse a farsi accettare il lavoro, ma un cattivo inglese di certo aiuta a farselo rifiutare. Anche nella comunicazione professionale e congressuale non è facile addentrarsi nel gergo medico cardiologico, ed effettivamente la patetica giustificazione dei padri di aver studiato francese alle medie non suona convincente alle orecchie contemporanee del nostro interlocutore, collega o paziente. Il libro serve a cancellare qualche macchia di pomodoro nel nostro spaghetti-Cardio-English, e già questo sarà un ottimo risultato per il lettore.

La traduzione è stata curata dalla dottoressa Silvia Bernardi, laureanda in lettere e assegnista tecnico-amministrativa presso l'Istituto di Fisiologia Clinica di Pisa. Per le parti più idiomatiche del testo si è avvalsa come consulente di Alison Frank, anche lei contrattista presto il nostro istituto, dove rivede sistematicamente gli articoli pronti per essere inviati a riviste importanti, e invariabilmente trova errorucci e erroracci, anche da parte di insospettabili pluridecorati. Ogni capitolo è stato poi rivisto da uno dei nostri giovani in formazione, che una volta tanto hanno espresso vero interesse per quello che facevano, e alla fine gratitudine per aver imparato qualcosa: è questo il segno più attendibile che, forse, tradurre il libro a qualcosa è servito.

Ottobre 2010   *Dr. Eugenio Picano*

Prefazione all'edizione inglese

Dopo il successo della pubblicazione di *Medical English, Radiological English* e *Primary Care English,* editi da Springer, ho ritenuto una priorità assoluta continuare a scrivere libri di inglese medico per le diverse specializzazioni, che potrebbero diventare utili strumenti per gli operatori sanitari e per gli studenti di medicina di tutto il mondo.

Essendo io un radiologo cardiovascolare, *Cardiovascular English* è stato uno dei primi titoli che mi è venuto in mente quando ho iniziato a pensare a un serie di volumi di medicina in inglese per ogni specializzazione. Nonostante le malattie cardiovascolari siano la mia principale area di interesse, non avrei osato co-scrivere un libro sull'inglese cardiovascolare senza il sostegno entusiasta del Dr. Mejía.

Il progetto di questo libro è iniziato a Benalmadena, quando, durante la cena, dopo il corso di un giorno in imaging cardiovascolare, il Dr. Manuel Concha, un'importante figura nella chirurgia cardiaca e uno dei pionieri del trapianto cardiaco nel mio paese, il quale era a conoscenza della mia idea di scrivere un libro sull'inglese cardiovascolare, mi presentò il Dr. Mejía dicendo: "Ramón, Sergio è la persona che stai cercando".

Aveva assolutamente ragione. Sergio Mejía si è impegnato con entusiasmo nel progetto del libro sin dal suo inizio.

Come le precedenti pubblicazioni, *Cardiovascular English* non è scritto da insegnanti d'inglese e rivolto a studenti di inglese, ma è scritto da medici e rivolto ai medici.

Il Dr. Mejía ha svolto un ottimo lavoro, da un lato, adattando a *Cardiovascular English* alcuni dei capitoli presenti in *Medical English* e in *Radiological English*, dall'altro, progettando e scrivendo i capitoli di *Cardiovascular English* in cui cerchiamo di aiutare i cardiologi che non sono di madrelingua inglese, gli specializzandi in cardiologia, gli infermieri o gli studenti di medicina, nell'affrontare gli aspetti quotidiani dell'inglese cardiovascolare.

Stiamo attualmente lavorando a diversi progetti editoriali, che ci auguriamo possano trasformarsi in nuovi titoli della serie dei libri di inglese medico per le diverse specializzazioni e attendiamo i vostri commenti, al fine di migliorare le serie e fornire agli operatori sanitari, in futuro, altri libri che si occupano di altre specialità mediche.

Agosto 2007   *Ramón Ribes, MD, PhD*

Prefazione all'edizione inglese

Più di vent'anni fa, noi studenti di medicina dell'Health Sciences Istitute di Medellín, in Colombia, ascoltammo stupiti i nostri professori quando ci chiesero di studiare i libri di testo di medicina in inglese. È stata una vera e propria sfida per un gruppo di professori non di madrelingua inglese, la richiesta di studiare la patologia, l'anatomia e la fisiologia in inglese. "Sono pazzi" pensammo. Ma oggi apprezzo realmente l'importanza di quell' idea. Era brillante. Essi non solo ci raccomandarono di studiare in inglese, ma fecero anche del loro meglio per farci frequentare come visitatori gli ospedali del Nord America.

È un dato di fatto che l'inglese sia la lingua della scienza. Se volete essere in grado di comunicare con i colleghi di tutto il mondo e se volete trarre vantaggio dall'utilizzo di Internet e mantenervi aggiornati, allora avete bisogno di un alto livello di padronanza dell'inglese.

Alcuni di voi potrebbero pensare: "Ma se questo autore vive in Spagna, di cosa sta parlando?" Beh, io lavoro in un ospedale internazionale nel sud della Spagna, la spiaggia d'Europa. Fate attenzione e leggere attentamente per favore. Ho scritto la "spiaggia" d'Europa. Questo vuol dire che abbiamo a che fare con moltissimi visitatori, turisti e specializzandi provenienti dall'Europa settentrionale e centrale. Nel mio ospedale, trattiamo i pazienti dalla Finlandia alla Germania e non è possibile fare un buon lavoro se non si parla inglese. Quando il Dr. Ribes mi ha gentilmente invitato a scrivere con lui *Cardiovascular English*, sono stato felice di cogliere l'opportunità per aiutare i colleghi non di madrelingua inglese a migliorare la propria conoscenza dell'inglese cardiovascolare. Questo manuale fa parte di una serie medica in inglese coordinata dal Dr. Ribes e spero che sarà molto utile a studenti, specializzandi, infermieri, tecnici e specialisti che vogliono fare qualche passo in avanti. Viaggiare, partecipare a congressi internazionali per la prima volta, inviare un abstract, scrivere un articolo, presentare un documento, frequentare un corso all'estero e così via sono tutti passi professionali in avanti, soprattutto quando non si è di madrelingua inglese.

Voglio anche sottolineare quanto sia stato prezioso il contributo di tutti coloro che hanno collaborato a realizzare questo libro.

I paesi occidentali stanno guardando all'Estremo Oriente e ciò sarà probabilmente il prossimo passo nella globalizzazione e parte della storia del ventunesimo secolo. In questo processo, l'inglese sembra essere la lingua comune, che è la "seconda" lingua per tutti. I professionisti del settore cardiovascolare non fanno eccezione. Quindi, cerchiamo di andare avanti e di essere coinvolti in quest'avventura di imparare l'inglese, abituandoci all'inglese cardiovascolare. Allora, buona lettura.

Agosto 2007   *Sergio Mejía, MD, PhD*

Indice

Capitolo 4

Capitolo 5

Capitolo 6

Capitolo 7

Capitolo 8

Capitolo 9

Capitolo 10

Capitolo 11

Capitolo 12

Capitolo 13

Capitolo 14

Capitolo 15

Capitolo 16

Capitolo 17

Capitolo 18

Capitolo 19

Capitolo 20

Capitolo 1

Approccio metodologico all'inglese cardiovascolare

Introduzione

L'apprendimento dell'inglese cardiovascolare è probabilmente uno dei più impegnativi di tutto l'inglese medico specialistico. La molteplicità delle sottospecialità cardiologiche rende estremamente arduo acquisire la piena dimestichezza con il gergo di ciascuna di esse: un cardiologo clinico si sentirebbe perso in una discussione sull'ablazione di aritmie e un ecografista potrebbe non conoscere il nome della maggior parte delle attrezzature impiegate in cardiologia interventistica.

Come avere un linguaggio scorrevole nell'inglese cardiologico

Una profonda conoscenza della grammatica inglese è essenziale per costruire il vostro inglese cardiovascolare nel modo più solido. La padronanza dell'inglese anatomico è fondamentale per i cardiologi che praticano la diagnostica per immagini cardiovascolare. I cardiologi devono conoscere il nome e il normale aspetto delle strutture anatomiche e saper esprimere il loro rapporto con i reperti radiologici. Noi cardiologi non siamo radiologi, ma abbiamo a nostra disposizione molteplici tecniche di diagnostica per immagini per lo studio del cuore. L'anatomia è così collegata al latino e al greco che, a meno che non abbiate una certa familiarità con la terminologia latina e greca, non sarete mai in grado di parlare e scrivere in modo corretto l'inglese anatomico o radiologico. Inoltre, i cardiologi devono essere a conoscenza degli aspetti tecnici delle proprie sottospecialità e devono essere in grado di parlarne in modo comprensibile a pazienti, medici curanti, specializzandi, infermieri, tecnici e studenti di medicina.

R. Ribes, S. Mejía. *Inglese per cardiologi.*
© Springer-Verlag Italia 2011

Oltre al linguaggio tecnico medico, il cardiologo deve comprendere l'inglese medico del paziente, ovvero il linguaggio solitamente utilizzato dai pazienti per descrivere i loro sintomi.

Facciamo ora un semplice esercizio. Leggete questa frase in inglese cardiologico:

> "Kaplan-Meier survival estimates at 1 year for the respective occurrence of death, Q-wave MI, repeat CABG, and target lesion revascularization (TLR) were 90, 94, 96, and 76%, respectively, after stent implantation".

Siamo sicuri che abbiate capito la frase e siate in grado di tradurla in italiano immediatamente; sfortunatamente la traduzione letterale è non solo inutile, ma anche deleteria ai fini della scorrevolezza del vostro inglese cardiologico.

Se provate a leggere il paragrafo ad alta voce in inglese, appaiono le prime difficoltà.

Se poi si aprisse una discussione su questa frase e il pubblico si aspettasse di sentire la vostra opinione, potreste iniziare ad agitarvi.

Se non avete alcuna familiarità con la statistica, allora "Kaplan-Meier survival" potrebbe non avere alcun significato per voi.

Controllate le parole che non siete in grado di pronunciare facilmente e guardatele sul dizionario; chiedete a un collega che parla inglese di leggervi la frase ad alta voce; provate a scriverla, probabilmente incontrerete delle difficoltà nello scrivere alcune parole. Controllate le parole che non riuscite a scrivere correttamente e guardatele sul dizionario.

Infine, provate ad avere una conversazione sull'argomento.

Notate quanti problemi sono nati da una sola frase di inglese cardiologico. Il nostro suggerimento, una volta valutato il reale livello del vostro inglese cardiologico, è di:

- non deprimervi se il vostro livello è inferiore alle vostre aspettative;
- continuare con questo tipo di esercizio con paragrafi progressivamente più lunghi, a partire da quelli inerenti la vostra area di specialità;
- organizzare delle sedute di inglese cardiovascolare nel vostro Istituto. Un incontro alla settimana potrebbe essere un buon punto di partenza e vi permetterà di restare in contatto con i vostri colleghi. Noterete che vi sentirete molto più sicuri nel parlare con i colleghi che hanno un livello di inglese inferiore al vostro piuttosto che parlare con il vostro insegnante madrelingua, così come vi sentirete meglio a parlare con cardiologi non madrelingua piuttosto che con colleghi madrelingua inglese. In que-

sti incontri, potrete provare ad esporre presentazioni e lezioni, in modo che, quando dovrete farlo a un meeting internazionale, non sarà la prima volta.

Valutiamo il livello del nostro inglese cardiovascolare con questi dieci semplici (?) esercizi. Le seguenti frasi sono corrette?

1. Pulsed and continuous Doppler techniques have provided the data that enhance the prospect of managing critically ill neonates noninvasively and without confirmatory cardiac catheterization.
   – ERRATO

L'uso di *"wave"* dopo "pulsed and continuous" è obbligatorio, poiché stiamo sempre parlando della modalità wave utilizzata quando registriamo le velocità di flusso con la metodica Doppler. Pertanto, la frase corretta è:

❯ "Pulsed- and continuous–*wave* Doppler techniques have provided..."

2. Later, it was showed that cigarette smoking produced silent ST-segment depression.
   – ERRATO

La frase corretta è:

❯ "Later, it was *shown* that cigarette smoking produced silent ST-segment depression".

Questo è un errore molto comune. Il participio passato del verbo *show* non è *showed* ma *shown*. Poiché il passato remoto del verbo *show* è "showed", molti professionisti del settore sanitario ne deducono, erroneamente, che si tratti di un verbo regolare.

3. Syncope due to primary hypertension is often preceded of dizziness and faintness.
   – ERRATO

La frase corretta è:

❯ "Syncope due to primary hypertension is often preceded *by* dizziness and faintness".

L'uso dell'appropriata preposizione gioca un ruolo vitale nell'inglese medico. Molti errori di questo tipo sono collegati all'uso di preposizioni, impropriamente adoperate come in italiano. Non dimenticate di ricontrollare i verbi con le preposizioni e le singole preposizioni quando scrivete in inglese; nella maggior parte dei casi, queste preposizioni non sono le stesse rispetto all'italiano.

4. A 38-years-old patient with heavy chest pain.
   – ERRATO
La frase corretta è:
❯ "38-year-old patient with heavy chest pain".
"38-year-old" è, in questo caso, un aggettivo e quando gli aggettivi precedono un nome, non possono essere scritti al plurale. Sebbene estremamente semplice da un punto di vista grammaticale, questo è probabilmente l'errore più comune nelle presentazioni mediche internazionali.

5. There was not biopsy of the right ventricle.
   – ERRATO
La frase corretta è:
❯ "There was *no* biopsy of the right ventricle".
Avremmo potuto dire invece "There was not a biopsy of the right ventricle" oppure "There was not any biopsy of the right ventricle".

6. An 87-year-old patient with arrythmia.
   – ERRATO
La frase corretta è:
❯ "87-year-old patient with an arr*h*ythmia".
Arrhythmia è una delle parole che più frequentemente vengono sbagliate nell'inglese medico. Potete evitare questo frequente errore controllando che la parola *rhythm* (ovviamente scritta correttamente!) sia inclusa in *arrhythmia*.

7. Come chiedereste a un paziente di fare la manovra di Valsalva?
❯ "Bear down (or push) as if you are having a bowel movement"

8. "Harvard students" e "Harvard alumni" sono sinonimi?
No. Il primo termine si riferisce agli attuali studenti e il secondo termine agli ex allievi.

9. "Home calls" e "in-house calls" sono sinonimi?
No. Non sono sinonimi, ma contrari; esprimono concetti opposti. Nelle "home calls" (reperibilità) si spera che dormiate a casa, mentre nelle "in-house calls" (guardie attive) dovrete stare in ospedale per l'intera durata del servizio clinico.

10. Cosa capireste se, in una sala di cardiologia interventistica, qualcuno vi chiedesse "Dance with me?"
Qualcuno vi sta chiedendo di legare il suo camice.

Questa serie di domande è rivolta a coloro che ritengono che l'inglese cardiovascolare non sia degno di un approfondimento. D'altro canto, la maggior parte dei cardiologi e dei cardiochirurghi che non hanno mai lavorato in un ospedale dove si parla inglese tende a sottovalutare le difficoltà dell'inglese cardiologico; pensa che, una volta imparato l'inglese, non si faccia fatica a parlarlo in un ambiente cardiologico. Al contrario, coloro che hanno vissuto sulla propria pelle situazioni imbarazzanti lavorando all'estero, non si azzarderebbero a dire che l'inglese o l'inglese cardiovascolare siano semplici.

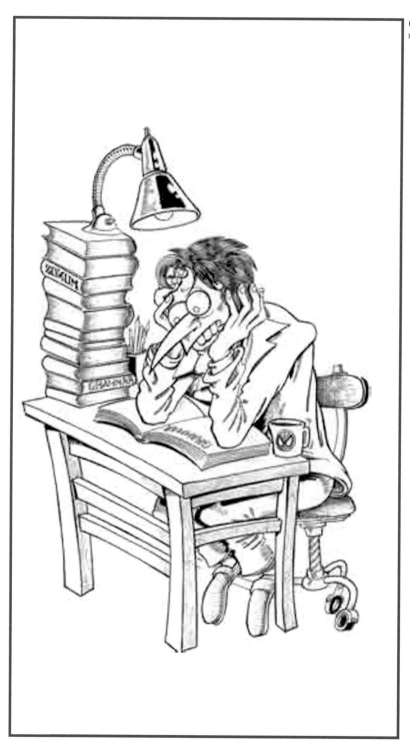

Capitolo 2

Grammatica cardiovascolare

Introduzione

I primi capitoli sono probabilmente i meno letti dai lettori in generale
e dai cardiologi in particolare, ma è nostra opinione che proprio nei
primi capitoli siano contenute le informazioni più importanti di un
libro. È infatti nei primi capitoli che sono poste le basi e, saltando le
parti fondamentali, molti lettori non ottimizzano la lettura di un
manuale.

Questo capitolo è essenziale, poiché, a meno che non abbiate una conoscenza approfondita della grammatica inglese, sarete assolutamente
incapaci di parlare l'inglese di un cardiologo preparato. Per il livello di
inglese appropriato per voi, non è assolutamente sufficiente essere soltanto capiti: dovrete parlare in modo scorrevole e la vostra proprietà di
linguaggio vi deve permettere di comunicare con i vostri colleghi indipendentemente dalla loro nazionalità.

Come vedrete subito, questa sezione di grammatica utilizza come
esempi frasi cardiologiche, così mentre ripassate, ad esempio, le forme
passive, ripasserete frasi comuni nell'inglese cardiologico quotidiano,
come per esempio "the 2D-echo scan had already been performed when
the chairperson arrived at the non-invasive unit".

Potremmo dire, sintetizzando, che abbiamo sostituito le classiche frasi
dei vecchi manuali di inglese come "My tailor is rich" con espressioni
quali "The first year cardiology resident is on call today". Senza un
certo grado di conoscenza della grammatica, non è possibile parlare
correttamente, così come senza una certa conoscenza di anatomia, non
sarebbe possibile refertare indagini cardiologiche. La tendenza a salta-
re sia la grammatica che l'anatomia, considerate da molti come semplici materie preliminari, ha avuto effetti deleteri sull'apprendimento sia
dell'inglese che della cardiologia.

R. Ribes, S. Mejía. *Inglese per cardiologi.*
© Springer-Verlag Italia 2011

Tempi

Parlando del presente

Present continuous

Il present continuous indica un'azione che si sta compiendo nel momento stesso in cui si sta parlando.

F O R M A	Simple present del verbo *to be* + gerundio del verbo: *am/are/is...* *-ing*

Studiate questo esempio:
> It is 7.30 in the morning. Dr. Hudson is in his new car on his way to the Cardiology Department.

Dunque, "he is *driving* to the Cardiology Department" significa che sta guidando adesso, nel momento in cui stiamo parlando.

U S I	Per parlare di: Qualcosa che sta accadendo nel momento in cui stiamo parlando (cioè, ora): > Dr. Hudson *is going* to the emergency room. > Dr. Smith's colleague *is performing* an angioplasty. Qualcosa che sta accadendo in un momento vicino a quello in cui stiamo parlando, ma non necessariamente contemporaneamente alla conversazione: > Jim and John are residents of cardiology, and they *are having* a sandwich in the cafeteria. John says "I *am writing* an interesting article on supraventricular tachycardia. I'll lend it to you when I've finished it". Come potete notare, John non sta scrivendo l'articolo nel preciso momento in cui sta parlando, ma vuol dire che ha iniziato a scriverlo, sebbene non l'abbia ancora finito. È a metà del processo di scrittura.

<table>
<tr><td>U
S
I</td><td>

Qualcosa che sta accadendo in un periodo limitato vicino al presente (ad esempio, oggi, questa mattina, questa stagione, quest'anno...):
> Our junior cardiology residents *are working* hard this term.

Situazioni in evoluzione:
> The hemodynamic condition of the patient *is getting* better.

Situazioni temporanee:
> I *am living* with other residents until I can buy my own apartment.
> I *am doing* a rotation in the CCU until the end of May.

Usi speciali: il present continuous con significato di futuro.
Nei prossimi esempi si parla di cose già organizzate.

Per parlare di qualcosa che avete organizzato di fare nel prossimo futuro (impegni personali):
> We *are stenting* a left main artery on Monday.
> I *am having* dinner with an interventional cardiologist from the United States tomorrow.

Possiamo anche usare la forma *going to* in queste frasi, ma è meno naturale quando si parla di impegni personali.
Non utilizziamo il simple present o *will* per gli impegni personali.

</td></tr>
</table>

Simple present

Il simple present mostra un'azione che si ripete al presente, ma non necessariamente mentre ha luogo la conversazione.

<table>
<tr><td>F
O
R
M
A</td><td>

Il simple present ha le seguenti forme:

Affermativa (ricordate di aggiungere –*s* o –*es* alla terza persona singolare).

Negativa
> I/we/you/they don't...
> He/she/it doesn't...

</td></tr>
</table>

<table>
<tr><td>

F
O
R
M
A

</td><td>

Interrogativa
> Do I/we/you/they…?
> Does he/she/it…?

Studiate questo esempio:
> Dr. Mohd is the chairperson of the Cardiology Department. He
  is at an international course in Greece at this moment.

Quindi: non sta dirigendo il Dipartimento di Cardiologia in que-
sto momento (poiché è in Grecia), ma lo dirige abitualmente.

</td></tr>
</table>

<table>
<tr><td>

U
S
I

</td><td>

Il simple present ha i seguenti usi:
Per parlare di qualcosa che succede sempre ripetutamente o qual-
cosa che è vero in generale. Non è importante se l'azione sta
avendo luogo al momento della conversazione:
> I *do* interventional cardiology.
> Nurses *take care* of patients after an angiography procedure.
> For myocardial scintigraphy studies, pre-examination prepara-
  tion *serves* to avoid diaphragmatic attenuation.

Per dire quanto spesso facciamo qualcosa:
> I *begin* to make angiograms at 9.00 every morning.
> Dr. Concha *does* angioplasty two evenings a week.
> How often *do you go* to an international cardiology course?
  Once a year.

Per una situazione permanente (una situazione che resta uguale
per un lungo periodo):
> I *work* as a mammographer in the breast cancer program of our
  hospital. I have been working there for ten years.

Alcuni verbi sono utilizzati solo nei tempi semplici. Questi sono
i verbi di pensiero o attività mentale, sentimento, possesso, per-
cezione e i verbi per riferire. Spesso con i verbi di percezione si
utilizza *can* invece del tempo presente:
> I *can understand* now why the blood pressure monitor machine
  is in such a bad condition.
> I *can see* now the solution to the diagnostic problem.

</td></tr>
</table>

U S I	Il simple present è spesso usato con avverbi di frequenza come *always, often, sometimes, rarely, never, every week*, e *twice a year*: ❭ The cardiology chairperson *always works* very hard. ❭ We *have* a cardiology conference *every week*. Il simple present può essere utilizzato con significato di futuro. Lo usiamo per parlare di orari, programmi, ecc.: ❭ What time *does* the radiation safety conference *start*? It *starts* at 9.30.

Parlando del futuro

Going to

F O R M A	Per dire che abbiamo già deciso quello che intendiamo fare in futuro (non utilizzate *will* in questo caso): ❭ *I am going to* attend the American College of Cardiology meeting next year. ❭ There is a CT course in Atlanta next fall. *Are you going to* attend it? Per dire quello che qualcuno ha organizzato di fare (impegni personali), ma ricordate che si preferisce utilizzare il present continuous, poiché suona più naturale. ❭ What time *are you going to* meet the vice chairperson? ❭ What time *are you going to* begin the procedure? Per dire quello che riteniamo succederà (fare previsioni): ❭ The patient is agitated. I think we *are not going to* get a good quality coronary scan. ❭ Oh, the patient's chest X-ray looks terrible. "I think he *is going to* die soon", the cardiologist said. Se vogliamo dire quello che qualcuno intendeva fare in passato ma non ha fatto, usiamo *was/were going to*:

F O R M A	❯ He *was going to* do a coronary CT on the patient but finally changed his mind and decided to do an angiogram. Per parlare di previsioni passate utilizziamo *was/were going to*: ❯ The resident had the feeling that the patient *was going to* suffer a vagal reaction after the stress test.

Simple future (Will)

F O R M A	La forma del simple future è la seguente: I/We *will* or *shall* (*will* è più comune di *shall*). *Shall* è spesso utilizzato nelle domande per fare offerte e dare suggerimenti: ❯ *Shall* we go to the symposium on ischemic heart disease next week? Oh! Great idea! *You/he/she/it/they will.* Negativo: *shan't, won't*

U S I	Utilizziamo *will* quando decidiamo di fare qualcosa nel momento in cui stiamo parlando (ricordate che in questo caso non potete usare il simple present): ❯ Have you finished the report? ❯ No, I haven't had time to do it. ❯ Ok, don't worry, I *will* do it. Quando offriamo, concordiamo, rifiutiamo o promettiamo di fare qualcosa, o quando chiediamo a qualcuno di fare qualcosa: ❯ That case looks difficult for you. Do not worry, I *will* help you out. ❯ Can I have the book about mitral disease that I lent you back? Of course. I *will* give it back to you tomorrow. ❯ Don't ask to perform the ultrasound examination by yourself. The consultant *won't* allow you to. ❯ I promise I *will* send you a copy of the latest article on stress echocardiography as soon as I get it. ❯ *Will* you help me out with this EKG, please?

<table>
<tr><td>

U
S
I

</td><td>

Non usate *will* per dire quello che qualcuno ha già deciso di fare o organizzato di fare (ricordate che in questa situazione useremo *going* to o il present continuous).

Per predire un evento o una situazione futuri:
> The specialty of cardiology *will* be very different in the future.
> Chest MRI *won't* be the same in the next two decades.

Ricordate che se c'è qualcosa nella situazione presente che ci indica cosa succederà in futuro (prossimo futuro) si utilizza *going* to invece di *will*.

Con espressioni tipo: probably, I am sure, I bet, I think, I suppose, I guess:
> I *will* probably attend the European Congress.
> You should listen to Dr. Donald giving a conference. I am sure you *will* love it.
> I bet the patient *will* recover satisfactorily after the IAB implantation.
> I guess I *will* see you at the next annual meeting.

</td></tr>
</table>

Future continuous

<table>
<tr><td>

F
O
R
M
A

</td><td>

La forma del future continuous è: *will be* + gerundio.

</td></tr>
</table>

<table>
<tr><td>

U
S
I

</td><td>

Per dire che saremo nel corso di qualcosa in un dato momento in futuro:
> This time tomorrow morning I *will be performing* my first PTCA.

Per parlare di cose che sono già programmate o decise (simile al present continuous con significato di futuro):
> We can't meet this evening. I *will be stenting* the LAD we talked about.

</td></tr>
</table>

U S I	Per chiedere dei programmi delle altre persone, soprattutto quando vogliamo qualcosa o vogliamo che qualcuno faccia qualcosa (forma interrogativa): ❯ *Will* you *be helping* me correct EKG reports this evening?

Future perfect

F O R M A	La forma del future perfect è: *will have* + participio passato del verbo.

U S I	Per dire qualcosa che sarà già successiva prima di un dato momento futuro: ❯ I think the resident *will have arrived* by the time we begin the stress test.

Parlando del passato

Simple past

F O R M A	Il simple past ha queste forme: Affermativa ❯ Il passato dei verbi regolari è formato aggiungendo *-ed* all'infinito. ❯ Il passato dei verbi irregolari ha una sua forma propria. Negativa ❯ Soggetto + *did/didn't* + forma base del verbo. Interrogativa ❯ *Did* + soggetto + forma base del verbo.

U S I	Per parlare di azioni o situazioni del passato (che si sono già concluse):

Per parlare di azioni o situazioni del passato (che si sono già concluse):
> I really *enjoyed* the cardiology resident's party very much.
> When I *worked* as a visiting resident in Madrid, I *performed* 100 percutaneous mitral valvuloplasty procedures.

Per dire che una cosa è successa dopo un'altra:
> Yesterday we *had* a terrible duty. We *did* coronary angiogram in five patients, and then we *performed* a pulmonary artery thrombus extraction.

Per chiedere o dire quando o a quale ora è successo qualcosa:
> When *were* you on call?

Per raccontare una storia e parlare di fatti e azioni che non sono connessi al presente (eventi storici):
> Roentgen *discovered* X-rays.

Past continuous

F O R M A	La forma del past continuous è: *was/were* + gerundio del verbo.

U S I	Per dire che qualcuno stava facendo qualcosa in un certo momento. L'azione o situazione era già cominciata prima di adesso, ma non era ancora finita:

Per dire che qualcuno stava facendo qualcosa in un certo momento. L'azione o situazione era già cominciata prima di adesso, ma non era ancora finita:
> This time last year, I *was writing* the article on tricuspid valve endocarditis, which has been recently published.

Notate che il past continuous non ci dice se un'azione fosse finita o meno. Forse lo era, forse no.

Per descrivere una scena:
> A lot of patients *were waiting* in the ward to have their EKGs done.

Present perfect

F O R M A	La forma del present perfect è: *have/has* + participio passato del verbo.

U S I	Per parlare del risultato attuale di un'azione passata. Per parlare di un evento recente. In quest'ultima situazione, potete utilizzare il present perfect con le seguenti preposizioni: *Just* (cioè poco tempo fa), per dire che qualcosa è appena accaduta: 〉 Dr. Short *has just arrived* at the hospital. He is our new pediatric cardiologist. *Already*, per dire qualcosa che è successo prima di quanto previsto: 〉 The second year resident *has already finished* her presentation. Ricordate che per parlare di un evento recente possiamo utilizzare il simple past. Per parlare di un periodo che dura fino al presente (un periodo di tempo non finito): ● usiamo le espressioni: *today, this morning, this evening, this week…* ● spesso usiamo *ever* e *never*. Per parlare di qualcosa che stiamo aspettando. In questa situazione utilizziamo *yet* per mostrare che chi parla sta aspettando che qualcosa succeda, ma solo nelle domande e nelle frasi negative: 〉 Dr. Holms *has not arrived yet*. Per parlare di qualcosa che non avete mai fatto o di qualcosa che non avete fatto in un periodo di tempo che dura fino al presente: 〉 I *have not reported* a EKG with a WPW syndrome since I was a resident.

U S I	Per parlare di quanto abbiamo fatto, di quante cose abbiamo fatto o di quante volte abbiamo fatto qualcosa: ❯ I *have punctured* that jugular vein twice. ❯ Dr. Lee *has performed* 20 stress tests this week. Per parlare di situazioni che sono esistite per un lungo periodo, specialmente se utilizziamo *always*. In questi casi, la situazione sussiste tuttora: ❯ EKG *has always been* the diagnostic tool of choice in the study of supraventricular arrhythmias. ❯ Dr. Sapoval *has always been* a very talented cardiologist. Inoltre, utilizziamo il present perfect con queste espressioni: Superlativo: *It is the most...*: ❯ *This is the most* interesting case that I have ever seen. La prima, (seconda, terza...) volta: ❯ This is the *first time* that the first year resident has reported an MDCT.

Present perfect continuous

Illustra un'azione che è iniziata nel passato e continua fino al momento presente.

F O R M A	La forma del present perfect continuous è: *have/has been* + gerundio del verbo.

U S I	Per parlare di un'azione che è iniziata nel passato ed è finita di recente o in questo momento: ❯ You look tired. *Have* you *been working* all night? ❯ No, I *have been writing* an article on percutaneous implantation of aortic valve prostheses.

U S I	Per chiedere o dire per quanto a lungo sia andata avanti una cosa. In questo caso, l'azione o situazione è iniziata nel passato ed è ancora in corso o è appena finita: ❭ Dr. Rubens and Dr. Palazuelos *have been working* together from the beginning of this project. Utilizziamo le seguenti preposizioni: • *How long…?* (per chiedere quanto a lungo): ❭ *How long have you been working* as a cath lab nurse? • *For, since* (per dire quanto a lungo): ❭ I *have been working for* 10 years. ❭ I *have been working* very hard *since* I got this grant. • *For* (per dire quanto a lungo come periodo di tempo): ❭ I *have been doing* non-invasive cardiology *for* 3 years. Non usate *for* nelle espressioni con *all*: "I have been working as a cardiologist *all* my life" • *Since* (per dire quando è iniziato un periodo): ❭ I *have been teaching* cardiac ultrasound *since* 1994. Nel present perfect continuous la cosa importante è l'azione stessa e non importa se sia conclusa o meno: l'azione può essere conclusa (appena finita) o no (ancora in corso). Nel present perfect è importante il risultato dell'azione e non l'azione stessa. L'azione è del tutto conclusa.

Past perfect

Illustra un'azione che è iniziata nel passato prima di un'altra azione passata. È il passato del present perfect.

F O R M A	La forma del past perfect è: *had* + participio passato del verbo.

U **S** **I**	Per dire che qualcosa era già successo prima che succedesse qualcos'altro: **›** When I arrived at the cath lab, the interventional cardiologist *had* already *begun* the rotablator atherectomy procedure.

Past perfect continuous

Illustra un'azione che è iniziata nel passato ed è continuata fino a un certo momento passato. È il passato del present perfect continuous.

F **O** **R** **M** **A**	La forma del past perfect continuous è: *had been* + gerundio del verbo.

U **S** **I**	Per dire quanto a lungo qualcosa stava già succedendo prima che succedesse qualcos'altro: **›** She *had been working* as a pediatric cardiologist for 40 years before she was awarded the Amplatz prize.

Congiuntivo

Immaginate questa situazione:
› The cardiac surgeon says to the interventional cardiologist, "Why don't you do a PTCA on the patient with left main disease?"
› The surgeon proposes (that) the cardiologist do a PTCA procedure on the patient with left main coronary disease.

F **O** **R** **M** **A**	Il congiuntivo si forma sempre con la forma base del verbo (l'infinito senza *to*): **›** I suggest (that) you *work* harder. **›** She recommended (that) he *give up* smoking while dictating.

<table>
<tr><td>
F
O
R
M
A
</td><td>

> He insisted (that) she *perform* an ultrasound examination on the patient as soon as possible.
> He demanded (that) the nurse *treat* him more politely.

Notate che il verbo *to be* al congiuntivo viene di solito utilizzato come ausiliario della forma passiva di un altro verbo.
> He insisted (that) the EKG *be evaluated* immediately.

</td></tr>
</table>

<table>
<tr><td>
U
S
I
</td><td>

Potete usare il congiuntivo dopo:
> *Propose*
> *Suggest*
> *Recommend*
> *Insist*
> *Demand*

Potete usare il congiuntivo per il passato, presente o futuro:
> He *suggested* (that) the resident change the treatment.
> He *recommends* (that) his patient give up smoking.

</td></tr>
</table>

Wish, if only, would

Wish

<table>
<tr><td>
F
O
R
M
A
</td><td>

• *Wish* + simple past. Per dire che ci dispiace qualcosa del presente (cioè che qualcosa non è come vorremmo che fosse):
> I *wish* I *were* not on call tomorrow (but I am on call tomorrow).

• *Wish* + past perfect. Per dire che ci dispiace qualcosa che è successo o non è successo nel passato:
> I *wish* he *hadn't treated* the patient's family so badly (but he treated the patient's family badly).

• *Wish* + *would* + infinito senza to quando vogliamo che qualcosa succeda o cambi o che qualcuno faccia qualcosa:
> I *wish* you *wouldn't dictate* so slowly (notare che chi parla si sta lamentando della situazione presente o del modo in cui le persone fanno le cose).

</td></tr>
</table>

If only

If only può essere usato esattamente come *wish*. Ha lo stesso significato di *wish*, ma è più teatrale.

F **O** **R** **M** **A**	• *If only* + past simple (esprime rimpianto nel presente): ❯ *If only* I *were not* on call tomorrow. • *If only* + past perfect (esprime rimpianto nel passato): ❯ *If only* he *hadn't treated* the patient's family so badly. Dopo *wish* e *if only* usiamo *were* (con *I, he, she, it*) invece di *was* e di solito non usiamo *would*, anche se a volte è possibile, o *would have*. Quando ci riferiamo al presente o al futuro, *wish* e if *only* sono seguiti da un tempo passato e quando ci riferiamo al passato, sono seguiti da un past perfect.

Would

F **O** **R** **M** **A**	*Would* è usato: • Come un verbo modale in offerte, inviti e richieste (cioè per chiedere a qualcuno di fare qualcosa): ❯ *Would* you help me write an article on heart tumors? (Request). ❯ *Would* you like to come to the residents' party tonight? (Offer and invitation). ❯ Dopo *wish* (vedi Wish). ❯ Nelle frasi con *if* (vedi Condizionali). • A volte come il passato di *will* (nei discorsi riferiti): ❯ Dr. Ho: "I will do your stress test next week". ❯ Patient: "The Doctor said that he *would* do my stress test next week". • Quando ricordate cose che succedevano spesso (simile a *used to*): ❯ When we were residents, we used to prepare the clinical cases together. ❯ When we were residents, we would prepare the clinical cases together.

Verbi modali

<table>
<tr>
<td>
F
O
R
M
A
</td>
<td>

- I verbi modali hanno sempre la stessa forma.
- La terza persona singolare non finisce con -s, non ci sono forme in -ing o -ed.
- Dopo un verbo modale usiamo l'infinito senza to (cioè, la forma base del verbo).

I verbi modali in inglese sono questi:
> *Can* (il passato è *could*)
> *Could* (anche con significato proprio)
> *May* (il passato è *might*)
> *Might* (anche con significato proprio)
> *Will*
> *Would*
> *Shall*
> *Should*
> *Ought to*
> *Must*
> *Need*
> *Dare*

Usiamo i verbi modali per parlare di:
- Abilità
- Necessità
- Possibilità
- Certezza
- Permesso
- Obbligo

</td>
</tr>
</table>

Esprimere abilità

Per esprimere abilità possiamo usare:
> *Can* (solo al tempo presente);
> *Could* (solo al tempo passato);
> *Be able to* (in tutti i tempi).

Abilità nel presente

Can (più usato) o *am/is/are able to* (meno usato):
> Dr. Williams *can* treat extremely difficult left main coronary artery stenoses.
> Dr. Douglas *is able to* dilate pulmonary valve stenoses in children.
> *Can* you speak medical English? Yes, I *can.*
> *Are you able to* speak medical English? Yes, I *am.*

Abilità nel passato

Could (passato di can) o *was/were able to.*

| U S I | Usiamo *could* per dire che qualcuno ha una generale abilità nel fare qualcosa:
 > When I was a resident, I *could* speak German.

 Usiamo *was/were able to* per dire che qualcuno è riuscito a fare qualcosa in una determinata situazione (abilità specifica di fare qualcosa):
 > When I was a resident, I *was able to* do 15 duties in 1 month.

 Managed to può sostituire was able to.
 > When I was a resident, I *managed to* do 15 duties in 1 month.

 Usiamo *could have* per dire che avevamo la capacità di fare qualcosa, ma non l'abbiamo fatta:
 > He *could have* been a surgeon but he became a cardiologist instead.

 A volte usiamo *could* per parlare di abilità in una situazione ipotetica (in questo caso could equivale a *would be able to*):
 > I *couldn't* do your job; I'm not clever enough.

 Usiamo *will be able* to per parlare di abilità con significato futuro:
 > If you keep on studying cardiological English, then you *will be able to* write scientific articles very soon. |

Esprimere necessità

Necessità significa che non si può evitare di fare qualcosa.
Per dire che è necessario fare qualcosa, possiamo usare *must* o *have to*.
> Necessità nel presente: *must, have/has to.*
> Necessità nel passato: *had to.*
> Necessità nel futuro: *must, will have to.*

Notate che per esprimere necessità nel passato non usiamo *must*.
Ci sono alcune differenze tra *must* e *have to*:

U S I	• Usiamo *must* quando chi parla sta esprimendo sentimenti personali o autorità, dicendo quello che lui o lei ritiene sia necessario:
	> Your chest X-rays film shows severe emphysema. You *must* give up smoking.
	• Usiamo *have to* quando chi parla non sta esprimendo sentimenti personali o autorità, ma sta solo esponendo fatti o esprimendo l'autorità di un'altra persona (autorità esterna), spesso una legge o una regola:
	> All cardiology residents have to learn how to evaluate an EKG in their first year of residency.
	Se vogliamo dire che è necessario evitare di fare qualcosa, usiamo *mustn't* (cioè, *not allowed to*):
	> You *mustn't* eat anything before the angiogram.

Esprimere l'assenza di necessità

Per dire che non c'è necessità, possiamo usare le forme negative di *need* o *have to*:
> Non c'è necessità nel presente: *needn't* o *don't/doesn't have to.*
> Non c'era necessità nel passato: *didn't need, didn't have to.*
> Non ci sarà necessità nel futuro: *won't have to.*
Notate che "there is no necessity to do something" è totalmente diverso da "there is a necessity not to do something".

In conclusione, usiamo *mustn't* quando non siamo autorizzati a fare qualcosa o quando non c'è bisogno di farlo e usiamo la forma negativa di *have to* o *needn't* quando non c'è bisogno di fare qualcosa ma possiamo farla se vogliamo:
> The cardiologist says I *mustn't* get overtired before the procedure but I *needn't* stay in bed.

> The cardiologist says I *mustn't* get overtired before the procedure but I *don't have to* stay in bed.

Esprimere possibilità

Per esprimere possibilità possiamo usare: *can, could, may, o might* (dal grado maggiore a minore di certezza: *can, may, might, could*).
Notate inoltre che *can* può essere usato per l'abilità (o capacità) di fare qualcosa; *may* per il permesso o l'autorizzazione a farlo.

Possibilità nel presente

Per dire che qualcosa è possibile, usiamo *can, may, might, could*:
> High doses of digoxin *can* cause partial blindness (high level of certainty).
> Digoxin *may* cause partial blindness (moderate to high level of certainty).
> Digoxin *might* cause nausea and vomiting (moderate to low level of certainty).
> Digoxin *could* cause renal failure.

Possibilità nel passato

USI

Per dire che qualcosa era possibile nel passato usiamo *may have, might have, could have*:
> The lesion *might have* been detected on ultrasound.

Could have è inoltre usato per dire che qualcosa era una possibilità o un'opportunità, ma non è successo:
> You were lucky to be treated with primary angioplasty and stenting, otherwise you *could have* died.

I *couldn't have* done something (cioè, non sarei stato in grado di farlo se avessi voluto o provato a farlo):
> She *couldn't have* heard that systolic murmur because it was extremely mild.

Possibilità nel futuro

U S I	Per parlare di possibili azioni o fatti futuri usiamo *may, might, could* (soprattutto nei suggerimenti): ❯ I don't know where to do my last six months of residency. I *may/might* go to the States. ❯ We *could* meet later in the hospital to write the article, couldn't we? Quando parliamo di possibili piani future possiamo inoltre usare la forma continua *may/might/could be* + forma in + *-ing*: ❯ I *could be going* to the next AHA meeting.

Esprimere certezza

U S I	Per dire che siamo sicuri che qualcosa è vero, usiamo *must*: ❯ You have been working all night, you *must* be very tired (i.e., I am sure that you are tired). Per dire che pensiamo che qualcosa sia impossibile usiamo *can't*: ❯ According to his clinical situation, this *can't* just be an episode of angina. Per situazioni passate usiamo *must have* e *can't have*. Possiamo inoltre usare *couldn't have* invece di *can't have*: ❯ Taking into consideration the situation, the family of the patient *couldn't have* asked for more. Ricordate che per esprimere certezza possiamo anche usare *will*: ❯ The transesophageal echocardiography protocol *will* vary from institution to institution.

Esprimere permesso

Per parlare di permessi possiamo usare *can, may* (più formale di can) o *be allowed to*.

Permesso nel presente

Can, may o *am/is/are allowed to*:
> You *can* smoke if you like.
> You *are allowed to* smoke.
> You *may* attend the congress.

Permesso nel passato

Was/were allowed to:
> *Were you allowed to* go into the cath lab without surgical scrubs?

Permesso nel futuro

U S I	*Will be allowed to*: > I *will be allowed to* leave the hospital when my duty is finished. Per chiedere un permesso possiamo usare *can, may, could* o *might* (da meno a più formale), ma non *be allowed to*: > Hi Hannah, *can* I borrow your digital camera? (If you are asking for a friend's digital camera). > Dr. Chang, *may* I borrow your digital camera? (If you are talking to an acquaintance). > *Could* I use your digital camera, Dr. Coltrane? (If you are talking to a colleague you do not know at all). > *Might* I use your digital camera, Dr. Escaned? (If you are asking for the chairperson's digital camera).

Esprimere obbligo o dare consigli

Obbligo vuol dire che qualcosa è la cosa giusta da fare.
Quando vogliamo dire che quello che pensiamo è una buona cosa da fare, o la cosa giusta da fare, usiamo *should* o *ought to* (un po' più forte di *should*).

Should o *ought to* possono essere usati per dare consigli:
> You *ought to* sleep.
> You *should* work out.
> You *ought to* give up smoking.
> *Should* he see a doctor? Yes, I think he *should.*

Condizionali

Le frasi al condizionale si compongono di due parti:
1. Frase con *if.*
2. Frase principale.

Nella frase "If I were you, I would go to the annual meeting of cardiology residents", *If I were you* è la frase con if e *I would go to the annual meeting of cardiology residents* è la frase principale.

La frase con *if* può essere prima o dopo la frase principale. Spesso mettiamo una virgola se la frase con *if* è la prima.

Tipi principali di frasi al condizionale

Tipo 0

Per parlare di cose che sono sempre vere (verità generali).

- *If* + simple present + simple present:
> *If* you inject agitated saline, then the left atrium becomes apparent.
> *If* you see free air in the chest, then the patient has a pneumothorax.
> *If* you drink too much alcohol, then you get a sore head.
> *If* you take drugs habitually, then you become addicted.

Notate che gli esempi si riferiscono a cose che sono generalmente vere. Non fanno alcun riferimento al futuro; rappresentano un semplice dato di fatto presente. Questa è la forma base (o classica) del condizionale di tipo 0.

Esistono alcune possibili variazioni di questa forma. Nella frase con *if* e nella frase principale possiamo usare il present continuous, il present perfect simple o il present perfect continuous invece del present simple. Nella frase principale possiamo anche usare l'imperativo invece del present simple:

> Residents only get certificate *if* they *have attended* the course regularly.
- *If* + present form + forma presente o imperativo.

Le forme presenti includono il present simple, il present continuous, il present perfect simple e il present perfect continuous.

Tipo 1

Per parlare di situazioni future che chi parla ritiene probabili (chi parla pensa a una reale possibilità nel futuro):

> If + simple present + future simple (*will*):
> *If* I find something new about the percutaneous treatment of aortic stenosis, then I will tell you.
> *If* we analyze antiarrhythmic agents, then we will be able to infer principles about their effect over systolic function.

Questi esempi si riferiscono a fatti futuri, che sono possibili ed è abbastanza probabile che si verifichino. Questa è la forma base (o classica) del condizionale di tipo 1.

Esistono alcune possibili variazioni di questa forma. Nella frase con *if* possiamo usare il present continuous, il present perfect o il present perfect continuous invece del present simple. Nella frase principale possiamo usare il future continuous, il future perfect simple o il future perfect continuous invece del present simple. Si possono anche usare verbi modali come *can, may* o *might*.

La forma di tipo 1 può dunque essere trasformata in:
- *If* + forma presente + forma futura.
Le forme future includono il future simple, il future continuous, il future perfect simple e il future perfect continuous.

Tipo 2

Per parlare di situazioni future che chi parla ritiene possibili ma non probabili (chi parla immagina una possibile situazione futura) o per parlare di situazioni irreali al presente.

- *If* + simple past + condizionale (*would*).
- › Peter, *if* you studied harder, then you would be better prepared for doing your CAQ in echocardiography. (Questa frase ci dice che si pensa che Peter non stia studiando tanto).
- › *If* I were you, then I would go to the Annual Meeting of Interventional Cardiology. (But I am not you).
- › *If* I were a resident again, then I would go to Harvard Medical School for a whole year to complete my training period. (But I am not a resident).

Esistono alcune possibili variazioni di questa forma. Nella frase con *if* possiamo usare il past continuous invece del past simple. Nella frase principale possiamo usare *could*, o *might* invece di *would*.
La forma di tipo 2 può dunque essere trasformata in:

- *If* + past simple o continuous + would/could/might.

Tipo 3

Per parlare di situazioni passate che non si sono verificate (azioni impossibili nel passato).

- *If* + past perfect + perfect conditional (*would have*):
- › *If* I had known the patient's symptoms, then I would not have missed the ST-segment elevation on the EKG.

Come potete vedere, stiamo parlando del passato. La situazione reale è che non sapevo dei sintomi del paziente, quindi non ho notato il lieve sopralivellamento del tratto ST.
Questa è la forma base (o classica) del condizionale di tipo 3.

Esistono alcune possibili variazioni di questa forma. Nella frase con *if* possiamo usare il past perfect continuous invece del past perfect simple. Nella frase principale possiamo usare la forma continua del perfect conditional invece del perfect conditional simple. Si possono anche usare *would probably*, *could* o *might* invece di *would* (quando non siamo sicuri di qualcosa).

In case

"The interventional cardiologist wears two pairs of gloves *in case* one of them tears". *In case one of them tears* poiché è possibile che uno di essi si rompa durante la procedura interventistica (nel futuro).

Notate che non usiamo *will* dopo *in case*. Utilizziamo un tempo presente dopo *in case* quando parliamo del futuro.

In case non è la stessa cosa di *if*.

Confrontate queste frasi:

> Well buy some more food and drink if the new residents come to our department's party. (Perhaps the new residents will come to our party. If they come, we *will* buy some more food and drink; if they don't come, we won't).

> We will buy some food and drink *in case* the new residents come to our department's party. (Perhaps the new residents will come to our department's party. We will buy some more food and drink whether they come or not).

Possiamo anche usare *in case* per dire il motivo per cui qualcuno ha fatto qualcosa nel passato:

> He rang the bell again *in case* the nurse hadn't heard it the first time. (Because it was possible that the nurse hadn't heard it the first time).

In case of (= *if there is*):

> *In case of* pregnancy, don't have an X-ray examination.

Unless

"Don't take the pills *unless* you are extremely anxious". (Don't take these pills except if you are extremely anxious). Questa frase significa che puoi prendere le pillole solo se sei estremamente ansioso.

Utilizziamo *unless* per definire un'eccezione a qualcosa che diciamo. Nel precedente esempio l'eccezione è che siate estremamente ansiosi.

Spesso usiamo *to* negli avvertimenti:

> Unless you submit the article today, it won't be accepted for publication in Circulation.

È anche possibile usare *if* in una frase negativa al posto di unless:

> Don't take those pills if you aren't extremely anxious.

> If you don't submit the article today it won't be accepted for publication in Circulation.

As long as, Provided (that), Providing (that)

Le seguenti espressioni significano "ma solo se":
> You can use my new pen to sign your report *as long* as you write carefully (i.e., but only if you write carefully).
> Going by car to the hospital is convenient *provided (that)* you have somewhere to park (i.e., but only if you have somewhere to park).
> *Providing (that)* she studies the clinical cases, she will deliver a bright presentation.

Forme passive

Studiate questi esempi:
> The first ultrasound examination was performed at our hospital in 1980 (frase passiva).
> Someone performed the first ultrasound examination at our hospital in 1980 (frase attiva).

Entrambe le frasi sono corrette e hanno il medesimo significato. Ci sono due modi di dire la stessa cosa, ma nella frase passiva cerchiamo di rendere l'oggetto della frase attiva ("the first ultrasound examination") più importante, mettendolo all'inizio. Quindi, preferiamo usare il passivo quando non è importante chi o cosa abbia compiuto l'azione. Nel precedente esempio, non è così importante (o non è noto) chi abbia eseguito la prima indagine ecografica.

Frase attiva:
> Fleming (soggetto) discovered (verbo attivo) penicillin (oggetto) in 1950.

Frase passiva:
> Penicillin (soggetto) was discovered (verbo passivo) by Fleming (agente) in 1950.

La forma passiva si ottiene mettendo il verbo to be nello stesso tempo del verbo attivo e aggiungendo il participio passato del verbo attivo:
> Discovered (verbo attivo) – Was discovered (be + participio passato del verbo attivo).

L'oggetto del verbo attivo diventa il soggetto di una verbo passivo ("penicillin"): il soggetto di un verbo attivo diventa l'agente del verbo passivo ("Fleming"). Possiamo omettere l'agente se non è importante citarlo o se non lo conosciamo. Se vogliamo citarlo, lo metteremo alla fine della frase, preceduto dalla preposizione *by* ("…by Fleming").

Alcune frasi hanno due oggetti, indiretto e diretto. In queste frasi, il soggetto passivo può essere sia l'oggetto diretto che l'oggetto indiretto della frase attiva:
> The doctor gave the patient a new treatment.

Ci sono due possibilità:
> A new treatment was given to the patient.
> The patient was given a new treatment.

Forme passive dei tempi presenti e passati

Simple present

Attivo:
> Cardiologists review the most interesting patients in the clinical session every day.

Passivo:
> The most interesting patients are reviewed in the clinical session every day.

Simple past

Attivo:
> The nurse checked the renal function of the patient before the procedure.

Passivo:
> The renal function of the patient was checked before the procedure.

Present continuous

Attivo:
> Dr. Goodyear is performing an angiogram right now.

Passivo:
> An angiogram is being performed right now.

Past continuous

Attivo:
> They were carrying the patient to the ICU.

Passivo:
> The patient was being carried to the ICU.

Present perfect

Attivo:
> The cardiologist has performed ten TEEs this morning.

Passivo:
> Ten TEEs have been performed this morning.

Past perfect

Attivo:
> They had sent the angiogram's films before the operation started.

Passivo:
> The angiogram's films had been sent before the operation started.

Nelle frasi del tipo "la gente dice/considera/sa/pensa/crede/si aspetta/
capisce...che...", come "Doctors consider that AIDS is a fatal disease",
abbiamo due possibili forme passive:
> AIDS is considered a fatal disease.
> It is considered that AIDS is a fatal disease.

Have/get something done

F O R M A	*Have*/*get* + oggetto + participio passato.

U S I	*Get* è un po' più informale di have ed è spesso utilizzato nell'inglese parlato informale: ❯ You should *get* your ultrasound machine tested. ❯ You should *have* your ultrasound machine tested.

Quando vogliamo dire che non vogliamo fare qualcosa noi stessi e facciamo in modo che qualcun altro lo faccia per noi, utilizziamo l'espressione *have something done*:
❯ The patient had all his metal objects removed in order to prevent accidents during the MR examination.
❯ John had his tooth broken playing a paddle match. He needed the antibiotics protocol for endocarditis prevention because he has a significant mitral regurgitation.

È ovvio che non vuol dire che John abbia fatto sì che qualcuno gli rompesse il ginocchio. Con questo significato, utilizziamo *have something done* per dire che qualcosa (spesso qualcosa di spiacevole) è successo a qualcuno.

Supposed to

Supposed to può essere utilizzato nei seguenti modi:
● Può essere usato come *said to*:
❯ The chairperson *is supposed to* be the one who runs the department.
● Può essere usato per dire cosa è stato programmato o organizzato (e questo è spesso diverso da ciò che succede in realtà):
❯ The fourth-year resident is *supposed to* do this angiogram.
● Per dire cosa non è concesso o non è consigliabile:
❯ She was not *supposed to* be on call yesterday.

Discorsi indiretti

Immaginate di voler riferire a qualcuno ciò che ha detto un paziente. Potete ripetere le parole del paziente oppure usare il discorso riportato.
Il verbo per riferire (*said* negli esempi seguenti) può precedere o seguire la frase riportata, ma di solito la precede.

Quando il verbo di riferire viene prima, possiamo usare *that* per introdurre la frase riportata o ometterlo (quest'ultima opzione è meno formale). Quando il verbo di riferire segue, non possiamo usare *that* per introdurre la frase riportata.
Si possono riferire affermazioni e pensieri, domande, ordini e richieste.

Riferire nel presente

Quando il verbo del riferire è al tempo presente, non è necessario cambiare il tempo del verbo:
"I'll help you guys with this patient", he says.
> He says (that) he will help us explore this patient.
"The mitral valvuloplasty will take place this morning", he says.
> He says (that) the valvuloplasty will take place this morning.

Riferire nel passato

Quando il verbo del riferire è al tempo passato, il verbo nel discorso diretto di solito cambia nei seguenti modi:
- Il simple present diventa simple past.
- Il present continuous diventa past continuous.
- Il simple past diventa past perfect.
- Il past continuous diventa past perfect continuous.
- Il present perfect diventa past perfect.
- Il present perfect continuous diventa past perfect continuous.
- Il past perfect resta tale.
- Il futuro diventa condizionale.
- Il future continuous diventa conditional continuous.
- Il future perfect diventa conditional perfect.
- Il condizionale resta tale.
- Le forme presenti dei verbi modali restano tali.
- Le forme passate dei verbi modali restano tali.

Anche i pronomi, gli aggettivi e gli avverbi cambiano. Di seguito alcuni esempi:

- La prima persona singolare diventa terza persona singolare.
- La seconda persona singolare diventa prima persona singolare.
- La prima persona plurale diventa terza persona plurale.
- La seconda persona plurale diventa prima persona plurale.
- La terza persona singolare diventa terza persona plurale.
- *Now* diventa *then.*
- *Today* diventa *that day.*
- *Tomorrow* diventa *the day after.*
- *Yesterday* diventa *the day before.*
- *This* diventa *that.*
- *Here* diventa *there.*
- *Ago* diventa *before.*

Non è sempre necessario cambiare il verbo quando si utilizza il discorso indiretto. Se state riferendo qualcosa e pensate che sia ancora vero, non serve cambiare il tempo del verbo, tuttavia volendo è possibile farlo:

"The treatment of choice for severe urticaria after intracoronary contrast injection is epinephrine".

> He said (that) the treatment of choice for severe urticaria after intracoronary contrast injection is epinephrine.

Or

> He said (that) the treatment of choice for severe urticaria after intracoronary contrast injection was epinephrine.

Riferire domande

Yes/no questions

Utilizziamo *whether* o *if*:

"Do you smoke?"
> The doctor asked if I smoked.

"Have you had any urticaria after iodine contrast administration?"
> The doctor asked me whether I had had any urticaria after iodine contrast administration.

"Are you taking any pills or medicines at the moment?"
> The doctor asked me if I was taking any pills or medicines at that moment.

Domande con wh...

Utilizziamo lo stesso avverbio interrogativo che nella domanda diretta:

"*What* do you mean by saying, you are feeling under the weather?"
> The doctor asked me what I meant by saying "I was feeling under the weather."

"*Why* do you think you feel under the weather?"
> The doctor asked me why I thought I felt "under the weather."

"*When* do you feel under the weather?"
> The doctor asked me when I felt "under the weather."
"*How often* do you have headaches?"
> The doctor asked me how often I had headaches.

Domande riferite

Le domande riferite hanno queste caratteristiche:
- L'ordine delle parole è diverso da quello della domanda originaria. Il verbo segue il soggetto come in una frase comune.
- Il verbo ausiliario *do* non è utilizzato.
- Non vi è alcun punto interrogativo.
- Il verbo cambia nello stesso modo del discorso diretto.

Studiate i seguenti esempi:
"How old are you?"
> The doctor asked me how old I was.
"Do you smoke?"
> The doctor asked me if I smoked.

Riferire ordini e richieste

F O R M A	*Tell* (pronome) + oggetto (indiretto) + infinito. "Take the pills before meals." ❯ The doctor *told* me to take the pills before meals. "You mustn't smoke." ❯ The doctor *told* me not to smoke.

Riferire suggerimenti e consigli

Suggerimenti e consigli vengono riferiti nei seguenti modi:

F O R M A	• Suggerimenti: "Why don't we operate on that patient this evening?" ❯ The surgeon suggested operating on that patient this evening. • Consigli: "You had better stay in bed." ❯ The doctor advised me to stay in bed.

Domande

Nelle frasi con *to be, to have* (nella sua forma ausiliaria) e verbi modali, di solito poniamo domande cambiando l'ordine delle parole:

F O R M A	Affermativo: ❯ You are a cardiologist. Interrogativo: *Are you* a cardiologist? Negativo: ❯ You are not a cardiologist. Interrogativo: *Aren't you* a cardiologist?

Nelle domande al simple present utilizziamo *do/does*:
> His stomach hurts after having the loading dose of clopidogrel.
> *Does* his stomach hurt after having the loading dose of clopidogrel?

Nelle domande al simple past utilizziamo *did:*
> The nurse arrived on time.
> *Did* the nurse arrive on time?

Se *who, what* o *which* sono il soggetto della frase, non utilizziamo *do*:
> Someone paged Dr. Yu
> *Who* paged Dr. Yu?

Se *who, what* o *which* sono l'oggetto della frase, utilizziamo *did*:
> Dr. Yu paged someone
> *Who* did Dr. Yu page?

Quando facciamo una domanda a qualcuno e cominciamo la frase con *Do you know...* o *Could you tell me...* il resto della frase mantiene l'ordine delle parole della frase affermativa:
> Where is the reading room?

ma
> *Do you know* where the reading room is?
> Where is the library?

ma
> *Could you tell me* where the library is?

Anche le domande riferite conservano l'ordine delle parole della frase affermativa:
> Dr. Wilson asked: How are you?

ma
> Dr. Wilson asked me how I was.

Le domande in cui *be, do, can, have* e *might* sono verbi ausiliari ammettono risposte brevi:
> *Do* you smoke? Yes, I do.
> *Did* you smoke? No, I didn't.
> *Can* you walk? Yes, I can.

Usiamo i verbi ausiliari anche con *so* (affermativo) e *neither* o *nor* (negativo) cambiando l'ordine delle parole:
> I am feeling tired. *So* am I.
> I can't remember the name of the disease. *Neither* can I.

> Is he going to pass the boards? I think *so*.
> Will you be on call tomorrow? I guess *not*.
> Will you be off call the day after tomorrow? I hope *so*.
> Has the chairperson been invited to the party? I'm afraid *so*.

Tag questions

Usiamo una tag question affermativa con una frase negativa e viceversa:
> The first year resident isn't feeling very well today, is he?
> You are working late at the lab, aren't you?

Dopo *let's* la tag question è *shall we*?
> Let's read a couple of articles, *shall we*?

Dopo l'imperativo, la tag question è *will you*?
> Turn off the viewer, *will you*?

Infinito/ -ing

Verbo + -ing

Alcuni verbi sono di solito utilizzati nella forma verbo + *-ing* quando sono seguiti da un altro verbo:
> *Stop*: Please *stop talking*.
> *Finish*: *I've finished translating* the article into English.
> *Enjoy*: I *enjoy talking* to patients while I'm doing an ultrasound on them.
> *Mind*: I *don't mind being* told what to do.
> *Suggest*: Dr. Svenson *suggested going* to the ER and trying to evacuate the pericardial effusion that was found in the patient.
> *Dislike*: She *dislikes going* out late after a night on call.
> *Imagine*: I *can't imagine you performing* a PTCA procedure. You told me you hate blood and working under pressure.
> *Regret*: He *regrets having gone* 2 minutes before his patient had seizures.
> *Admit*: The resident *admitted forgetting* to order digoxin for Mrs. Smith.
> *Consider*: Have you *considered finishing* your residency in the *United States*?

> Altri verbi che seguono questo modello sono *avoid, deny, involve, practice, miss, postpone* e *risk*.

Anche le seguenti espressioni utilizzano *–ing*:
> *Give up*: Are you going to *give up smoking*?
> *Keep on*: She *kept on interrupting* me while I was speaking.
> *Go on*: *Go on studying*, the exam will be next month.

Quando parliamo di azioni concluse possiamo anche usare il verbo *to have*:
> The resident *admitted forgetting* to write Mrs. Smith's discharge report.
> The resident *admitted having forgotten* to write Mrs. Smith's discharge report.

Con alcuni di questi verbi (*admit, deny, regret* e *suggest*) si può anche usare la struttura "*that…*":
> The resident *admitted forgetting* to write Mrs. Smith's discharge report.
> The resident *admitted that he had forgotten* to write Mrs. Smith's discharge report.

Verbo + infinito

Quando sono seguiti da un altro verbo, i seguenti verbi hanno la struttura verbo + infinito:
> *Agree*: The patient *agreed to give up* smoking.
> *Refuse*: The patient *refused to give up* smoking.
> *Promise*: I *promised to give up* smoking.
> *Threaten*: Dr. Font *threatened to close* the cardiology department.
> *Offer*: The unions *offered to negotiate*.
> *Decide*: Dr. Knight's patients *decided to leave* the waiting room.

Altri verbi che seguono questa struttura sono: *attempt, manage, fail, plan, arrange, afford, forget, learn, dare, tend, appear, seem, pretend, need* e *intend*.

Dopo i verbi *want, ask, expert, help, would like* e *would prefer* si possono avere due possibili strutture:
> Verbo + infinito: I asked to see Dr. Knight, the surgeon who operated on my patient.
> Verbo + oggetto + infinito: I *asked Dr. Knight to inform* me about my patient.

Dopo i verbi *tell, order, remind, warn, force, invite, enable, teach, persuade* e *get* si può avere solo una possibile struttura:

> Verbo + oggetto + infinito: *Remind me to talk* to the patient's family tomorrow before 10 a.m.

Dopo questi verbi si possono avere due forme diverse:
Advise
> I *wouldn't advise learning* at that old hospital.
> I *wouldn't advise you to learn* at that old hospital.
Allow
> They *don't allow smoking* in the CT room.
> They *don't allow you to smoke* in the CT room.
Permit
> They *don't permit eating* in the residents reading room.
> They *don't permit you to eat* in the residents reading room.

Quando usate *make* e *let* dovreste utilizzare la struttura: verbo + forma base (anziché verbo + infinito):
> Blood *makes me feel* dizzy (you cannot say: Blood makes me to feel...)
> Dr. Concha *wouldn't let me repeat* the angiogram.

Dopo le seguenti espressioni, potete usare sia *–ing* che l'infinito: *like, hate, love, can't stand* e *can't bear*:
> She *can't stand being* alone while she is performing an ultrasound examination.
> She *can't stand to be* alone while she is performing an ultrasound examination.

Dopo questi verbi, potete usare *–ing* ma non l'infinito: *dislike, enjoy* e *mind*:
> I *enjoy being* alone (non: I enjoy to be alone).
Would like, un modo educato di dire *I want*, è seguito dall'infinito:
> *Would you like to be* the chairman of the neuroimaging division?

Being, start e *continue* possono essere seguiti sia da *–ing* che dall'infinito:
> The patient *began to improve* after the administration of diuretics.
> The patient *began improving* after the administration of diuretics.

Con alcuni verbi, come *remember* e *try*, l'utilizzo di *–ing* o dell'infinito ha significato differente:
Remember
> I *did not remember to place* the tip of the catheter far enough from the AV node. (I forgot to place the catheter properly).

❭ I *could remember (myself) placing* the tip of the catheter far enough from the AV node. (I can recall how I placed the catheter).

Try
❭ The patient *tried to keep* her eyes open.
❭ If your headache persists, *try asking for* a change in your medication.

Verbo + preposizione + -ing

Quando un verbo è preceduto da una preposizione, esso termina in –*ing*:
❭ Are you interested *in working* for our hospital?
❭ What are the advantages *of developing* new interventional techniques?
❭ She's not very good *at learning* languages.

Potete usare –*ing* con *before* e *after*:
❭ Discharge Mr. Brown *before operating* on the aneurism.
❭ What did you do *after finishing* your residency?

Potete usare *by* + -*ing* per spiegare come sia successo qualcosa:
❭ You can improve your medical English *by reading* scientific articles.

Potete usare –*ing* dopo *without*:
❭ Jim got to the hospital, *without realizing* he had his locker keys at home.

Attenzione all'utilizzo di *to* perché può essere parte di un infinito oppure una preposizione:
❭ I'm looking forward *to see* you again (questa frase NON è esatta)
❭ I'm looking forward *to seeing* you again.
❭ I'm looking forward *to the next European Congress.*

Ripassate le seguenti espressioni verbo + preposizione:
❭ *Succeed in* finding a job.
❭ *Feel like* going out tonight?
❭ *Think about* operating on that patient.
❭ *Dream of* being a cardiologist.
❭ *Disapprove of* smoking.
❭ *Look forward to* hearing from you.
❭ *Insist on* inviting me to the chair the session.
❭ *Apologize for* keeping Dr. Chang waiting.
❭ *Accuse (someone) of* telling lies.

> *Suspected of* having AIDS.
> *Stop (someone) from* leaving the ward.
> *Thank (someone) for* being helpful.
> *Forgive (someone) for* not writing to me.
> *Warn (someone) against* carrying on smoking.

Queste sono alcune espressioni seguite da *–ing*:
> I don't feel *like going out* tonight.
> It's no use *trying to persuade* her.
> There's no point *in waiting for* him.
> It's not worth taking a taxi. The hospital *is only a short walk* from here.
> It's worth *looking again at* that radiograph.
> I am having difficulty *trying to cross* the stenosis.
> I am having trouble *trying to cross* the stenosis.

Sostantivi numerabili/non numerabili

Sostantivi numerabili

I sostantivi numerabili sono oggetti che possiamo contare. Possiamo utilizzarli al plurale.

Prima di un sostantivo numerabile al singolare potete utilizzare *a/an*:
> You will be attended to by *a* cardiologist.
> Dr. Barba is looking for *an* invasive cardiologist.

Ricordate di usare *a/an* per le professioni:
> I am *a* cardiologist.

Prima del plurale dei sostantivi numerabili in genere si usa *some*:
> I've read *some* good articles on coronary CT lately.

Non utilizzate *some* quando fate discorsi generici:
> Generally speaking, I like cardiology books.

Dovete utilizzare *some* quando intendete alcuni, ma non tutti:
> *Some* doctors carry a stethoscope.

Sostantivi non numerabili

I sostantivi non numerabili sono oggetti che non possiamo contare. Non hanno una forma plurale.

Prima di un sostantivo non numerabile, non si possono utilizzare *a/an*; in questo caso, bisogna utilizzare *the, some, any, much, this, his,* ecc... o lasciare il sostantivo non numerabile senza l'articolo:
> The chairman gave me *an* advice (errato).
> The chairman gave me *some* advice.

Molti sostantivi possono essere utilizzati come numerabili o non numerabili. Generalmente c'è una differenza nel loro significato:
> I had many experiences on my rotation at the *children's hospital* (numerabile).
> I need experience to become a good *cardiologist* (non numerabile).

Alcuni nomi sono non numerabili in inglese ma spesso numerabili in altre lingue: *advice, baggage, behaviour, bread, chaos, furniture, information, luggage, news, permission, progress, scenery, traffic, travel, trouble* e *weather.*

Articoli: *a/an* e *the*

Chi parla usa *a/an* quando è la prima volta che parla di qualcosa, ma una volta che l'ascoltatore sa di cosa l'oratore stia parlando, si usa *the*:
> I did *an* ultrasound and a chest plain film. The ultrasound was completely normal.

Usiamo *the* quando è chiaro di quale cosa o persona stiamo parlando:
> Can you turn off *the* light?
> Where is *the* Non-invasive Cardiology Division, please?

Come norma generale, diciamo:
> The police.
> The bank.
> The post office ("Post Office" in British English).
> The fire department.

> The doctor.
> The hospital.
> The dentist.

Diciamo *the sea, the ground, the city* e *the country.*

Non utilizziamo *the* con il nome dei pasti:
> What did you have for lunch/breakfast/dinner?

Utilizziamo *a* quando c'è un aggettivo prima di un nome:
> Thank you. It was *a* delicious dinner.

Utilizziamo *the* per gli strumenti musicali:
> Can you play *the* piano?

Utilizziamo *the* con gli aggettivi assoluti (aggettivi utilizzati come sostantivi). Il significato è sempre plurale. Per esempio:
> The rich.
> The old.
> The blind.
> The sick.
> The disabled.
> The injured.
> The poor.
> The young.
> The deaf.
> The dead.
> The unemployed.
> The homeless.

Usiamo *the* con i termini che esprimono nazionalità (i quali iniziano sempre con la maiuscola):
> *The* British, *the* Dutch, *the* Spanish.

Non utilizziamo *the* prima di un nome quando ci riferiamo a qualcosa di generico:
> I love doctors (non *the* doctors).

Con le parole *school, college, prison, jail, church* utilizziamo *the* quando ci riferiamo agli edifici, altrimenti lasciamo i sostantivi senza articolo. Diciamo *go to bed, go to work* e *go home*: in questi casi non utilizziamo *the*.

Usiamo *the* con i nomi geografici seguendo queste regole:
I continenti non usano *the:*
> Our new resident comes from Asia.

Gli stati/le nazioni non usano *the*:
> The patient that underwent a cath this morning came from Gibraltar.
(Eccetto per i nomi di nazioni che includono parole quali: *Republic, Kingdom, States,…* Ad esempio: *The* United States of America, *The* United Kingdom, *The* Netherlands).

Come regola generale, le città non usano *the*:
> The next cardiology congress will be held in Barcelona.

Non si usa *the* con il nome di una singola isola, ma si usa con gli arcipelaghi:
> Dr. Leon comes from Sicily and her husband from *the* Canary Islands.

Non si usa *the* con i laghi; si usa invece con gli oceani, i mari, i fiumi e i canali:
> Lake Windermere is beautiful.
> *The* Panama Canal links *the* Atlantic Ocean to *the* Pacific Ocean.

Usiamo *the* con edifici, università, ecc. seguendo queste regole:

Non si usa *the* con strade, vie, viali e piazze.
> The hospital is sited at 15th Avenue.

Non si usa *the* con gli aeroporti.
> The plane arrived at JFK airport.

Usiamo *the* prima di edifici noti al pubblico.
> *The* White House, *the* Empire State Building, *the* Louvre Museum, *the* Prado Museum.

Usiamo *the* prima di nomi che includono *of*.
> *The* Tower of London, *the* Great Wall of China.

Non si usa *the* con le università.
> I studied at Harvard.

Ordine delle parole

L'ordine degli aggettivi è trattato nella sezione aggettivi, nel paragrafo "Ordine degli aggettivi".

Il verbo e l'oggetto del verbo generalmente vanno insieme:
> I *studied cardiology* because I like helping critically ill patients very much. (Non *I like very much helping critically ill patients*).

Di solito diciamo il luogo prima del tempo:
> She has been practicing interventional cardiology in *London* since April.

Alcuni avverbi vengono messi al centro della frase:
Se il verbo è una parola, mettiamo l'avverbio prima del verbo:
> I performed his stress test and *also spoke* to his family.

Mettiamo l'avverbio dopo *to be*:
> You are *always* on time.

Mettiamo l'avverbio dopo la prima parte di un verbo composto:
> Are you *definitely attending* the stress echo course?

Nelle frasi negative, mettiamo probably prima della negazione:
> I *probably* won't see you at the congress.

Anche *all* e *both* seguono queste regole sulle posizioni nella frase:
> Jack and Tom are *both* able to carry out a coronary angiogram.
> We *all* felt sick after the meal.

Proposizioni relative

Una proposizione è una parte di un periodo. Una proposizione relativa ci dice a quale persona o cosa (o a quale tipo di persona o cosa) faccia riferimento chi parla.

Una proposizione relativa (ad esempio, *who is on call?*) inizia con un pronome relativo (ad esempio, *who, that, which, whose*).
Una proposizione relativa segue un nome (ad esempio, *the doctor, the nurse*).

La maggior parte delle proposizioni relative sono non incidentali e alcune di esse sono incidentali.

Proposizioni relative non incidentali

> The book of interventional cardiology *(that) you lent to me is very interesting*.

La proposizione relativa è fondamentale per il significato del periodo.
Non si usano virgole per separare la proposizione relativa dal resto del periodo.

Spesso di usa *that* invece di *who* o *which*, soprattutto nel discorso parlato.
Se il pronome relativo è l'oggetto (diretto) del periodo, può essere omesso.
Se il pronome relativo è il soggetto del periodo, non può essere omesso.

Proposizioni relative incidentali

> The first ASD closure in Australia, *which took place at our hospital*, was a complete success.

La proposizione relativa non è fondamentale per il significato del periodo, ma fornisce informazioni addizionali.
Generalmente si usano virgole per separare la proposizione relativa dal resto del periodo.
That non può essere usato al posto di *who* o *which*.
Il pronome relativo non può essere omesso.

Pronomi relativi

I pronomi relativi sono utilizzati per persone e cose.
- Per le persone:
> Soggetto: *who, that.*
> Oggetto: *who, that, whom.*
> Possessivo: *whose.*
- Per le cose:
> Soggetto: *which, that.*

> Oggetto: *which, that.*
> Possessivo: *whose.*

Who è usato solo per le persone. Può essere il soggetto o l'oggetto di una proposizione relativa:
> The patient *who* was admitted in a shock situation is getting better. Can we perform the cranial MRI now?

Which è usato solo per le cose. Come *who*, può essere il soggetto o l'oggetto di una proposizione relativa:
> The materials which are used for embolization are very expensive.

That è spesso usato al posto di who o which, soprattutto nel discorso parlato.

Whom è usato solo per le persone. È grammaticalmente corretto come oggetto di una proposizione dopo il verbo della proposizione relativa, tuttavia è molto formale e non viene usato spesso nell'inglese parlato. Usiamo *whom* invece di *who* quando *who* è l'oggetto della proposizione relativa o quando c'è una preposizione dopo il verbo della proposizione relativa:
> The resident *who* I am going to the congress with is very nice
> The resident *with whom* I am going to the congress is a very nice and intelligent person.
> The patient *who* I saw in the Interventional Cardiology Service yesterday has been diagnosed with WPW syndrome.
> The patient *whom* I saw in the Interventional Cardiology Service yesterday has been diagnosed with WPW syndrome.

Whose è il pronome relativo possessivo. Si può usare sia per le persone che per le cose. Non può essere omesso:
> Nurses *whose* wages are low should be paid more.

Possiamo invece omettere *who, which* o *that.*
Quando sono l'oggetto di una proposizione relative:
> The article on the LBBB *that* you wrote is great.
> The article on LBBB treatment you wrote is great.

Quando c'è una preposizione. Ricordate che, in una proposizione relativa, di solito mettiamo una preposizione nello stesso posto della proposizione principale (cioè dopo il verbo):
> The congress *that* we are going to next week is very expensive.
> The congress we are going to next week is very expensive.

Preposizioni in frasi relative

Possiamo usare una preposizione in una frase relativa con *who, which* o *that*, o senza un pronome.

Nelle frasi relative mettiamo una preposizione nella stessa posizione della proposizione principale (dopo il verbo). Di solito non la mettiamo prima del pronome relativo. Questo è il normale ordine nell'inglese parlato informale:

〉 This is a problem *which* we can do very little *about.*
〉 The nurse (*who*) I spoke *to* earlier isn't here now.

Nell'inglese scritto o più formale, possiamo mettere una preposizione all'inizio di una proposizione relativa, ma se mettiamo una preposizione all'inizio, possiamo solo usare *which* o *whom*; non possiamo usare *that* o *who* dopo una preposizione:

〉 This is a problem *about which* we can do very little.
〉 The nurse *to whom* I spoke earlier isn't here now.

Proposizioni relative senza pronome (casi speciali)

Infinito che introduce una proposizione

Possiamo usare l'infinito invece di un pronome relativo e di un verbo dopo:

● *The first, the second,... and the next.*
● *The only.*
● Superlativi.

Per esempio:

〉 Roentgen was the *first* man to use X-rays.
〉 Joe was the *only* one to make the diagnosis.

Forme in –ing e –ed che introducono una frase

Possiamo usare la forma in *–ing* invece di un pronome relativo e di un verbo attivo:

〉 Residents *wanting to train abroad* should have a good level of English

Possiamo usare una forma in *–ed* invece di un pronome relativo e di un verbo passivo:

❯ The man *injured in the accident* was taken to the CT room.

Le forme in *–ing* e in *–ed* possono sostituire un verbo al tempo presente o passato.

Why, when e where

Possiamo usare *why, when e where* in una proposizione relativa non incidentale.

Possiamo omettere *why* o *when*. Possiamo anche omettere *where,* ma in questo caso, dobbiamo utilizzare una preposizione.

Possiamo formare proposizioni relative incidentali con *when* e *where*:
❯ The clinical history, *where* everything about a patient is written, is a very important document.

Non possiamo omettere *when* e *where* in una proposizione relativa incidentale.

Aggettivi

Un aggettivo descrive un nome, ovvero aggiunge delle informazioni su di esso.

In inglese, gli aggettivi precedono i nomi (*old hospital*) e hanno la stessa forma sia al singolare che al plurale (*new hospital, new hospitals*), sia al maschile che al femminile.

Gli aggettivi possono essere utilizzati con alcuni verbi come *be, get, seem, appear, look* (con il significato di *seem*), *feel, sound, taste,*…:
❯ He has *been ill* since Friday, so he couldn't perform the angiogram.
❯ The patient *was* getting *worse*.
❯ The right ventricular biopsy *seemed easy*, but it wasn't.
❯ Free air in pneumothorax *appears black* on plain chest X-rays.
Come potete vedere, in questi esempi non c'è alcun nome dopo l'aggettivo.

Ordine degli aggettivi

Esistono aggettivi di fatto e aggettivi di opinione. Gli aggettivi di fatto (*large, new, white,...*) forniscono un'informazione oggettiva riguardo qualcosa (dimensioni, età, colore,...). Gli aggettivi di opinione invece (*nice, beautiful, intelligent,...*) ci dicono cosa qualcuno pensi di qualcosa.

Generalmente gli aggettivi di opinione precedono quelli di fatto:
> An *intelligent* (opinione) *young* (fatto) cardiologist visited me this morning.
> Dr. King has a *nice* (opinione), *red* (fatto) Porsche.

A volte vi sono due o più aggettivi di fatto che descrivono un nome e di solito li mettiamo in quest'ordine:
1. dimensioni/lunghezza.
2. forma/larghezza.
3. età.
4. colore.
5. nazionalità.
6. materiale.
Ad esempio:
> A *tall, young* nurse.
> A *small, round* lesion.
> A *black latex, leaded* pair of gloves.
> A *large, new, white latex, leaded* pair of gloves.
> An *old* American patient.
> A *tall, young* Italian resident.
> A *small, square, old, blue* iron monitor.

Comparazione regolare di aggettivi

La forma usata per il comparativo dipende dal numero di sillabe nell'aggettivo.

Aggettivi monosillabi

Gli aggettivi monosillabi (ad esempio, *fat, thin, tall*) sono usati con espressioni del tipo:
• *Less... than* (inferiorità).

- *As... as* (uguaglianza).
- *-er... than* (superiorità).

Per esempio:
> The patient's condition was less severe *than* we had thought.
> Eating in the hospital is *as* cheap *as* eating at the medical school.
> Male patients' hearts tend to be *bigger than* female patients' ones.

Aggettivi bisillabi

Gli aggettivi bisillabi (ad esempio, *easy, dirty, clever*) sono usati con espressioni del tipo:
- *Less... than* (inferiorità).
- *As... as* (uguaglianza).
- *-er/more... than* (superiorità).

Preferiamo *–er* per gli aggettivi che finiscono in *–y* (*easy, funny, pretty*) e altri aggettivi (quali, *quiet, simple, narrow, clever*). Per gli altri aggettivi bisillabi usiamo *more*.

Per esempio:
> The cardiovascular problem is *less* simple *than* you think.
> My chest is *as* painful *as* it was yesterday.
> The board exam was easier *than* we expected.
> His illness was *more* serious *than* we first suspected.

Aggettivi di tre o più sillabe

Gli aggettivi di tre o più sillabe (ad esempio, *difficult, expensive, comfortable*) sono usati con espressioni del tipo:
- *Less... than* (inferiorità)
- *As... as* (uguaglianza).
- *More... than* (superiorità).

Per esempio:
> Studying medicine in Spain is *less* expensive *than* in the States.
> The small hospital was *as* comfortable *as* a hotel.
> Studying the case was *more* interesting *than* I had thought.

Prima dell'aggettivo comparativo possiamo usare:
- A (little) bit.
- A little.
- Much.

- A lot.
- Far.

Per esempio:
› I am going to try something *much* simpler to solve the problem.
› The patient is a *little* better today.
› The little boy is a *bit* worse today.

A volte è possibile usare due comparativi insieme (quando parliamo di qualcosa in cambiamento continuo):
- It is becoming *more* and *more* difficult to find a job in an academic hospital.

Inoltre diciamo *twice as... as, three times as... as*:
- Going to the European Congress of Cardiology is *twice as* expensive *as* going the French one.

Il superlativo

La forma usata per il superlativo dipende dal numero di sillabe nell'aggettivo:

Aggettivi monosillabi

Gli aggettivi monosillabi sono usati con espressioni del tipo:
- The... *-est*.
- The *least*.

Per esempio:
› The number of cardiologists in your country is the *highest* in the world.

Aggettivi bisillabi

Gli aggettivi bisillabi sono usati con espressioni del tipo:
- The... *-est/the most*.
- The *least*.

Per esempio:
› The EKG is one of the *commonest* tests in clinical practice.
› The EKG is one of the *most common* tests in clinical practice.

Aggettivi di tre o più sillabe

- *The most*
- *The least.*

Per esempio:

> Common sense and patience are *the most* important things for a cardiologist.

> This is *the least* difficult PTCA I have made in years.

Aggettivi irregolari

- Good:

better, the best.

- Bad:

worse, the worst.

- Far:

farther/further, the farthest/furthest.

Per esempio:

> My ultrasound technique is *worse* now than during my first year of residency, in spite of having attended several ultrasound refresher courses.

Comparativi con the

Usiamo *the* + comparativo per parlare di un cambiamento in qualcosa che causa un cambiamento in qualcos'altro:

> *The* nearer the X-ray focus, *the* better image we have.

> *The* more you practice ultrasound, *the* easier it gets.

> *The* higher the contrast amount, *the* greater the risk of renal failure.

As

Due fatti che accadono in contemporanea o nello stesso periodo:

> The resident listened carefully *as* Dr. Fraser explained to the patient the different diagnostic possibilities.

> I began to enjoy the residency more *as* I got used to being on call.

Un fatto che accade durante un altro:
> The patient died *as* the angioplasty was being performed.

Notate che usiamo *as* solo se due azioni accadono contemporaneamente. Se un'azione segue un'altra non utilizziamo *as*, ma usiamo *when*:
> *When* the shocked patient came to the cath lab, I decided to call the surgeon.

Con il significato di *because*:
> *As* I was feeling sick, I decided to go to the doctor.

Like e as

Like

Like è una preposizione, quindi può essere seguita da un nome, pronome o forma in *-ing*.
Vuol dire "simile a" o "la stessa cosa di". La usiamo quando confrontiamo cose:
> What does he do? He is a cardiologist, *like* me.

As

As + soggetto + verbo.
> Don't change the dose of contrast agent. Leave everything *as* it is.
> He should have been treated *as* I showed you.

As può avere il significato di *what*, come nei seguenti esempi:
> The resident did *as* he was told.
> He made the diagnosis just with the chest X-ray, *as* I expected.
> *As* you know, we are sending an article to *Circulation* next week.
> *As* I thought, the patient was under the influence of alcohol.

As + nome è usato per dire come è (stato) qualcosa in realtà (soprattutto quando parliamo del lavoro di qualcuno o di come usiamo qualcosa):
> Before becoming a cardiologist I worked *as* a general practitioner in a small village.

As if, *as though* sono usati per dire come qualcosa o qualcuno sembra, suona, appare… o per dire come qualcuno fa qualcosa:

> The doctor treated me *as if* I were his son.
> John sounds *as though* he has got a cold.

Espressioni con *as*:

• *Such as*.
• *As usual*.

So e such

So e *such* rafforzano il significato di un aggettivo.
Usiamo *so* con un aggettivo senza un nome o con un avverbio:

> The first-year resident is *so clever*.
> The doctor injected lidocaine *so carefully* that the patient did not notice it.

Usiamo *such* con un nome aggettivato:

> She is *such* a *clever resident*.

Preposizioni

At/on/in time

Usiamo *at* con gli orari:

> *At* 7 o'clock.
> *At* midnight.
> *At* breakfast time.

Di solito omettiamo *at* quando chiediamo (*at*) *what time:*

> *What time* are you reporting this evening?

Usiamo *at* anche in queste espressioni:

> *At* night.
> *At* the moment.
> *At* the same time.

> *At* the beginning of.
> *At* the end of.

Ad esempio:
> I don't like to be on call *at night.*
> Dr. Artaiz is reporting some EKGs *at the moment.*

Usiamo *in* per lunghi periodi:
> *In* June.
> *In* summer.
> *In* 1977.

Diciamo inoltre *in the morning, in the afternoon, in the evening:*
> I'll finish all the pending discharge reports *in the morning.*

Usiamo *on* con giorni e date:
> *On* October 9th
> *On* Monday.
> *On* Saturday mornings.
> *On* the weekend (ma diciamo "*at* the weekend" in inglese Britannico).

Non usiamo *at/in/on* prima di *last e next:*
> I'll be on call *next* Saturday.
> They bought a new scanner *last* year.

Usiamo *in* prima di un periodo di tempo (cioè, un tempo nel futuro):
> Our resident went to Boston to do a rotation on interventional cardio-
> logy. He'll be back *in* a year.

For, during e while

Usiamo *for* per dire quanto tempo richiede una cosa:
> I've worked as a cardiologist at this hospital *for* 10 years.

Non possiamo usare *during* in questo modo:
> It rained *for* 5 days (non *during* 5 days).

Usiamo *during* + nome per dire quando succede qualcosa (non per quanto
tempo):
> The resident fell asleep *during* the nuclear medicine conference.

Usiamo *while* + soggetto + verbo:
> The resident fell asleep *while* he was attending the nuclear medicine conference.

By e until

By + un tempo definito (cioè, non più tardi di; non si può usare *until* con questo significato).
> I mailed the article on carotid dissection today, so they would receive it *by* Tuesday.

Until può essere usato per dire quanto a lungo dura una situazione:
> Let's wait *until* the patient gets better.

Quando si parla del passato, si può usare *by the time*:
> *By the time* they got to the hotel the congress had already started.

In/at/on

Usiamo *in* come nei seguenti esempi:
> *In* a room.
> *In* a building.
> *In* a town/*in* a country: "Dr. Concha works *in* Malaga."
> *In* the water/ocean/river.
> *In* a row.
> *In* the hospital.

Usiamo *at* come nei seguenti esempi:
> *At* the bus stop.
> *At* the door/window.
> *At* the top/bottom.
> *At* the airport.
> *At* work.
> *At* sea.
> *At* an event: "I saw Dr. Jules *at* the resident's party."

Usiamo *on* come nei seguenti esempi:
> *On* the ceiling.
> *On* the floor.
> *On* the wall.
> *On* a page.
> *On* your nose.
> *On* a farm.

In o at?

Diciamo *in the corner of a room*, ma *at the corner of a street*.
Diciamo *in* o *at college/school*. Usate *at* quando state parlando della scuola come di un posto o quando ne dite il nome:
> Thomas will be *in* college for three more days.
> He studied medicine *at* Harvard Medical School.

Arrive. Diciamo:
> *Arrive in* a country or town: "Dr. Concha *arrived in* Boston yesterday".
> *Arrive at* other places: "Dr. Concha *arrived at* the airport a few minutes ago".
Ma omettiamo *in* e *at*:
> *Arrived home*: "Dr. Concha *arrived home* late after sending the article to *Circulation*".

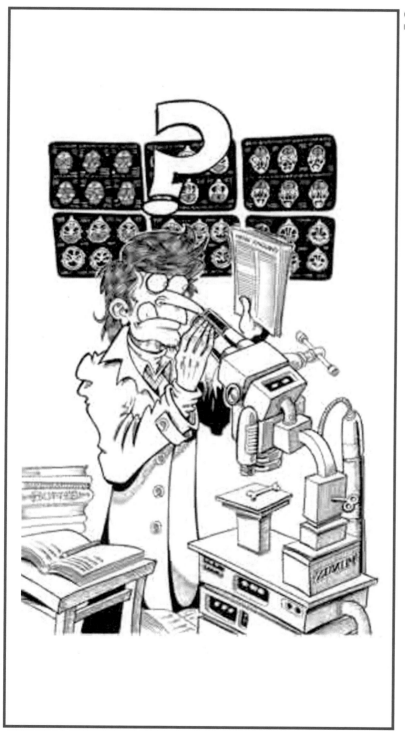

Capitolo 3

Letteratura scientifica cardiovascolare: scrivere un articolo

Questo capitolo non vuole essere una "Guida per gli Autori" come quelle che si trovano su ogni rivista. Il nostro consiglio più importante è: *non scrivete l'articolo nella vostra lingua per poi tradurlo in inglese, ma scrivetelo direttamente in inglese.*

Lavoro preliminare

Quando volete scrivere di un argomento, innanzitutto dovete fare una ricerca bibliografica. Potete fare riferimento all'*Index Medicus*® (http://www.ncbi.nlm.nih.gov/entrez/query.fcgi?db=PubMed) per cercare articoli. Una volta che li avete trovati, leggeteli attentamente e sottolineate quelle frasi o paragrafi che pensate di poter citare nel vostro articolo.

Consigliamo di non scrivere l'articolo in italiano e poi tradurlo in inglese, ma di scriverlo direttamente in inglese. Per fare ciò, scegliete tra la vostra bibliografia o all'interno della rivista nella quale vorreste pubblicare il vostro lavoro, l'articolo che ritenete più simile al tipo di studio di cui volete scrivere.

Ovviamente dovrete seguire le istruzioni della rivista alla quale volete mandare l'articolo; tuttavia, qui utilizziamo una forma standard, che potrebbe essere adeguata alla maggior parte delle riviste. In ogni sezione, diamo alcuni esempi, per mostrare come li potete estrarre dagli altri articoli.

R. Ribes, S. Mejía. *Inglese per cardiologi.*
© Springer-Verlag Italia 2011

Intestazione dell'articolo

Titolo

Il titolo dell'articolo dovrebbe essere breve ma informativo. Riflettete molto bene sul titolo del vostro articolo.

Abstract

Con ogni articolo si deve inviare un *abstract* di 150-200 parole (a seconda della rivista). Ricordate che l'*abstract* è un riassunto, non un'introduzione all'articolo e dovrebbe rispondere alla domanda: "Cosa dovrebbe apprendere il lettore da questo articolo?".
La maggior parte delle riviste richiede che l'*abstract* sia diviso in quattro paragrafi con i seguenti titoli: Obiettivo, Materiali e Metodi, Risultati e Conclusioni.

Obiettivo

Definire gli scopi dello studio o dell'indagine, l'ipotesi che viene testata o la procedura che viene valutata.
Notate che molto spesso potete costruire la frase iniziando con un infinito:

> › *To evaluate* the impact of false positive lesions in coronary arteries studied with 64-multislice CT.
> › *To present* our experience with septal embolization in hypertrophic cardiomyopathy.
> › *To study* the diagnostic value of SPECT for left main coronary lesions.
> › *To assess* stem cells intramyocardial injection after infarction.
> › *To compare* the effect of flecainide vs amiodarone in patients with atrial fibrillation.
> › *To determine* the prevalence of patency following angioplasty and to identify predictors of this patency.
> › *To develop* an efficient and fully unsupervised method to quantitatively assess myocardial contraction from 4D-tagged MR sequences.

> ❯ *To investigate* the prognostic value of FDG PET uptake parameters in patients who undergo primary PTCA during AMI.
> ❯ *To ascertain* recent trends in imaging workload among the various medical specialities.
> ❯ *To describe* the clinical presentation and sonographic diagnosis of mitral valve prolapse.
> ❯ *To establish..., to perform..., to study..., to design..., to analyze..., to test..., to define..., to illustrate...,* etc.

Potete inoltre iniziare con: "The aim/purpose/objective/goal of this study was to...":

> ❯ *The aim of this study was to* determine the prognostic importance of viable myocardium in PET scan previous to CABG operation in patients with anterior myocardial infarction.
> ❯ *The purpose of this study was to* compare feasibility and precision of renal artery stent placement using two different guidance techniques.
> ❯ *The objective of this study was to* determine whether acute myocardial infarction (MI) can be diagnosed on contrast-enhanced helical chest CT.

Potete fornire alcune informazioni introduttive e poi descrivere quello che avete fatto:

> ❯ Viral pericarditis is an old clinical entity, which frequently mimics acute coronary syndromes, resulting in unnecessary admissions and tests. The purpose of this study was to describe CT-scan coronary findings in patients with acute pericarditis.
> ❯ Myocardial fibrosis is known to occur in patients with hypertrophic cardiomyopathy (HCM) and to be associated with myocardial dysfunction. This study was designed to clarify the relation between myocardial fibrosis demonstrated by gadolinium-enhanced magnetic resonance imaging (Gd-MRI) and peptides or cytokines.
> ❯ We hypothesized that...
> ❯ We compared...
> ❯ We investigated...

Materiali e metodi

Definite brevemente cosa è stato fatto e quali materiali sono stati usati, incluso il numero dei soggetti. Includete, inoltre, i metodi utilizzati per analizzare i dati e controllare i bias.

> ❭ *N* patients with...were included.
> ❭ *N* patients with...were excluded.
> ❭ *N* patients known to have/suspected of having...
> ❭ ...was performed in N of patients with...
> ❭ *N* patients underwent...
> ❭ Quantitative/qualitative analyses were performed by...
> ❭ Patients were followed clinically for... months/years.
> ❭ We examined the effects of iodinated IV contrast on blood pressure, heart rate and renal function, after a CT scan in 15 healthy young volunteers.

Risultati

Fornite i reperti dello studio, inclusi gli indicatori di significatività statistica. Includete numeri reali e percentuali:

> ❭ Twelve patients had acute myocardial infarction (AMI) and nine patients acute myocarditis (AM). All AMI but one displayed a territorial early subendocardial defect with corresponding delayed enhancement. All AMI displayed stenosis of at least the corresponding coronary artery. All AM but one displayed normal first-pass enhancement patterns and focal or diffuse non-territorial non-subendocardial delayed enhancement with normal coronary arteries in all cases.
> ❭ In our experience the mean reference vessel diameter by QCA was 3.81 ± 0.62 mm and a 3.5 mm or a 4 mm balloon were used in 33 and 35% of the cases respectively for pre-dilation. The mean final MLD was 3.93 ± 0.54 mm. A short (8-10 mm) LM was treated in 11% of cases, while a medium (10-15 mm) or a long (>15 mm) LM were treated in 25 and 64% of cases, respectively. The mean

---

stented length in our series was of 15.5 ± 4.9 mm, and the ratio of lesion length to stented length was 0.64 ± 0.33.

> There was a tendency to a lower in-hospital mortality in patients treated with primary PTCA (2.6 vs 6.5%, p=0.06). Non-fatal reinfarction or death during hospitalization was less frequent in patients treated with primary PTCA (5 vs 12%, p=0.02). Intracranial bleeding was more frequent in patients treated with thrombolysis (2 vs 0%, p=0.05). A re-do intervention necessity was higher in patients treated with thrombolysis, both by PTCA (36 vs 6%, p<0.001) and by CABG (12 vs 8%, NS).

Conclusioni

Riassumete in una o due frasi le conclusioni raggiunte in base ai risultati. Questa parte dovrebbe enfatizzare gli aspetti o le osservazioni dello studio che sono nuovi e importanti:

> Diabetic patients remain a difficult cohort of patients to treat for the Interventional Cardiologist because of both increased periprocedural and follow-up adverse cardiac events.
> In-stent restenosis remains an ever increasing clinical problem for the interventional cardiologist, as the use of intracoronary stents continues to expand.
> With the intrinsic limitations of cardiac transplantation, cell transplantation is definitely a potential novel treatment strategy for patients with heart failure.
> Color-coded duplex ultrasonography has its fixed place in the evaluation of peripheral obstructive arterial disease. In calculating the degree of internal carotid stenosis it is accurate as the gold standard of angiography.
> Cerebral protection will most likely decrease the complications rate of carotid stent procedures further, possibly turning this intervention into the therapy of choice for patients in whom carotid artery intervention is indicated.
> The study data demonstrate..., Preliminary findings indicate..., Results suggest..., etc.

Parole chiave

Dopo l'abstract, dovreste fornire e identificare come tali da tre a dieci parole chiave o brevi frasi che assistano nella classificazione dell'articolo e possano essere pubblicate con l'abstract. Questi termini dovrebbero provenire dalla lista del *Medical Subject Headings* dell'*Index Medicus* (http://www.nlm.nih.gov/mesh/meshhome.html).

Testo principale

Il testo di articoli osservazionali e sperimentali è di solito (ma non necessariamente) diviso in sezioni con i titoli *Introduction, Methods, Results e Discussion*. Gli articoli più lunghi possono richiedere sottotitoli in alcune sezioni (soprattutto nei risultati e nella discussione) per chiarire il loro contenuto. Altri tipi di articoli, quali Case Reports, Reviews ed Editorials, generalmente richiedono formati differenti. Dovrete consultare le singole riviste per ulteriori indicazioni.

Non usate abbreviazioni. Quando le usate, le abbreviazioni dovrebbero essere scritte per esteso la prima volta che un termine è utilizzato nel testo, per esempio *Magnetic Resonance Imaging* (MRI).

Introduzione

Il testo dovrebbe iniziare con un'introduzione che specifichi la natura e lo scopo dello studio e citi la bibliografia più importante. Fornite solo le informazioni preliminari che ritenete necessarie per capire perché l'argomento sia importante e le citazioni bibliografiche che spiegano al lettore perché avete intrapreso questo studio. Non fate un'analisi estensiva della letteratura. Il paragrafo finale dovrebbe definire chiaramente l'ipotesi e lo scopo dello studio. La brevità e l'appropriatezza sono importanti.

Materiali e metodi

Dopo l'introduzione, dovrebbero essere esposti i dettagli delle procedure cliniche e tecniche.

Descrivete chiaramente la vostra selezione di soggetti sperimentali o osservazionali (pazienti o animali di laboratorio, inclusi i controlli) e definitene età, sesso, ed altre caratteristiche importanti. Poiché la rilevanza di alcune variabili come età, sesso e razza rispetto all'oggetto di studio non è sempre chiara, gli autori dovrebbero giustificarle chiaramente quando sono incluse nei risultati di uno studio. Il principio chiave dovrebbe essere la chiarezza sui metodi e sulle ragioni per le quali uno studio è stato condotto in un determinato modo. Ad esempio, gli autori dovrebbero spiegare perché sono stati inclusi solo soggetti di alcune età, o perché le donne sono state escluse. Dovreste evitare termini come "race", che mancano di un preciso significato biologico ed usare invece concetti come "ethnicity" o "ethnic group". Dovreste inoltre specificare attentamente cosa vogliono dire i descrittori e come sono stati raccolti i dati (ad esempio, quali termini sono stati usati nei moduli di raccolta dati, se i dati erano riferiti dai pazienti o da altri, ecc.).

> Our study population was selected from...
> *N* patients underwent...
> *N* consecutive patients...
> *N* patients with proven...
> Patients were followed clinically.
> *N* patients with... were examined before and during...
> *N* patients with known or suspected... were prospectively enrolled in this study.
> More than *N* patients presenting with... were examined with... over a period of *N* months.
> *N* patients were prospectively enrolled between... (date) and... (date).
> *N* patients (*N* men, *N* women; age range *N-N* years; mean *N.N* years)
> In total, 140 patients, aged 50-70 years (mean 60 years), all with aortic valve sclerosis, were included in the study.
> Patients undergoing elective coronary angiogram for evaluation of chest pain were considered eligible if angiography documented...

Definite metodi, apparecchiature (nome commerciale, nome e indirizzo del produttore tra parentesi) e procedure in dettaglio sufficiente a permettere ad altri di riprodurre il vostro studio. Identificate in modo preciso tutti i farmaci e composti utilizzati, includendone il nome generico, la dose e la modalità di somministrazione.

> After baseline PET investigation, 40 mg of fluvastatin (Cranos, Astra) was administered.
> MR imaging of the heart was performed with a 1.5-T system (Vision, Siemens, Erlangen, Germany).
> All patients underwent 16-row MSCT (Sensation 16, Siemens, Germany) with the following parameters: detector rows, 16; collimation, 0.75 mm; gantry rotation time, 375 ms.
> One hundred consecutive patients with atrial fibrillation and a ventricular rate above 135 bpm were randomized to receive either 450 mg of amiodarone or 0.6 mg of digoxin given as a single bolus through a peripheral venous access. If the ventricular rate exceeded 100 bpm after 30 min, then another 300 mg of amiodarone or 0.4 mg of digoxin were added. Primary endpoints of the study were the ventricular rate and the occurrence of sinus rhythm after 30 and 60 min. Secondary endpoints were blood pressure during the first hour after drug administration, and safety regarding drug-induced hypotension and phlebitis at the infusion site.
> We assessed epicardial patency according to the TIMI (thrombolysis in myocardial infarction) scale and myocardial patency according to the TMPG (TIMI myocardial perfusion grade) scale. In addition, we analyzed ST-segment resolution in 12-lead electrocardiography (EKG). The EKG was performed before and 30 min after PCI.

È fondamentale che indichiate in quale modo sono stati valutati gli studi: letture indipendenti, letture per consenso, a conoscenza o meno delle altre informazioni, la distanza temporale intercorsa tra le letture di più indagini dello stesso paziente o animale per eliminare il recall bias, l'ordine casuale degli studi. La natura retrospettiva o prospettica del vostro studio dovrebbe essere chiara.

> Entry/inclusion criteria included...
> These criteria had to be met:...
> Patients with... were not included.
> Further investigations, including... and..., were also performed.
> We retrospectively studied N patients with...
> The reviews were not blinded to the presence of...
> The following patient inclusion criteria were used: age between

16 and 50 years and patent foramen ovale, absence of pulmonary hypertension, QP/QS more than 2 and signed informed consent with agreement to attend follow-up visits. The following exclusion criteria were used: significant tricuspid regurgitation, severe left atrium enlargement and poor right ventricular function.

> Two interventional cardiologists in consensus studied the following parameters on successive angiograms...

> Both the interventional cardiologists and echocardiographers who performed the study and evaluated the results were blinded to drug administration.

> Histological samples were evaluated in a blinded manner by one of the authors and an outside expert in cardiac pathology.

Indicate riferimenti bibliografici a metodi già consolidati, includendo metodi statistici che sono stati pubblicati, ma sono ben conosciuti; descrivete metodi nuovi o modificati in modo sostanziale e spiegate i motivi per l'utilizzo di queste tecniche e le loro eventuali limitazioni. Identificate chiaramente tutti i farmaci e composti utilizzati includendone il nome generico, la dose e la modalità di somministrazione. Non usate il nome commerciale di un farmaco tranne nel caso in cui sia importante.

> The imaging protocol included...

> To assess objectively the severity of mitral stenosis, all patients were scored using the Wilkins criteria [23].

> The Amplatzer device used for ASD closure has been described elsewhere [12]; and consists of a...

> Sprague-Dawley rats received 3-day oral pre-treatment with: (1) water; (2) low dose atorvastatin (ATV) (2 mg/kg/day); (3) cilostazol (CIL) (20 mg/kg/day); and (4) ATV+CIL. Rats underwent 30-min coronary artery occlusion and 4-h reperfusion, or hearts explanted for immunoblotting, without being subjected to ischemia. Area at risk (AR) was assessed by blue dye and IS by triphenyl tetrazolium chloride.

Statistica

Descrivete i metodi statistici con sufficiente dettaglio da permettere a un lettore esperto che abbia accesso ai dati originali di verificare i risultati riportati. Inserite una descrizione generale dei metodi nella sezione *Methods*. Quando i dati sono riassunti nella sezione *Results*, specificate i metodi statistici utilizzati per analizzarli:

> ❯ The statistical significance of differences was calculated with Fisher's exact test.
> ❯ The probability of... was calculated using the Kaplan-Meier method.
> ❯ To test for statistical significance,...
> ❯ Statistical analyses were performed with... and... tests.
> ❯ The levels of significance are indicated by p-values.
> ❯ Interobserver agreement was quantified by using K statistics.
> ❯ All p-values less than 0.05 were considered significant statistical indicators.
> ❯ Univariate and multivariate Cox proportional hazards regression models were used.
> ❯ The V2 test was used for group comparison. Descriptive values of variables are expressed as means and percentages.
> ❯ We adjusted RRs for age (5-year categories) and used the Mantel extension test to test for linear trends. To adjust for other risk factors, we used multiple logistic regression.

Fornite dettagli sulla randomizzazione:

> ❯ They were selected consecutively by one physician between February 1999 and June 2000.
> ❯ This study was conducted prospectively during a period of 30 months from March 1998 to August 2000. We enrolled 29 consecutive patients who had...

Specificate ogni programma di software di uso generale utilizzato:

> ❯ All statistical analyses were performed with SAS software (SAS Institute, Cary, N.C.).
> ❯ The statistical analyses were performed using a software package (SPSS for Windows, release 8.0; SPSS, Chicago, Ill).

Risultati

Presentate i vostri risultati in sequenza logica nel testo, insieme a tabelle e illustrazioni. Non ripetete nel testo tutti i dati delle tabelle o illustrazioni; sottolineate o enfatizzate solo le osservazioni importanti. Evitate l'uso non tecnico di termini propriamente statistici quali "random" (che implica l'utilizzo di un metodo per la randomizzazione), "normale", "significativo", "correlazioni" e "campione". Definite i termini statistici, le abbreviazioni e la maggior parte dei simboli:

> ❯ Statistically significant differences were shown for both X and X.
> ❯ Significant carrelation was found between X and X.
> ❯ Results are espressed as means ± SD
> ❯ All the abnormalities in our patient population were identified on the prospective clinical interpretation.
> ❯ The abnormalities were correctly characterized in 12 patients and incorrectly in...
> ❯ The postoperative and operative characteristics of these patients are listed in Table X.
> ❯ The results of the US-guided ASD-closure are shown in Table X.
> ❯ The clinical findings are summarized in Table X.

Riportate ogni complicanza:

> ❯ Two minor complications were encountered. After the second procedure, one patient had a slight hemoptysis that did not require treatment and one patient had chest pain for about 2 h after the stenting procedure.
> ❯ Among the 11000 patients, there were 373 in-hospital deaths (3.4%), 204 intraoperative/postoperative CVAs (1.8%), 353 patients with postoperative bleeding events (3.2%) and 142 patients with sternal wound infections (1.3%).

Indicate il numero di osservazioni e riportate il numero di casi persi (ad esempio, chi ha abbandonato un trial clinico):

> ❯ The final study cohort consisted of...
> ❯ Of the 961 patients included in this study, 69 were reported to have died (including 3 deaths identified through the NDI), and 789 patients were interviewed. For 81 surviving patients, information was obtained from another source. Twenty-two patients (2.3%) could not be contacted and were not included in the analyses because information on nonfatal events was not available.

Discussione

In questa sezione, fate ampio uso dei sottotitoli. Enfatizzate gli aspetti nuovi e importanti dello studio e le conclusioni che ne conseguono. Non ripetete in dettaglio i dati o altro materiale fornito in *Introduction* o in *Results*. Includete in *Discussion* le implicazioni dei risultati e le loro limitazioni, incluse le implicazioni per la ricerca futura. Correlate le osservazioni ad altri studi importanti.

Collegate le conclusioni con gli obiettivi dello studio, ma evitate affermazioni non attinenti e conclusioni non completamente supportate dai dati. In particolare, evitate di fare commenti su costi e vantaggi economici a meno che non abbiate incluso dati e analisi dei costi. Evitate di fare riferimento a lavori che non sono stati completati. Se necessario, formulate nuove ipotesi, ma indicatele chiaramente come tali. Quando appropriato, possono essere incluse raccomandazioni.

> ❯ In conclusion...
> ❯ In summary...
> ❯ This study demonstrates that...
> ❯ This study found that...
> ❯ This study highlights...
> ❯ Another finding of our study is...
> ❯ One limitation of our study was...
> ❯ Other methodological limitations of this study...
> ❯ Our results support...
> ❯ Further research is needed to elucidate...

> ❯ However, the limited case number warrants a more comprehensive study to confirm these findings and to assess the comparative predictive value of...
> ❯ Some follow-up is probably appropriate for these patients.
> ❯ Further research is needed when... is available.

Ringraziamenti

Elencate tutti i collaboratori che non soddisfano i criteri per essere autori, ad esempio una persona che abbia fornito assistenza puramente tecnica, assistenza nello scrivere, o un capo-reparto che abbia concesso solo un generico supporto. Dovrebbero anche essere riconosciuti i contributi economici e materiali.

Le persone che hanno contribuito materialmente all'articolo, ma i cui contributi non soddisfano i criteri per essere autori possono essere elencate in un paragrafo dal titolo "clinical investigators" oppure "participating investigators" e i loro ruoli e contributi dovrebbero essere descritti (ad esempio, "served as scientific advisors", "critically reviewed the study proposal", "collected data" o "provided and cared for study patients").

Poiché i lettori potrebbero dedurne la loro approvazione dei dati e delle conclusioni, tutti dovrebbero aver fornito il permesso scritto di essere ringraziati.

> ❯ The authors express their gratitude to... for their excellent technical support.
> ❯ The authors thank Wei J. Chen, M.D., Sc.D,. Institute of Epidemiology, College of Public Health, National Taiwan University, Taipei, for the analysis of the statistics and his help in the evaluation of the data. The authors also thank Pan C. Yang, D, Ph.D., Department of Internal Medicine, and Keh S. Tsai, M.D., Ph.D., Department of Laboratory Medicine, National Taiwan University, medical College and Hospital, Taipei, for the inspiration and discussion of the research idea of this study. We also thank Ling C. Shen for her assistance in preparing the manuscript.

Riferimenti bibliografici

I riferimenti bibliografici dovrebbero essere numerati consecutivamente nell'ordine con cui vengono citati la prima volta nel testo. Identificate i riferimenti bibliografici nel testo, nelle tabelle e nelle didascalie con numeri arabi tra parentesi (alcune riviste richiedono numeri arabi scritti in apice). I riferimenti bibliografici citati solo nelle tabelle o nelle didascalie dovrebbero essere numerati secondo la sequenza stabilita dalla prima citazione nel testo di quella particolare tabella o figura.

> ❭ Clinically, resting thallium-201 single-photon emission computed tomography (SPECT) has been widely used to evaluate myocardial viability in patients with chronic coronary arterial disease and acute myocardial infarction [8-16].
> ❭ In addition, we have documented a number of other parameters previously shown to exhibit diurnal variation, including an assessment of sympathetic activity, as well as inflammatory markers recently shown to relate to endothelial function [14].

Usate lo stile degli esempi di seguito, che sono basati sui formati usati dalla National Library of Medicine (NLM) nell'*Index Medicus*. I nomi delle riviste dovrebbero essere abbreviati secondo lo stile usato nell'*Index Medicus*. Consultate la *List of Journals Indexed in Index Medicus*, pubblicata ogni anno dalla biblioteca come volume separato e come lista nel numero di gennaio dell'*Index Medicus*. La lista può anche essere ottenuta attraverso il sito internet della biblioteca (http://www.nlm.nih.gov).

Evitate di citare abstract. I riferimenti ad articoli accettati ma non ancora pubblicati dovrebbero essere indicati come "*in press*" o "*forthcoming*"; gli autori dovrebbero ottenere il permesso scritto di citare tali lavori e la conferma che sono stati accettati per la pubblicazione. Dati tratti da articoli inviati a riviste ma non ancora accettati dovrebbero essere citati nel testo come "*unpublished observations*", con il permesso scritto della fonte.

Evitate di citare una comunicazione personale a meno che non fornisca informazioni essenziali non disponibili da una fonte pubblica, nel qual caso il nome della persona e la data della comunicazione dovrebbero essere citati tra parentesi nel testo. Per gli articoli scientifici, gli autori

dovrebbero ottenere l'autorizzazione scritta e la conferma dell'accuratezza dalla fonte della comunicazione personale.
Gli autori devono controllare le citazioni bibliografiche con i documenti originali.

Lo stile *Uniform Requirements* (o stile *Vancouver;* http://www.icmje.org/) si basa soprattutto sullo stile standard ANSI adottato dalla NLM per i suoi database (http://www.nlm.nih.gov/bsd/uniform_requirements.html). Di seguito sono stati aggiunti commenti quando lo stile *Vancouver* differisce dallo stile attualmente utilizzato dalla NLM.

Articoli in riviste

Articolo standard su rivista

Elencate i primi sei autori seguiti da *et al.* (si noti che NLM ora elenca fino a 25 autori; se ve ne sono più di 25, NLM elenca i primi 24, poi l'ultimo autore, infine et al.):

> ❯ Van Belle E, Abolmaali K, Bauters C, McFadden EP, Lablanche JM, Bertrand ME. Restenosis late vessel occlusion and left ventricular function six months after balloon angioplasty in diabetic patients. J Am Coll Cardiol 1999 Jun; 34(6):476-485

Se una rivista ha una numerazione delle pagine continua per tutto un volume (come fanno molte riviste mediche), si possono omettere il mese e il numero della rivista. (Nota: questa opzione viene usata in tutti gli esempi di *Uniform Requirements*, per omogeneità. NLM non utilizza questa opzione).

> ❯ Van Belle E, Abolmaali K, Bauters C, McFadden EP, Lablanche JM, Bertrand ME. Restenosis late vessel occlusion and left ventricular function six months after balloon angioplasty in diabetic patients. J Am Coll Cardiol 1999; 34:476-485

Organizzazione come autore

> › American Diabetes Association. Standards for medical care for patients with diabetes mellitus. Diabetes Care 2002; 25:S33-S49

Nessun autore

> › Cancer in South Africa (editorial). S Afr Med J 1994; 84:15

Articolo in lingua diversa dall'inglese

(Nota: NLM traduce il titolo in inglese, racchiude la traduzione tra parentesi quadre e aggiunge un indicatore linguistico abbreviato).

> › Vogl TJ, Diebolt T, Hammerstingl R, Blazer JO, Hidajat N, Zipfel B, Scheinert D, Vogt A, Beier J, Felix R. [Diagnostic of the abdominal vascular system with electronic beam CT (EBT)]. Radiologe 1998; 38:1069-176. German

Volume con supplemento

> › Feener EP, King GL. Vascular dysfunction in diabetes mellitus. Lancet 1997; 350(Suppl1):9-13

Numero con supplemento

> › Morris JJ, Smith LR, Jones RH, et al. Influence of diabetes and mammary artery grafting on survival after coronary bypass. Circulation 1991; 84 Suppl 3:III-275-284

Volume con parti

> Ozben T, Nacitarhan S, Tuncer N. Plasma and urine sialic acid in noninsulin dependent diabetes mellitus. Ann Clin Biochem 1995; 32 (pt 3):303-306

Numero con parti

> Poole GH, Mills SM. One hundred consecutive cases of flap lacerations of the leg in ageing patients. N Z Med J 1994; 107 (986 pt 1):377-378

Numero senza volume

> Turan I, Wredmark T, Fellander-Tsai L. Arthroscopic ankle arthrodesis in rheumathoid arthritis. Clin Orthop 1995; (320):110-114

Nessun numero o volume

> Browell DA, Lennard TW. Immunologic status of the cancer patient and the effects of blood transfusion on antitumor responses. Curr Opin Gen Surg 1993; 325-333

Pagine in numeri romani

> Fischer GA, Sikic BI. Drug resistance in clinical oncology and haematology. Introduction. Hematol Oncol Clin North Am 1995 Apr; 9(2):xi-xii

Tipologia di articolo indicata secondo necessità

> Alonso JJ, Fernandez-Aviles MF, Duran JM et al. Influence of diabetes mellitus on the initial and long-term outcome of patients treated with coronary stenting. J Am Coll Cardiol 1998; 31(Suppl A)415A(abstr)
> Ezensberger W, Fischer PA. Metronome in Parkinson's disease (letter). Lancet 1996; 347:1337

Articolo con ritrattazione

> Garey CE, Schwarzman AL, Rise ML, Seyfried TN. Ceruloplasmin gene defect associated with epilepsy in EL mice [retraction of Garey CE, Schwarzman AL, Rise ML, Seyfried TN. In: Nat Genet 1994; 6:426-431]. Nat Genet 1995; 11:104

Articolo ritirato

> Liou GI, Wang M, Matragoon S. Precocious IRBP gene expression during mouse development [retracted in Invest Ophthalmol Vis Sci 1994; 35:3127]. Invest Ophthalmol Vis Sci 1994; 35:108-138

Articolo con published erratum

> Hamlin JA, Kahn AM. Herniography in symptomatic patients following inguinal hernia repair [published erratum appears in West J Med 1995; 162:278]. West J Med 1995; 162:28-31

Libri e altre monografie

Autori personali

> Waller BF. Cardiac Morphology. 1st ed. Philadelphia: Saunders Company, 1984

Editor(s)/curatori come autori

> Giuliani ER, Gersh BJ, McGoon M.D., Hayes DL, Schaff HV. Mayo clinic practice of cardiology. 3rd ed. St. Louis. Mosby-Year Book, Inc. 1996

Proceedings di un congresso

> Scheinert D, Rag JC, Vogt A, Biamino G. In: Henry M, Amor M. (eds) Excimer Laser Assisted Recanalization of Chronic Arterial Occlusions. Ninth International Course Book of Peripheral Vascular Interventions 1998; 139-155
> Kimura J, Shibasaki H, editors. Recent advances in clinical neurophysiology. Proceedings of the 10th International Congress of EMG and Clinical Neurophysiology; 1995 Oct 15-19; Kyoto, Japan. Amsterdam: Elsevier; 1996

Organizzazione come autore ed editore

> Institute of medicine (US). Looking at the future of the Medicaid program. Washington: The Institute; 1992

Capitolo di un volume

> ❯ Redfield MM. Evaluation of congestive heart failure. In: Giuliani ER, Gersh BJ, McGoon M.D., Hayes DL, Schaff HV editors. Mayo clinic practice of cardiology. 3rd ed. St. Louis. Mosby-Year Book, Inc. 1996

Articolo di un congresso

> ❯ Bengtsson S, Solheim BG. Enforcement of data protection, privacy and security in medical informatics. In: Lun KC, Deoulet P, Piemme TE, Rienhoff O, editors. MEDINFO 92. Proceedings of the 7th World Congress on Medical Informatics; 1002 Sep 6-10; Geneva, Switzerland. Amsterdam: North-Holland; 1992. pp. 1561-1565

Relazione scientifica o tecnica

Prodotta da un'agenzia di funding/sponsoring:

> ❯ Smith P, Golladay K. Payment for durable medical equipment billed during skilled nursing facility stays. Final report. Dallas (TX): Dept. of Health and Human Services (US) office of Evaluation and Inspections; 1994 Oct. Report No. HHSIGOEI69200860

Prodotta dall'agenzia che l'ha eseguita:

> ❯ Field MJ, Tranquada RE, Feasley JC, editors. Health services research: work force and educational issues. Washington: National Academy Press; 1995. Contract No. AHCPR282942008. Sponsored by the Agency for Health Care Policy and Research

Tesi

> Kaplan SJ. Post-hospital home health care: the elderly's access and utilization [dissertation]. St. Louis (MO): Washington Univ.; 1995

Brevetto

> Larsen CE, Trip R, Johnson CR, inventors; Novoste Corporation, assignee. Methods for procedures related to the electrophysiology of the heart. US patent 5,529,067. 1995 Jun 25

Altro materiale edito a stampa

Articolo di giornale

> Lee G. Hospitalization tied to ozone pollution: study estimates 50,000 admissions annually. The Washington Post 1996 Jun 21; Sect. A:3(col.5)

Materiale audiovisivo

> HIV+/AIDS: the facts and the future [videocassette]. St. Louis (MO): Mosby-Year Book; 1995

Vocabolari e altra bibliografia simile

> › Stedman's medical dictionary. 26th ed. Baltimore: Williams &Wilkins; 1995. Apraxia; pp. 119-120

Materiale non pubblicato

In press

(Nota: NLM preferisce *"forthcoming"* poiché non tutto il materiale verrà stampato).

> › Maehara A, Mintz GS, Castagna MT, et al. Intravascular ultrasound assessment of spontaneous coronary artery dissection. Am J Cardiol (in press).
> › Assessment of chest pain in the emergency room: What is the role of multidetector CT? Eur J radiol. In press 2006

Materiale elettronico

Articolo di rivista in formato elettronico

> › Morse SS. Factors in the emergence of infectious diseases. Emerg Infect Dis [serial online] 1995 Jan-Mar [cited 1996 Jun 5];1(1):[24 screens]. Available from: URL:http://www.cdc.gov/ncidod/EID/eid.htm

Monografia in formato elettronico

> CDI, clinical dermatology illustrated [monograph on CD-ROM]. Reeves JRT, Maibach H. CMEA Multimedia Froup, producers. 2nd ed. Version 2.0. San Diego: CMEA; 1995

File informatico

> Hemodynamics III: the ups and downs of hemodynamics [computer program]. Version 2.2. Orlando (FL): Computerized Educational Systems; 1993

Materiale aggiuntivo

Tabelle

Tutti i dati tabulati identificati come tabelle dovrebbero avere un numero di tabella e una didascalia descrittiva. Controllate con attenzione che le tabelle siano citate in ordine sequenziale nel testo.

La presentazione di dati e informazioni forniti nelle intestazioni della tabella non dovrebbe ripetere informazioni già fornite nel testo. Spiegate nelle note in fondo alla tabella tutte le abbreviazioni non standard utilizzate nella stessa.
Se dovete utilizzare tabelle o figure da un'altra rivista, assicuratevi di ottenere il permesso e aggiungete una nota di questo tipo:
> Adapted, with permission, from reference 5.

Figure

Le figure dovrebbero essere numerate consecutivamente nell'ordine in cui sono citate la prima volta nel testo. Seguite la "sequenza" di illustrazioni simili dei vostri riferimenti bibliografici.

> ❯ Figure 1. Non-enhanced CT scan shows...
> ❯ Figure 2. Contrast-enhanced CT scan obtained at the level of...
> ❯ Figure 3. Selective coronary angiogram shows...
> ❯ Figure 4. Photograph of fresh-cut specimen shows...
> ❯ Figure 5. Photomicrograph (original magnification, x10; hematoxylin-eosin stain) of...
> ❯ Figure 6. Parasternal short axis view of...
> ❯ Figure 7. Typical flow-pattern in a 65-year-old female. (a) Four-chamber apical view shows...
> ❯ Figure 8. Shows the results after the stent implantation. A large proximal dissection was noted and a 3 by 32 mm in length NIR primo stent was placed proximally, deployed at 10 ATM.
> ❯ Figure 9. Ostial left main stenosis before and after stenting. LAD contains a mid segment aneurysm which was covered with a Jomed covered stent graft.

Consigli finali

Prima di inviare il vostro articolo, controllate l'ortografia e rileggete il testo, cercando parole eventualmente omesse o scritte due volte, così come parole che potreste aver mal utilizzato, ad esempio, scrivendo "there" invece di "their". Non inviate un articolo con errori di ortografia o di dosaggio o altre inaccuratezze mediche. E non aspettatevi che il controllo ortografico automatico del vostro computer rilevi tutti gli errori di ortografia.

Siate accurati. Controllate e ricontrollate i vostri dati e le citazioni bibliografiche. Anche quando avete la sensazione che l'articolo sia completo, lasciatelo da parte un paio di giorni e poi rileggetelo. I cambiamenti che fate al vostro articolo, dopo averlo visto in una nuova luce, spesso fanno la differenza tra un buon articolo e un grande articolo.

Una volta che pensate che tutto sia corretto, consegnate la bozza al vostro insegnante di inglese per una correzione finale informale. Non mandate la vostra prima (e nemmeno la seconda) bozza all'editor (il direttore scientifico della rivista)!
Non dimenticate infine di leggere e seguire scrupolosamente le specifiche "Instructions for Authors" della rivista sulla quale vorreste pubblicare il vostro articolo.

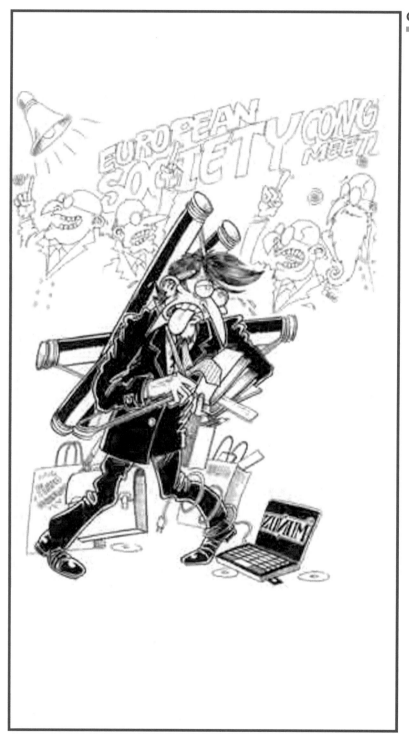

Capitolo 4

Lettere agli editor delle riviste cardiologiche

Introduzione

In questo capitolo, riportiamo diversi esempi di lettere inviate all'editor (direttore scientifico) di riviste cardiologiche. È nostra intenzione, infatti, fornirvi strumenti utili per comunicare in modo formale con gli editor e i reviewer delle riviste. È nostra convinzione che le lettere agli editor abbiano un ruolo importante e spesso sottovalutato nel decidere il destino di un articolo scientifico cardiologico.

Anche se non ci soffermeremo sulle lettere dagli editor, poiché sono in genere facili da comprendere, esse si dividono in lettere di accettazione "a determinate condizioni", lettere di accettazione e lettere di rifiuto.
- Lettere di accettazione "a determinate condizioni": sono abbastanza comuni, e di solito significano una gran quantità di lavoro, poiché l'articolo in genere deve essere riscritto.
- Lettere di accettazione: congratulazioni! Il vostro articolo è finalmente stato accettato e non necessita di correzioni. Queste lettere sono sfortunatamente relativamente rare e abbastanza facili da leggere. Inoltre, non richiedono risposta.
- Lettere di rifiuto: esistono molti modi educati per comunicarvi che il vostro articolo non sarà pubblicato in una determinata rivista. Queste lettere sono di immediata comprensione e, poiché non richiedono alcuna risposta, non ci soffermeremo su di esse dal punto di vista linguistico.

Abbiamo diviso le lettere agli editor in:
- Lettere di sottomissione.
- Lettere di risottomissione.
- Lettere di riconfigurazione.

R. Ribes, S. Mejía. *Inglese per cardiologi.*
© Springer-Verlag Italia 2011

- Lettere di ringraziamento per l'invito a pubblicare un articolo su una rivista.
- Lettere per chiedere informazioni sullo stato di un articolo.
- Altri tipi di lettere.

Lettere di invio

Le lettere di sottomissione (*submission letters*) sono abbastanza facili da scrivere poiché l'unico messaggio da trasmettere è il titolo dell'articolo che viene inviato insieme al nome dell'autore che terrà i contatti (*corresponding author*). Si possono usare molte lettere standard per questo scopo e riteniamo che non dobbiate investire troppo tempo su di esse poiché sono solo materiale preliminare che va inviato insieme all'articolo stesso.

Date

Your address

Receiver's name and address

Dear Dr. Alfonso,
Please find enclosed (*N*) copies of our manuscript entitled "…" (authors…,…,…), which we hereby submit for publication in the… Journal of… Also enclosed is a diskette with a copy of the text file in Microsoft Word for Windows (version…).

I look forward to hearing from you.

Yours sincerely,

A.J. Stephenson, M.D.

Lettere di reinvio

Le lettere di risottomissione (*re-submission letters*) devono rispondere in dettaglio ai commenti e suggerimenti espressi nelle lettere di accettazione. È in queste lettere che il corresponding author deve far sapere all'editor che sono stati fatti tutti i cambiamenti richiesti, o almeno la maggior parte di essi, e che così facendo l'articolo potrebbe essere pronto alla pubblicazione. Queste lettere possono avere un ruolo abbastanza importante nell'accettazione o rifiuto di un articolo. A volte una mancanza di dimestichezza con l'inglese può impedire al corresponding author di comunicare quali correzioni siano state fatte nel testo e le ragioni per cui altre correzioni suggerite non siano state fatte. Vediamo questo esempio:

Dear Dr. Ho,

After a thorough revision in light of the reviewers' comments, we have decided to submit our paper "Radiofrequency Ablation for Atypical Atrial Flutter in The Elderly" for re-evalutation.

First of all, we would like to thank you for this second chance to present our paper for publication in your journal.

The main changes in the paper are related to your major comments:
- To describe precisely the endocardial mapping.
- To indicate what the clinical status of patients was.
- To include long-term follow up data and electric outcome.

Following your advice, we have also included changes that are in accordance with the reviewers' comments.

We hope this new revision will now be suitable for publication in your journal.

Yours sincerely,

Ignacio Garcìa Bolao, M.D., and co-authors

Lettere di riconfigurazione

A volte un articolo viene accettato a condizione che la sua configurazione sia cambiata, ad esempio da *pictorial review* a *pictorial essay*. Le lettere di riconfigurazione sono lettere di risottomissione e quindi tendono a essere lunghe.

Leggete questo esempio da cui abbiamo estratto e sottolineato diverse frasi, che vi possono aiutare nella corrispondenza con le riviste.

"Predictors of early morbidity and mortality after thrombolytic therapy of acute myocardial infarction" RE:01-1243

Dear Dr. Moliterno, (1)

We have reconfigured the manuscript referenced above (2) in the form of a Pictorial Essay *following your suggestion (3)* and we have made as many changes as possible with regard to the reviewers' recommendations taking into account the *space limitation imposed by the new format of the paper (4)*.

We have tried to cover all aspects involving myocardial infarction, focusing on their more characteristic prognostic features and *giving priority to the most frequent complications of thrombolysis (5)*. The reconfiguration of the manuscript has shortened it so drastically that we have had to rewrite it entirely and *for this reason we do not attach an annotated copy (6) – if you still consider this necessary we will include it (7)*. Although tables are not permitted in pictorial essays, we think that the inclusion of a single table on the classification of available thrombolytics would *"allow the reader to more easily categorize the described complications (8) as stated by reviewer no. 2"* (9) in his general remarks. The table has not been included due to the new format of the paper, but *if you take our suggestion into consideration we will be pleased to add it (10)*.

The major changes in our manuscript are:
1. *The title has been modified to* "Analysis of Outcome after Thrombolytic Therapy in AMI", *following your recommendation (11)*.
2. *We have included the EKG's findings,* although it has not been possible to expand the angiographic *findings as suggested by reviewer no.1 (12)* due to space limitation.

---

3. *Similarly*, the description of thrombus containing lesions and TIMI flow *could not be expanded as suggested by reviewer no.2 due to space limitation (13)*.
4. *With regard to figures (14):*
   a. We have included three new figures.
   b. *Precordial and limb leads on a given EKG have been included (15)* as suggested, in figures 4, 7, 11 and 12.
   c. *The image quality of figure 3 has been improved (16)*.
5. We have assigned distinct figures to different entities in most cases although the limited number of figures allowed – 15 – made it impossible to do it in all cases.
6. *With regard to comments on figures by reviewer no 1. (17):*
   a. *Figure 4 e is indeed an endocardial contrast enhanced echo* (18). Inferior segment is not well seen due to the poor window in this obese patient, which was one of our first patients and needed to be included in the study.
   b. *Figure 5 b shows an artefact due to an aortic prosthesis that had been implanted in the patient years ago (19)*.

We look forward to hearing from you, (20)

Yours sincerely, (21)

Peter Berglar, M.D., and co-authors (22)

---

1. *Dear Dr. Moliterno,*
   - Questa frase termina con una virgola anziché con il punto e virgola.

2. *We have reconfigured the manuscript referenced above...*
   - Il primo paragrafo deve riassumere il contenuto della vostra lettera.

3. *... following your suggestion...*
   - Questa è una delle frasi più comuni nelle lettere di risottomissione/riconfigurazione.

4. *...space limitation imposed by the new format of the paper...*
   - Le limitazioni di spazio, se il nuovo formato lo limita, devono essere prese in considerazione sia dagli autori che dai reviewer.

5. *...giving priority to the most prevalent conditions...*
   - Può essere un criterio per la riduzione della lunghezza dell'articolo.

6. *... for this reason we do not attach an annotated copy...*
   - Quando non seguite un suggerimento, dovete fornire una spiegazione.

7. *... if you still consider this necessary we will include it...*
   - Lasciatevi sempre la possibilità di aggiungere ulteriore materiale nelle comunicazioni future.

8. *...allow the reader to more easily categorize the described complications...*
   - Potete citare i commenti/suggerimenti dei reviewer se necessario, inserendoli tra virgolette.

9. *... as stated by reviewer no. 2...*
   - Questo è un modo tipico di rispondere al commento di un reviewer.

10. *... if you take our suggestion into consideration we will be pleased to add it...*
    - Questa frase può essere usata ogni volta che volete includere qualcosa che non è stato richiesto dai revisori.

11. *The title has been modified to...following your recommendation.*
    - Questo è un modo tipico di rispondere al commento di un reviewer.

12. *We have included the EKG's findings as suggested by reviewer no.1...*
    - Questo è un modo tipico di rispondere al commento di un reviewer.

13. *Similarly...could not be expanded as suggested by reviewer no.2 due to space limitations.*
    - Quando non seguite un suggerimento, dovete fornire una spiegazione.

14. *With regard to figures:*
    - Oppure *regarding figures, as regards figures, as for figures* (senza la preposizione "to").

15. *Precordial and limb leads on a given EKG have been included...*
    - Questo è un modo tipico di rispondere al commento di un reviewer.

16. *The image quality of figure 3 has been improved...*
    - Questo è un modo tipico di rispondere al commento di un reviewer.

17. *With regard to comments on figures by reviewer no. 1...*
    - Questo è un modo tipico di rispondere al commento di un reviewer.

18. *Figure 4 e is indeed an endocardial-contrast enhanced echo*
    - Questo è un modo tipico di rispondere al commento di un reviewer.

19. *Figure 5 b shows an artefact due to an aortic prosthesis that had been implanted in the patient years ago*
    - Questo è un modo tipico di rispondere al commento di un reviewer.

20. *We look forward to hearing from you,*
    - Ricordate che il verbo che segue il verbo "to look forward to" deve essere nella forma –*ing*.

21. *Yours sincerely,*
    - Ricordate che se non conoscete il nome dell'editor dovreste usare invece "Yours faithfully".

22. *Peter Berglar, M.D., and co-authors*
    - Anche se la lettera è firmata solo dal corresponding author, a volte si fa riferimento anche ai coautori.

Lettere di ringraziamento per l'invito a pubblicare un articolo su una rivista

Queste sono lettere semplici e generalmente brevi, nelle quali comunichiamo all'editor di una rivista quanto siamo lieti del suo invito e quanto apprezziamo la sua considerazione.

Date
Your address
Receiver's name and address

Dear Dr. Scott,

Thank you for the invitation to submit a manuscript on coronary vulnerable plaques to your journal.

Please find attached our paper which details our imaging, diagnosis, and treatment protocols, and makes a thorough revision on the literature on the subject.

I look forward to hearing from you.

Yours sincerely,

S.V. Johnson, M.D.

Lettere per chiedere informazioni sullo stato di un articolo

In queste lettere, chiediamo informazioni sulla situazione del nostro articolo poiché non abbiamo ricevuto alcuna risposta dalla rivista. Sfortunatamente, nel mondo accademico "niente nuove" non vuol dire "buone nuove" e molte di queste richieste finiscono con una cortese lettera di rifiuto.

Dear Dr. Fuster,

As I have not received any response regarding the manuscript "Baseline EKG Changes in Professional Cyclists", I am interested in obtaining some information on the status of the paper.

Please, use the following e-mail address for further correspondence: samedi@daytime.net

I look forward to hearing from you at your earliest convenience.

S. Medina, M.D., Ph.D.

Altri tipi di lettere

Candidarsi per un posto di lavoro

11 St Albans Road
London SW 17 5TZ
17 November 2006

Medical Staffing Officer
Brigham and Women's Hospital
18 Francis St.
Boston, MA 02115, USA

Dear Sir/Madam,

I wish to apply for the post of Consultant Non-invasive Cardiologist as advertised in the *Journal of the American College of Cardiology* of 22 November.

I enclose my CV and the names of two referees as requested.

Yours faithfully,
Felipe Mesa, M.D.

Chiedere il permesso di citare qualcuno come referenza

Platero Heredia, 19
Cordoba 14012
SPAIN

17 April 2006
Mark C. Fishman, M.D.
Department of cardiology
Massachusetts General Hospital
22 Beacon St
Boston, MA 02114, USA

Dear Dr. Fishman,

I am applying for a post of Consultant Cardiologist at Cleveland Clinic. I should be most grateful if you allow me to use your name as a referee.

Yours sincerely,
Juan Pastrana, M.D.

Posporre l'inizio dell'attività lavorativa

Gran Via, 113
Madrid 28004
Spain
17 November 2006

Stephen N. Oesterle, M.D.
Department of Cardiology
Massachusetts General Hospital
22 Beacon St
Boston, MA 02114, USA

Dear Dr. Oesterle,

I would like to thank you for your letter of 11 February 2001, offering me the post of Consultant Cardiologist from 12 March 2005.

I am very pleased to accept the post but unfortunately I will not be able to arrive in Boston until 25 March 2005 due to personal reasons. Would it, therefore, be possible for you to postpone the commencement of my duties to 26 March 2005?

I look forward to hearing from you.

Yours sincerely,
Maria Spiteri, M.D.

Riassumendo

Per riassumere, bisogna ricordare alcuni semplici dettagli formali:

- *"Dear Dr. Smith"* è il modo tipico di iniziare una lettera accademica. Ricordate che dopo il nome dell'editor dovete mettere una virgola, anziché il punto e virgola e continuare la lettera con un nuovo paragrafo.

- Poiché la maggior parte degli articoli al giorno d'oggi viene inviata tramite internet, la classica formula *"find enclosed..."* può oggi essere sostituita da *"find attached"*.

- *"I look forward to hearing from you"* è la frase standard alla fine di ogni lettera formale e dovete ricordarvi, per evitare un errore piuttosto frequente, che *"to look forward to"* è un phrasal verb che deve essere seguito dal gerundio piuttosto che dall'infinito. Non fate l'errore di scrivere "I look forward to hear from you". Frasi simili sono *"I look forward to receiving your comments on..."*, *"Very truly yours,"*.

- *"Your consideration is appreciated"* o *"Thank you for your and the reviewer's consideration"* sono frasi standard da scrivere alla fine delle lettere agli editor.

- *"I look forward to receiving your feedback on..."* è una frase un po' più informale spesso usata nelle lettere agli editor.

- *"Yours faithfully"* viene usato quando non conoscete il nome della persona alla quale state scrivendo, mentre *"sincerely"*, *"sincerely yours"*, *"yours sincerely"* e *"very truly yours"* devono essere usati quando si indirizza la lettera a qualcuno di preciso. Quindi, se la lettera comincia con *"Dear Dr. Olsen"* dovrà concludersi con *"yours sincerely"*, mentre se la lettera è indirizzata all'editore dovrà concludersi con *"yours faithfully"*. Non dimenticate che dopo l'avverbio o il pronome dovete mettere una virgola piuttosto che un punto e poi la vostra firma sotto.

- Quando non potete seguire uno dei suggerimenti dell'editor, spiegate nella lettera di risottomissione perché non è stato possibile farlo, in modo che i reviewer non perdano tempo a cercarla nel testo.

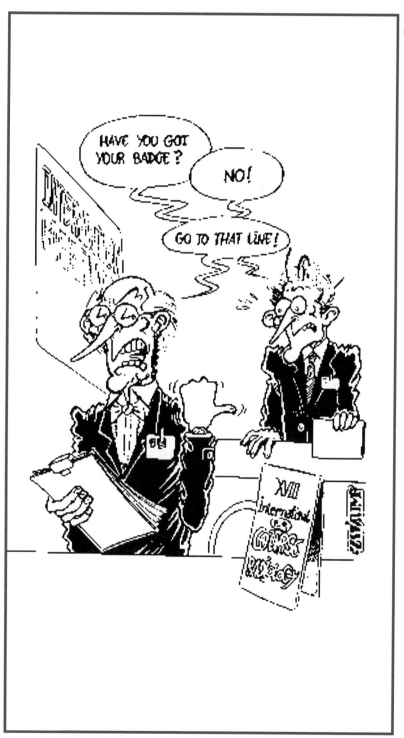

Capitolo 5

Partecipare a un congresso internazionale di cardiologia

Nelle pagine seguenti, ci dedicheremo ai congressi internazionali di cardiologia. Consigliamo a chi ha un livello di inglese medio-alto di leggerle rapidamente, mentre a chi ha un livello di inglese intermedio di soffermarsi con attenzione su questa sezione, in modo da acquisire familiarità con il gergo dei congressi internazionali e con quello dei teatri di conversazione più comuni come aeroporto, aereo, dogana, taxi, check-in dell'albergo e infine, la sede congressuale, luoghi che generalmente compongono l'itinerario di un cardiologo che partecipa a un congresso internazionale.

La maggior parte dei principianti non si reca da sola al suo primo congresso all'estero. All'inizio, questo è un sollievo poiché non si devono affrontare le difficoltà linguistiche da soli, ma comporta un importante svantaggio: la maggior parte degli specializzandi di cardiologia non madrelingua inglese ritorna al proprio paese di origine senza aver pronunciato una sola parola di inglese. Anche se può sembrare molto innaturale, parlare inglese con i vostri colleghi è l'unico modo per parlare inglese a un congresso, poiché parlerete con vostri connazionali per oltre il 90% del tempo. Quando si è in gruppo, diventa virtualmente impossibile fare questo semplice esercizio.

Viaggiare da soli è l'unico modo per parlare inglese durante un congresso cardiologico internazionale e per i cardiologi non di madrelingua inglese può essere il solo modo per mantenere attivo il proprio inglese durante l'anno. Non perdete questa eccellente opportunità di esercitare il vostro livello di inglese colloquiale e scientifico.

R. Ribes, S. Mejía. *Inglese per cardiologi.*
© Springer-Verlag Italia 2011

Il seguente aneddoto mostra il livello di insicurezza dei giovani cardiologi non di madrelingua inglese quando partecipano ai loro primi congressi internazionali. Era il mio primo *European Congress* a Vienna. Mentre attendevo al banco della registrazione che qualcuno mi consegnasse il materiale e la borsa del congresso, qualcuno mi ha chiesto "*Have you got your badge?*". Non sapendo cosa fosse un badge, ho risposto "*no*" poiché era improbabile che avessi con me qualcosa di cui non conoscevo nemmeno il nome. Così mi dissero in modo molto autoritario: "Si metta in quella fila" e andai in modo obbediente a mettermi in coda senza avere la minima idea del motivo per il quale dovessi farlo. Quella è stata la prima volta, ma non l'ultima, in cui mi sono dovuto mettere in fila senza conoscerne minimamente il motivo. Quando questo capita a voi e dovete tenere una lezione su – per esempio – le cardiomiopatie, il desiderio di tornare a casa è l'unica certezza che vi resta.

Non lasciate che la vostra mancanza di dimestichezza con l'inglese di uso quotidiano diminuisca la vostra capacità di fare una buona o anche una grande presentazione. L'inglese colloquiale e quello scientifico sono due mondi differenti e per avere successo con il secondo, dovete avere una buona conoscenza del primo.

Questo capitolo vi fornisce trucchi e frasi utili nell'itinerario abituale di un congresso internazionale: aeroporto, aereo, dogana, taxi, check-in dell'albergo e infine, la sede congressuale stessa. Se non riuscirete a superare gli ostacoli nella conversazione nelle situazioni che precedono il congresso stesso, non sarete in grado di arrivare alla sede congressuale e, se ci arriverete, non avrete molta voglia di fare la vostra presentazione.

La maggior parte degli oratori non di madrelingua inglese si rassegna a fare il proprio discorso e "sopravvivere", dimenticando che, se non ci si diverte facendo la propria presentazione, anche il pubblico non si divertirà. Si pensa che per tenere una relazione si debba essere madrelingua inglese. Noi non siamo d'accordo con quest'idea, poiché molti oratori non amano parlare nemmeno nella propria lingua e riteniamo che divertirsi nel tenere un discorso sia molto più legato alla personalità.

Organizzazione di viaggio e albergo

Aeroporto

Andare in aeroporto

> How can I get to the airport?
> How soon should we be at the airport before take-off?

Fare il check-in

> May I have your passport and flight tickets, please? Of course, here you are.
> Are you Mr. Macaya? Right, I am. How do you spell it? M-A-C-A-Y-A. (rehearse the spelling of your last name since if it is not an English one, you are going to be asked about its spelling many times).
> Here is your boarding pass. Your flight leaves from gate 14. Thank you.
> You are only allowed two carry-on items. You'll have to check in that larger bag.

Domande che un passeggero potrebbe fare

> I want to fly to London leaving this afternoon. Is there a direct flight? Is it via Amsterdam?
> Is it direct? *Yes, it is direct/ No, it has one stop.*
> Is there a layover? *Yes, you have a layover in Berlin.*
> How long is the layover? *About 1 hour.*
> Do I have to change planes? *Yes, you have to change planes at…*
> How much carry-on luggage am I allowed?
> What weight am I allowed?

> My luggage is overweight. How much more do I need to pay?
> Is a meal served? Yes, lunch will be served during the flight.
> What time does the plane to Boston leave?
> When does the next flight to Boston leave?
> Can I get onto the next flight?
> Can I change my flight schedule?
> What's the departure time?
> Is the plane on time?
> What's the arrival time?
> Will I be able to make my connection?
> I have misplaced my hand luggage. Where is Lost Property?
> How much is it to upgrade this ticket to first class?
> I want to change the return flight date from Atlanta to Madrid to September 28th.
> Is it possible to purchase an open ticket?
> I have missed my flight to New York. When does the next flight leave, please?
> Can I use the ticket I have, or do I need to pay for a new one?

Annuncio di cambiamenti su un volo

> Our flight to Vigo has been canceled because of snow.
> Our flight to Chicago has been delayed; however, all connecting flights can be made.
> Flight number 0112 to Paris has been canceled.
> Flight number 1145 has been moved to gate B15.
> Passengers for flight number 110 to London, please proceed to gate 7. Hurry up! Our flight has been called over the loudspeaker.

Al cancello d'imbarco

> We will begin boarding soon.
> We are now boarding passengers in rows 24 through 36.
> May I see your boarding card?

Arrivo

> Pick up your luggage at the terminal.
> Where can I find a luggage card?
> Where is the taxi rank?
> Where is the subway stop?
> Where is the way out?

Reclami su bagagli smarriti o danneggiati

> My luggage is missing.
> One of my bags seems to be missing.
> My luggage is damaged.
> One of my suitcases has been lost.

Ufficio di cambio

> Where is the Exchange Office?
> What is the rate for the Dollar?
> Could you change 1000 Euros into Dollars?

Controlli di dogana e immigrazione

> May I see your passport, please?
> Do you have your visa?
> What is your nationality?
> What is the purpose of your journey? The purpose of my journey is...
> How long do you plan on staying?
> Empty your pockets and put your wallet, keys, mobile phone and coins on this tray.

> Remove any metallic objects you are carrying and put them on this tray.
> Open your laptop.
> Take off your shoes. Put them in this tray too.
> Do you have anything to declare? No, I don't have anything to declare.
> Do you have anything to declare? No, I only have personal effects.
> Do you have anything to declare? Yes, I am a doctor and I'm carrying some surgical instruments.
> Do you have anything to declare? Yes, I have bought six bottles of whisky and four cartons of cigarettes in the duty-free shop.
> How much currency are you bringing into the country? I haven't got any foreign currency.
> Open your bag, please.
> I need to examine the contents of your bag.
> May I close my bag? Sure.
> Please place your suitcases on the table.
> What do you have in these parcels? Some presents for my wife and kid.
> How much duty do I have to pay?
> Where is the Exchange Office?

Durante il volo

Durante un volo normalmente si hanno poche occasioni di conversazione. Se siete a vostro agio con l'inglese, vi renderete conto di come la dimestichezza con la lingua possa influire in modo positivo sul vostro umore. Altrimenti, se vi serve un cuscino e non siete in grado di chiederlo, la vostra autostima si ridurrà, il collo vi farà male e non oserete chiedere nient'altro per tutto il resto del volo.

Durante il mio primo volo per gli stati Uniti non sapevo come chiedere un cuscino e cercavo di convincermi che in realtà non mi servisse. Quando poi ho guardato finalmente sulla guida, l'ho chiesto e la hostess mi ha portato il cuscino, mi sono addormentato felice e comodo.
Non lasciate che la mancanza di dimestichezza con la lingua vi rovini un volo altrimenti perfetto.

> Is there an aisle/window seat free? (I asked for one at the check-in and they told me I should ask onboard just in case there had been a cancellation).
> Excuse me, you are in my seat. Oh! Sorry, I didn't notice.
> Fasten your seat belt, please.
> Your life-jacket is under your seat.
> Smoking is not allowed during the flight.
> Please would you bring me a blanket/pillow?
> Is there a business class seat free?
> Can I upgrade to first class on board?
> Would you like a cup of tea/coffee/a glass of soda? A glass of soda, please.
> What would you prefer, chicken or beef/fish or meat? Beef/fish please.
> Is there a vegetarian menu?
> Stewardess, I'm feeling bad. Do you have anything for flight-sickness? Could you bring me another sick-bag, please?
> Stewardess, I have a headache. Do you have an aspirin?
> Stewardess, this gentleman is disturbing me.

In taxi (anche chiamato cab negli Stati Uniti)

Immaginate di prendere un taxi nella vostra città. Quante frasi scambiereste in condizioni normali, o anche in condizioni non convenzionali? Vi assicuro che con meno di due dozzine di frasi sareste in grado di risolvere oltre il 90% delle possibili situazioni.

Chiedere dove prendere un taxi

> Where is the nearest taxi rank?
> Where can I get a taxi?

Istruzioni di base

> Hi, take me downtown/to the Sheraton Hotel, please.
> Please, would you take me to the airport?
> It is rush hour; I don't go to the airport.
> Sorry, I am not on duty.
> It will cost you double fare to leave the city.
> I need to go to the Convention Center.
> Which way do you want me to take you, via Fifth or Seventh Avenue? Either one would be OK.
> Is there any surcharge to the airport?

Riguardo la velocità del taxi

> To downtown as quick as you can.
> Are you in a hurry? Yes, I'm in a hurry.
> I'm late; please hurry up!
> Slow down!
> Do you have to drive so fast? There is no need to hurry. I am not in a rush at all.

Chiedere di fermarsi e aspettare

> Stop at number 112, please.
> Which side of the street?
> Do you want me to drop you at the door?
> Pull over; I'll be back in a minute.
> Please, wait here a minute.
> Stop here.

Riguardo la temperatura sul taxi

> Would you please wind your window up? It's a bit cold.
> Could you turn the heat up/down/on/off?
> Could you turn the air conditioning on/off?
> Is the air conditioning/heating on?

Pagamento

> How much is it?
> How much do I owe you?
> Is the tip included?
> Do you have change for a twenty/fifty (dollar bill)? Sorry, I don't (have any change).
> Keep the change.
> Would you give me a receipt?
> I need a receipt, please.
> I think that is too expensive.
> They have never charged me this before. Give me a receipt, please. I think I'll make a complaint.
> Can I pay by credit card? *Sure, swipe your card here.*

In albergo

Registrazione

> *May I help you?*
> Hello, I have reserved a room under the name of Dr. Pichard.
> For how many people? Two, my wife and me.
> Do you need my ID?
> Do you need my credit card?
> How long will you be staying? We are staying for a week.
> You will have to wait until your room is ready.

> Here is your key.
> Enjoy your stay. Thank you.
> Is there anybody who can help me with my bags?
> Do you need a bellhop? Yes, please.
> I'll have someone bring your luggage up.

Preferenze

> Can you double-check that we have a double room with a view of the beach/city…?
> I would like a room at the front/at the rear.
> I would like the quietest room you have.
> I would like a non-smoking room.
> I would like a suite.
> How many beds? I want a double bed/a single bed.
> I asked for two single beds.
> I'd like a king-sized bed.
> I'd like a queen-sized bed.
> We will need a crib for the baby.
> Are all your rooms en suite? Yes, all of our rooms have a bath or shower.
> Is breakfast included?
> Does the hotel have parking? (British English: "car park").
> Do you have a parking lot/structure nearby? (British English: "car park").

Soggiorno

> Can you give me a wake-up call at seven each morning?
> There is no hot water. Would you please send someone to fix it?
> The TV is not working properly. Would you please send someone to fix it?
> The bathtub has no plug. Would you please send someone up with one?

> The people in the room next to mine are making a racket. Would you please tell them to keep it down?
> I want to change my room. It's too noisy.
> What time does breakfast start?
> How can I get to the city center?
> Can we change Euros into Dollars?
> Could you recommend a good restaurant near to the hotel?
> Could you recommend a good restaurant?
> Would you give me the number for room service?
> I will have a cheese omelette, a ham sandwich and an orange juice.
> Are there vending machines available?
> Do you have a fax machine available?
> Do you serve meals?
> Is there a pool/restaurant...?
> How do I get room service?
> Is there wireless/Internet connection?
> The sink is clogged.
> The toilet is running.
> The toilet is leaking.
> My toilet overflowed!
> The toilet doesn't flush.
> The bath is leaking.
> My bathroom is flooded.
> The bath faucets (British English: "taps") drip day and night.
> The water is rust-colored.
> The pipes are always banging.
> The water is too hot.
> The water is never hot enough.
> I don't have any hot water.

Checking out

> How much is it?
> Do you accept credit cards?
> Can I pay in Dollars/Euros?
> I'd like a receipt please.
> What time is checkout? Checkout is at 11 a.m.

> I would like to check out.
> Is there a penalty for late checkout?
> Please, would you have my luggage brought down?
> Would you please call me a taxi?
> How far is the nearest bus stop/subway station?

Lamentele

> Excuse me; there is a mistake on the receipt.
> I have had only one breakfast.
> I thought breakfast was included.
> I have been in a single room.
> Have you got a complaints book?
> Please would you give me my car keys?
> Is there anybody here who can help me with my luggage?

Esempio di congresso

Informazioni generali

Rivediamo alcune informazioni generali sul programma di un congresso, concentrandoci sui termini che potrebbero non essere conosciuti dai principianti.

Lingua

> *The official language of the course will be English.*

Abbigliamento

> Formal dress is required for the Opening Ceremony and for the Social Dinner. Casual wear is acceptable for all other events and occasions (although formal dress is customary for lecturers).

Esposizione commerciale

> ❭ Participants will have the opportunity to visit representatives from pharmaceutical, diagnostic and equipment companies, and publishers at their stands to discuss new developments and receive up-to-date product information.

Anche se la maggior parte dei partecipanti non parla con gli informatori scientifici per via dell'inglese incerto, tuttavia simili conversazioni sarebbero un buon modo per esercitarsi nell'inglese cardiologico e allo stesso tempo per ricevere informazioni aggiornate su apparecchiature e strumenti che si usano abitualmente nella pratica clinica quotidiana.

Interessi commerciali

> ❭ To avoid commercial bias, speakers have to report whether they have significant relationships with industry or not.

Per quanto riguarda le relazioni commerciali con le imprese, esistono tre tipi di relatori:
1. Relatori (congiunti/partner e organizzatori) che non hanno rapporti significativi con ditte.
2. Relatori che hanno dichiarato di aver ricevuto qualcosa "di valore" da una compagnia i cui prodotti sono correlati al contenuto delle loro presentazioni.
3. Relatori che non hanno fornito informazioni sui loro rapporti con le ditte.

Organizzazione

Nome e attuale professione dei relatori:

> ❭ Emilio R. Giuliani, M.D., Chair, Division of Cardiovascular Diseases, Mayo Clinic Scottsdale, Scottsdale, Arizona.

Con il termine "*Guest faculty*" si indicano quei relatori che non provengono dall'Istituto organizzatore del congresso stesso.

How to reach...

Arrivo con l'aereo

> ❯ The International Airport is situated about 25 kilometers outside the city. To reach the city center you can use the:
> ❯ City airport train. Every half-hour. Non-stop. 18 minutes from the airport direct to downtown and from downtown direct to the airport. Fare: single EUR 10; return EUR 18.
> ❯ Regional railway, line 6. Travel time: 36 minutes. Frequency: every 30 minutes. Fare: Single EUR 12; Return EUR 20. Get off at "Charles Square". From there use the underground line "U7" to "Park Street".
> ❯ Bus. International Airport to...Charles Square. Travel time: 25 minutes. Fare: EUR 8.
> ❯ Taxi. There is a taxi rank to the south of the arrival hall. A taxi to the city center costs around EUR 45 (depending on traffic).

Arrivo con il treno

> ❯ For detailed information about the timetable you can call...
> ❯ At the railway station you can use the underground to reach the city.
> ❯ Congress venue (where the course is to be held, e.g., hotel, university, convention center...):
> Continental Hotel
> 32 Park Street, 23089...
> Phone:.../Fax:...
> E-mail: continentalhotel@hhs.com
> ❯ To reach the venue from the city center (Charles Square) take the U1 underground line (green). Leave the train at Park Street and take the exit marked Continental Hotel. Travelling time: approximately 10 minutes.

Argomenti finanziari

> The common European currency is the Euro.

Tempo

> The weather in… December is usually cold with occasional snow. The daytime temperatures normally range from - 5o to +5oC.

Registrazione

Generalmente i partecipanti si iscrivono ai congressi in anticipo e non è pertanto necessario iscriversi al banco delle registrazioni. Tuttavia, nel caso in cui vi doveste iscrivere direttamente al congresso, vi suggeriamo alcune delle frasi più usate in tale occasione:

Cardiologo:	May I have a registration form, please?
Addetto al congresso:	*Do you want me to fill it out (UK fill it in) for you?*
	Are you a cardiologist?
	Are you an ESC member?
	Are you attending the full course?
Specializzando/tecnico in cardiologia:	No. I'm a cardiology resident.
Addetto al congresso:	*Can I see your chairpersons's confirmation letter?*
Specializzando/tecnico in cardiologia:	I was told it was faxed last week.
Cardiologo:	Would you check that, please?
	I'll pay by cash/credit card.
	Charge it to my credit card.
	Would you make out an invoice?
Addetto al congresso:	*Do you need an invoice?*
	Do you want me to draw up an invoice?
Cardiologo:	Where should I get my badge?
Addetto al congresso:	*Join that line.*

Costi di registrazione e scadenze:

	Until 1 September 2005	Until 13 November 2006	After 13 November 2006
Full fee member	€230.-	€330.-	€450.-
Full fee non-member	€420.-	€540.-	€650.-
Resident member*	€150.-	€190.-	€260.-
Resident non-member*	€250.-	€310.-	€440.-
Radiographer*	€100.-	€140.-	€180.-
Hospital administrator*	€100.-	€140.-	€180.-
Single-day ticket	On-site only	On-site only	€240.-
Single half-day ticket	On-site only	On-site only	€80.-
(Tuesday only) Weekend ticket	On-site only	On-site only	€360.-
(Saturday 07:00 to Sunday 18:00) Industry day ticket	On-site only	On-site only	€90.-
Student**	On-site only	On-site only	Free of charge!
Radiographer			€120.-
Full fee member			€180.-
Full fee non-member			€300.-

Programma del congresso

L'idea fondamentale è che, quando partecipate a un congresso internazionale, dovete immaginare in anticipo quelle situazioni che si verificheranno inevitabilmente e così potrete ridurre al minimo le situazioni imbarazzanti che vi coglierebbero impreparati. Se solo avessi cercato (a casa!) il significato della parola "badge", non sarei stato colto di sorpresa al mio primo congresso all'estero. Sono poche le parole, le frasi fatte e le sedi che devono essere conosciute nell'ambiente dei corsi cardiologici e possiamo assicurarvi che conoscerle prima vi darà la sicurezza necessaria a rendere la vostra partecipazione al congresso stesso un successo personale.

Il primo consiglio è: leggete attentamente il programma del congresso e controllate sul dizionario o chiedete a colleghi più esperti il significato di parole e concetti che non conoscete. Poiché il programma è disponibile prima dell'inizio del congresso, leggetelo a casa; non avrete bisogno di leggere il programma scientifico in sede di congresso.

"*Adjourn*" è uno di quei termini tipici dei programmi con cui uno diventa familiare una volta che la sessione diventa "*adjourned*". Anche se molti potrebbero pensare che la maggior parte dei termini saranno integrati e resi comprensibili dal contesto, la nostra intenzione è quella di analizzare quei termini "neutri" che potrebbero impedirvi di ottimizzare il vostro tempo al congresso.

Nella Tabella 5.1 è riportato un esempio di programma di congresso.

- *Main sessions:* sono le sessioni in cui esperti rinomati presentano le revisioni all'avanguardia su cardiologia clinica, ricerca cardiovascolare di base e clinica ed epidemiologia, con una prospettiva per la pratica clinica odierna.

- *Symposia:* permettono di approfondire discussioni sui recenti sviluppi nei vari settori delle discipline di base, dell'epidemiologia e della cardiologia clinica.

- *Debates:* forniscono una discussione vivace e però equilibrata su questioni controverse.

- *How-to:* sessions danno un'opportunità unica per un'intensa interazione tra un pubblico ristretto e due o tre esperti, nei vari settori della cardiologia clinica.

- *Clinical seminars:* sono programmati per mettere in evidenza ciò che ogni clinico dovrebbe conoscere su specifici argomenti delle subspecialità.

- *Basic science track:* è una serie di sessioni focalizzate sulla scienza di base, collegata alla malattia cardiovascolare. Rinomati scienziati esaminano la biologia vascolare, molecolare, e le altre aree della scienza di base, collegate alla fisiologia e alla fisiopatologia del sistema cardiovascolare. Queste sessioni saranno particolarmente interessanti per gli scienziati di base, ma anche per i clinici interessati alla scienza di base.

- *Meet the experts:* sono sessioni di un'ora, all'ora di pranzo, che si focalizzano sulla gestione delle malattie cardiovascolari nella pratica clinica quotidiana. Ogni sessione è costituita dalla presentazione di due casi clinici, discussi da una giuria di esperti con riferimento alle attuali linee guida ESC.

- *Read with the experts:* da non perdere queste discussioni sui casi pratici fatte da esperti che saranno in grado di spiegare difficoltà, rischi e limitazioni delle nuove tecniche. Queste sessioni avranno luogo durante il coffee break.

- *Science hot line*: questa sessione permette la sottomissione di lavori sperimentali appena ultimati ("late breaking trials") tipicamente presentati in prima assoluta.

- *Bench-to-bedside:* sessioni che presentano nuove evidenze scientifiche con implicazioni cliniche emergenti dedicate agli scienziati di base e ai clinici.

- *FOCUS cardiology practice:* queste sessioni sono orientate alle necessità dei cardiologi pratici, focalizzandosi sul processo decisionale clinico rivolto al paziente. Clinici esperti presenteranno casi e discuteranno con l'uditorio opzioni diagnostiche e terapeutiche, in modo interattivo. L'applicazione delle linee guida e della gestione ottimale del paziente, basata su osservazioni cliniche, esami di laboratorio, ecocardiografia, elettrofisiologia, angiografia e altre ricerche sono criticamente esaminate.

- *FOCUS imaging intervention:* le sessioni FOCUS imaging intervention riguardano i problemi attuali e i nuovi sviluppi basati sull'interventistica e sugli interventi chirurgici, così come procedure diagnostiche non invasive. Gli esperti dimostreranno queste tecniche dal vivo e una giuria valuterà le loro indicazioni e il loro utilizzo nella cura quotidiana del paziente. Queste sessioni integrano ausili audiovisivi avanzati e l'interazione con il pubblico sarà stimolata utilizzando un meccanismo di voto.

Tabella 5.1 Programma del congresso

	8:30	10:30	12:15	14:00	16:00
Dec 4	Special focus session Categorical courses Refresher courses	State-of-the-art Scientific sessions Workshops Satellite symposium	Opening ceremony Inauguration lecture	Scientific sessions Satellite symposium	Special focus session Categorical courses Refresher courses Adjourn
Dec 5	Special focus session Categorical courses Refresher courses	... meets Italy Workshops	Honorary lecture	Scientific sessions Workshops	Special focus sessions Categorical courses Refresher courses Adjourn
Dec 6	Special focus session Categorical courses Refresher courses	... meets Hungary Workshops Satellite symposium	Honorary lecture	Image interpretation session	Special focus sessions Categorical courses Refresher courses Adjourn
Dec 7	Special focus session Categorical courses Refresher courses	State-of-the-art Workshops Scientific sessions	Honorary lecture	... meets Japan Scientific sessions	Special focus sessions Categorical courses Refresher courses Adjourn
Dec 8	Special focus session Categorical courses Refresher courses	Workshops Scientific sessions	Closing ceremony		

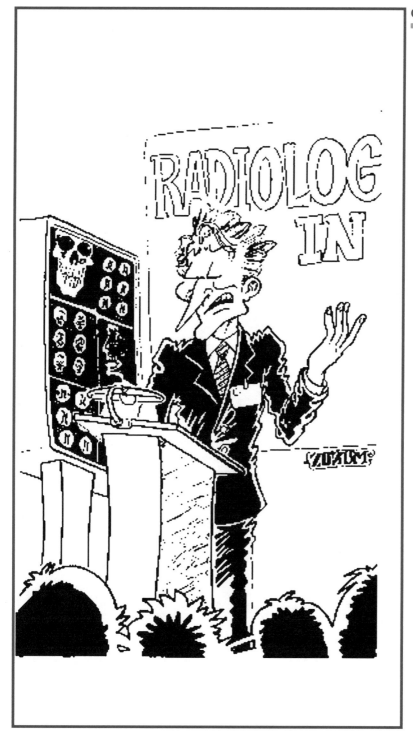

Capitolo 6

Tenere un discorso cardiologico

I congressi cardiologici internazionali rappresentano un mondo a parte. In questo universo gli invitati e gli oratori provengono da Paesi diversi con differenti culture e pertanto hanno abitudini che si diversificano sia in termini di comportamento sia nel modo di comunicare durante le presentazioni. Tuttavia, la maggioranza degli oratori mette da parte, almeno parzialmente, la propria identità culturale e cerca di adeguarsi allo stile dei congressi medici internazionali. La standardizzazione fa parte della globalizzazione cui stiamo tutti assistendo.

La lingua più parlata al mondo non è il cinese, l'inglese o lo spagnolo, ma il nuovo fenomeno di "inglese stentato". Questa lingua nasce dal tentativo di semplificare l'inglese stesso, al fine di renderlo il più naturale e comprensibile possibile, limando espressioni colloquiali, dialettali, o ancora ogni altra fonte di confusione linguistica.
In questo nuovo universo, i professionisti della sanità si trovano a dover fare uno sforzo cosciente per adattarsi a queste regole esplicite e implicite. Alcune di queste regole saranno discusse nei prossimi paragrafi.

Con la lettura di questo capitolo, non solo sarete in grado di migliorare le vostre presentazioni, vi sentirete a vostro agio durante la comunicazione, ma potreste anche essere in grado di trasmettere il vostro messaggio e, magari, il tutto potrebbe essere piacevole anche per voi, nonostante abbiate dovuto parlare durante il cosiddetto "graveyard slot" (ovvero la prima presentazione dopo pranzo, quando la maggior parte dell'uditorio sarà affetta da sonnolenza post-prandiale e molto probabilmente non udirete altri rumori che il russare generale).

R. Ribes, S. Mejía. *Inglese per cardiologi.*
© Springer-Verlag Italia 2011

Cosa fare e cosa non fare

Il tempo e la tempistica sono fattori strettamente correlati alla cultura ed alle abitudini. Infatti, un inizio dei lavori alle otto del mattino in America Latina potrebbe sembrare troppo "precoce", mentre sarebbe interpretato come un orario perfettamente adeguato nel Nord Europa o negli Stati Uniti. Inoltre, il giorno è diviso in modo diverso nelle varie parti del mondo... e nel nostro universo cardiologico. Pertanto durante un congresso medico internazionale il giorno viene diviso secondo la seguente tabella di marcia:

- mattina: dall'inizio fino alle 12.
- pomeriggio: dalle 12.01 alle 17.00 o 18.00.
- sera: dalle 18 a mezzanotte.

Ricordatevi di seguire questi consigli nel salutare:

- *Good morning*: dall'inizio fino alle 12.
- *Good afternoon*: dalle 12.01 in poi, anche se il vostro metabolismo è lungi dal sentirsi "nella fascia pomeridiana" nonostante sia passata la vostra ora abituale di pranzo e vi urla *"good morning"*.
- *Good evening*: dalle 18 in poi. Se doveste fare una presentazione, un discorso o un brindisi alle 22, fate attenzione a non esordire mai con *"good night"*; tale espressione dovrebbe, infatti, essere usata solo nell'augurare buona notte prima di andare a dormire e non dovrebbe pertanto essere utilizzata in pubbliche occasioni.

Quando si fa una presentazione, c'è sempre un limite di tempo. So bene, anche per esperienza personale, come sia difficile condensare in soli 20 minuti le nostre conoscenze sull'argomento su cui abbiamo dedicato il nostro lavoro negli ultimi anni. Per superare questo limite, ci sono alcune tattiche come ad esempio parlare alla massima velocità con cui la lingua riesce a muoversi, concludere il discorso in soli 5 minuti, e spendere i rimanenti 15 a fissare l'uditorio. I medici americani, inglesi e australiani sono spesso oratori molto fluenti (lo sappiamo, lo sappiamo...stanno parlando nella loro lingua). Tuttavia, ricordatevi che mostrare e commentare cinque diapositive al minuto e parlare più velocemente di quanto anche un registratore digitale sia in grado di registrare può non essere il modo migliore per trasmettere il messaggio. Pertanto seguite alcune semplici regole:

- Non parlate troppo velocemente o troppo lentamente.
- Non dite "mi dispiace per questa diapositiva". Siete voi a scegliere le diapositive da presentare, eliminate quelle di cui vi scuserete.

- Riassumete la vostra presentazione e provate a vedere quanto tempo vi serve per rendere la vostra presentazione più chiara possibile.

Talvolta i relatori tendono a fornire troppi dati e dettagli minuziosi nelle loro presentazioni. Le introduzioni spesso sono sature di informazioni che risultano di scarsa rilevanza per un uditorio internazionale (ad esempio, il nome, la data e i codici di leggi locali, provinciali, regionali o nazionali che regolano gli standard cardiologici nel loro istituto; o anche le informazioni di base sui principali investigatori di un trial incluso l'anno di laurea e il numero di scarpe... o una storia dettagliata dell'edificio del sedicesimo secolo che ospita l'ospedale con i successivi restauri cui è stato sottoposto; ecc.). In tali situazioni, forniti tutti questi dettagli, la presentazione avrà superato la fase introduttiva, ma comunque, il tempo a vostra disposizione sarà già terminato ed al moderatore non resterà che esibirsi in gesti disperati verso il relatore. Ecco ancora qualche suggerimento:

- Reggete il puntatore laser con entrambe le mani.
  Il miglior modo di evitare che il pointer tremi è quello di afferrarlo con entrambe le mani e tenerle sul leggio. Se questo non funziona, vi consigliamo di usare il mouse, almeno il vostro tremolio sarà confinato a un solo piano, anziché avere un puntatore laser che trema nelle tre dimensioni.

- Usate un puntatore o il mouse del computer.
  Anche se può sembrare incredibile, sono stato a una conferenza durante la quale il relatore piuttosto che usare il puntatore laser, cercava di indirizzare l'occhio attento dell'uditorio sulle immagini, utilizzando un giornale piegato. Inutile dire che l'unica persona che potesse vedere i dettagli indicati era lui stesso.

- Strutturate la vostra presentazione in modo da trasmettere pochi ma chiari messaggi, piuttosto che una pletora di informazioni non tutte particolarmente rilevanti che nessuno ha la possibilità di memorizzare.

- Non leggete le diapositive, ma cercate di spiegare alcuni concetti base nel modo più chiaro possibile.

Molti medici con un livello intermedio di inglese parlato potrebbero non approvare quest'ultimo punto, dal momento che si potrebbero sentire maggiormente a loro agio leggendo la presentazione. Tuttavia leggere è la meno naturale delle forme di comunicazione; vi incoraggiamo, pertan-

to, a presentare il vostro lavoro evitando di leggere. Anche se ciò dovesse richiedere una preparazione più intensa, il discorso sarà più scorrevole ed il risultato – perché no? – addirittura brillante. Molti medici stranieri si rassegnano ad esprimersi in modo appena accettabile, rifiutando
esplicitamente la possibilità di esporre una presentazione dello stesso
livello che riuscirebbero a raggiungere nella loro madre-lingua. Non
rifiutate la possibilità di essere brillanti almeno quanto lo sareste nella
vostra lingua; l'unica differenza è nel numero di prove che vi serviranno
per ottenere risultati eccezionali. Prove accurate possono darvi risultati
incredibili; non arrendetevi anzitempo.

- Non leggete la vostra presentazione dagli appunti.
  Leggere da un testo scritto è, se possibile, ancora peggio che leggere
  le diapositive. Ho assistito a veri disastri di relatori che tentavano,
  senza alcun successo, di coordinare foglietti scritti e diapositive. Il
  rumore delle pagine sfogliate era insopportabile e la faccia del relatore sull'orlo di una crisi di nervi impediva al pubblico di ascoltare la
  presentazione stessa.

- Divertitevi.
  Quando fate la vostra presentazione rilassatevi; nessuno conosce più
  di voi il tema specifico che state presentando. L'unico modo di far sì
  che la gente apprezzi la vostra presentazione è quello di apprezzarla
  voi stessi. Dovete solo comunicare, non esibirvi; essere un bravo
  ricercatore o un clinico competente non è la stessa cosa che essere un
  comico o una modella. Ciò tuttavia non vuol dire che possiamo per-
  metterci di ignorare le nostre abilità nelle presentazioni, soprattutto se
  volete che la maggior parte dei vostri colleghi siano ancora svegli alla
  fine della relazione!

- Cercate di superare la paura da palcoscenico e concentratevi sulla
  comunicazione.
  Deve esserci qualcuno là fuori interessato a quello che avete da dire…
  che sia per lodarlo o farlo a pezzi, questo non importa.

- Evitate qualsiasi cosa che vi possa rendere nervosi durante la presentazione.
  Un consiglio che posso sicuramente darvi è quello di togliere tutte le
  chiavi, monete e altri oggetti metallici dalle vostre tasche, in modo
  che non siate tentati di giocherellarci – riuscireste a produrre un suono
  veramente irritante che abbiamo tutti imparato a odiare.

- Mettete il cellulare (UK: mobile phone; USA: cell phone) e cercaper-sone in modalità silenziosa.
  L'unica cosa più imbarazzante del cellulare di qualcuno del pubblico che interrompe il vostro discorso è senza dubbio il vostro stesso cellulare che suona a metà della vostra presentazione.

- Fate in modo che le vostre battute possano essere capite da un pubblico internazionale.

La creatività e lo humour sono sempre apprezzati in una sala conferenze... naturalmente se sono appropriati e capiti! Sappiamo bene che l'umorismo è un fattore culturale, come il tempo, le cravatte, le preferenze alimentari, ecc. La maggior parte dei relatori americani iniziano i loro discorsi con una battuta che spesso non viene capita da gran parte dell'uditorio europeo, nemmeno dagli irlandesi o dai britannici. Un relatore britannico potrebbe farvi, quando meno ve lo aspettereste, un commento sarcastico probabilmente con lo stesso tono con cui parlerebbe del tasso di mortalità del proprio reparto, mentre un medico non anglosassone potrebbe provare a raccontare una lunga battuta in inglese basata su un gioco di parole nella sua lingua d'origine, che ovviamente non funziona in inglese, e probabilmente riguarderà religione, sport e/o sesso. Vi suggeriamo come regola generale di evitare battute su religione e sesso nei discorsi pubblici.

Frasi utili per i discorsi cardiologici

Introdurre la presentazione

> Good afternoon. It is an honour to have the opportunity to speak to you about...
> Good afternoon. Thank you for your kind introduction. It is my pleasure to speak to you about an area of great interest to me.
> In the next few minutes I'll talk about...
> The topic I'll cover this afternoon is...
> In the next 20 minutes I'll show you...
> In my talk on diastolic function, I want to share with you all our experience on...

> Thank you for sticking around (informal way of addressing the last talk attendees).
> I'd like to thank Dr. Leon for his kind invitation.
> Thank you Dr. Pichard for inviting me to attend this course.
> Thank you Dr. Nieminem. It is a great honour to be here talking about...
> On behalf of my colleagues and assistants, I want to thank Dr. Palacios for his kind invitation.
> I'd like to welcome you to this course on...(to be said in the first talk of the course if you are a member of the organizing committee).
> Today, I want to talk to you about...
> Now, allow me to introduce...
> What I want to talk about this morning is...
> During the next few minutes, I'd like to draw your attention to...
> First of all, let me summarize the contents of my lecture on...
> Let's begin by looking at these 3D images of the heart...

Commentare immagini, grafici, tabelle, schemi, ecc.

> As you can see in the image on your right...
> As you will see in the next table...
> As we saw in the previous slide...
> The next image shows...
> The next image allows us to...
> In the bottom left image we can see...
> What do we have to look at here?
> What do we have to bear in mind with regard to this artefact?
> Notice how the lesion is...
> Bear in mind that this image was obtained in less than 10 seconds...
> Let's look at this schematic representation of the mitral valve.
> As you can see in this CT image...
> Let us have a look at this schematic diagram of the mitral valve.
> Looking at this table, you can see...
> Having a look at this bar chart, we could conclude that...
> To sum up, let's look at this diagram...
> The image on your right...

> The image at the top of the screen shows...
> Let's turn to the next slide in which the lesion, after balloon dilatation, becomes clearly irregular.
> Figure 3 brings out the importance of...
> As can be observed in this MR image...
> I apologize that the faint area of sclerosis in the aortic valve *does not project well*. (When a subtle finding is difficult to see on a projected image, it is said that *it does not project well*).
> On the left of the screen is an IVUS image at the level of the deployed stent. On the right of the screen there is another image, showing complete apposition of stent's struts after complete expansion.

Riassumere

> To sum up we can say that...
> In summary, we have discussed...
> To conclude...
> Summing up, I would say that...
> The take-home lesson of the talk is...
> To put it in a nutshell...
> To cut a long story short...
> In short,...
> To put it briefly...
> Be that as it may, we have to bear in mind that...
> If there is one point I hope you will take away from this presentation, it is that...
> CT has proven to be very useful in the non-invasive assessment of coronary arteries by providing additional information during image interpretation.
> Cardiac MRI is a powerful technique that yields valuable diagnostic information.
> The rate of growth and distribution of cardiac CT will depend on investing in technology, training and collaboration.
> MRI may be helpful in the management of... if sonography is inconclusive.
> Virtual angiography is the most modern technique for the assessment of...

Concludere

> Thank you for your kind attention.
> Thank you all for sticking around until the very last talk of the session.
> Thank you all.
> Thank you very much for your time; you have been a most gracious audience.
> Thank you for your attention. I would be happy to entertain any questions.
> Thank you for your time. I would be happy to address any questions.
> This is all we have time for, so thank you and have a good time in London.
> Let me finish my presentation by saying that…
> We can say to conclude that…
> Let me end by wishing you a pleasant stay in our city.
> I'd be happy to answer any question you might have.
> I'd be happy to address your comments and questions.
> Ignore lesions less than 4 mm in your reports.

La terribile sezione dedicata ai commenti e alle domande

Molti principianti sicuramente non esiterebbero a fare una comunicazione libera durante un congresso internazionale se non fosse seguita da una breve sezione di domande.

Il seguente aneddoto può mostrare i sentimenti di molti cardiologi non di madrelingua inglese alle prese con le loro prime presentazioni in inglese. Dopo una breve comunicazione libera, condotta a termine per altro con discreto successo per un principiante, sul follow-up RM dell'operazione di Ross (la sostituzione della valvola aortica del paziente con la sua valvola polmonare e la sostituzione di quest'ultima con una protesi), stavo aspettando, come un coniglio che fissa un serpente, il giro di domande che inevitabilmente avrebbe seguito la mia presentazione.
Sull'orlo di una crisi di nervi, ho sentito un cardiologo inglese farmi una domanda che riuscivo a malapena a capire. Gli ho detto *"Would you please repeat your question?"* e lui, obbediente, ha ripetuto la domanda con

le stesse esatte parole e il medesimo tono con cui l'aveva formulata prima. Poiché continuavo a non capire, il moderatore l'ha tradotta in un inglese più internazionale e comprensibile e sono finalmente riuscito a rispondere. Questa è stata l'unica domanda che mi hanno fatto poiché il tempo era finito e non c'era spazio per altri commenti.

Pensiamo a questo aneddoto in modo positivo considerando i seguenti punti che ci porteranno ad alcuni consigli:
1. Non scoraggiatevi. Nessuno vi ha detto che gli inizi sono facili.
2. Le domande e i commenti da parte di madrelingua inglese tendono a essere più difficili da comprendere.
3. Ci sono diverse tipologie di interlocutori e dovete pertanto conoscere le caratteristiche di ogni carattere.
4. Non lamentatevi se l'interlocutore fa esattamente quello che gli avete chiesto.
5. I moderatori possono sempre aiutarvi.
6. Il tempo è limitato e potete sfruttare questo a vostro vantaggio.

Questi punti portano ad alcuni consigli:
1. Allora non sapevo che il peggio doveva ancora venire. Ho passato l'intera mattina a ripensare alla scena più e più volte. "Come posso aver rovinato in questo modo tante ore di ricerca e studio?" Pensavo anche che la gente mi avrebbe riconosciuto come "quello che non aveva capito una semplice domanda".
Pensiamo per un momento a come è andata la prima volta che avete fatto qualcosa nella vostra vita, ad esempio, la prima volta che avete impugnato una racchetta da tennis o una mazza da golf. Rispetto a quello, non era così male.

2. Quando il cardiologo che chiede la parola non è di madrelingua inglese, potete tirare un sospiro di sollievo perché parlerete con qualcuno uguale a voi dal punto di vista linguistico, uno che ha speso molte ore a lottare per imparare una lingua diversa dalla sua. D'altro canto, quando parlate con un interlocutore inglese, potete trovarvi di fronte a due tipologie di soggetti:
   - Il *Tipo A* è un collega che non sfrutta il fatto di essere di madrelingua e riduce la sua normale velocità del discorso, in modo che possiate capire la domanda e quindi trasmettere al pubblico quello che avete da dire.
   - Il *Tipo B* è un collega che non fa alcuna distinzione tra relatori di madrelingua e non. Non è necessario sottolineare che ho incontrato un tipo B nella mia prima presentazione internazionale.

3. Tipi di interlocutori:
   - *Tipo 1*: l'interlocutore che vuole conoscere un particolare della vostra presentazione. Questi interlocutori sono facilmente gestibili semplicemente rispondendo alle loro domande.
   〉 Question: What diameters do you measure in the aortic root?
   〉 Answer: Annulus, Valsalva sinuses, and sinotubular junction.
   - *Tipo 2*: l'interlocutore che vuole mostrare al pubblico la sua conoscenza approfondita dell'argomento che viene discusso. Questi interlocutori sono abbastanza facili da gestire in quanto non formulano domande, ma fanno commenti. Le risposte tendono a essere più brevi delle domande o dei commenti e il tempo, il cui passare gioca a favore del principiante se non sta parlando, scorre, non lasciando così spazio ad altre temibili domande.
   〉 I do agree with your comments.
   〉 We are planning to include this point in your next paper on...
   - *Tipo 3*: l'interlocutore che è in forte disaccordo con voi. Questo è ovviamente il tipo di interlocutore più difficile da affrontare soprattutto per un principiante a causa delle lacune linguistiche. L'unico consiglio è difendere la vostra posizione con umiltà e non sfidare l'interlocutore.
   〉 I will consider your suggestion on...
   〉 This is a work in progress and we will consider including your suggestions...

4. Se io chiedessi al mio interlocutore di ripetere la domanda più lentamente e con parole differenti, sarebbe moralmente costretto a fare ciò. Purtroppo i principianti mancano di questo tipo di modestia e fingono di essere migliori di quanto realmente siano e di sapere più di quanto realmente sappiano, il che è per definizione un errore.
   〉 I don't understand your question. Would you please reformulate your question in a different way, please?

5. Quando sentite di aver bisogno di sostegno, chiedete aiuto al moderatore.
   〉 Dr. Ramee (chairman) I'm not sure I've understood the question. Would you please formulate it in a different way?

6. Nella peggiore delle ipotesi tuttavia sarà solo un breve momento di stress. Non lasciate pertanto che un periodo così breve possa ostacolare una carriera potenzialmente di successo nella cardiologia internazionale.

Frasi che possono aiutare

Studiate queste frasi che possono aiutarvi a uscire da una situazione difficile ed a ridurre al minimo la vostra paura della sezione delle domande e dei commenti:

Making your point

> › Let me point out that murmur intensity is paramount in order to differentiate...
> › You must bear in mind that this 3D reconstruction was obtained...
> › If you look closely at this atrial septal defect, then you will realize...
> › If you want to draw your attention to the fact that...
> › Don't forget the importance of anticoagulation in...
> › Before I move on my next slide...
> › In view of the upcoming publication of...
> › From a cardiological point of view...
> › As far as trackability is concerned...
> › The bottom line of the subject is...

Dare spiegazioni

> › To put it in another way, chemical shift artifact was responsible for...
> › Taking into consideration that the cardioversion was done under conscious sedation...
> › In a bit more detail, you can notice that...
> › This fact can be explained taking into account that...
> › EKG tracing was poor since the patient could not hold his breath.
> › Although double antiplatelet regime was well tolerated by most patients...
> › In short, you may need larger balloons in Scandinavian patients.
> › What I'm saying is that sudden death is related to abnormal growth of myocardial tissue.

> We did not administer pain killers because the patient refused it.
> We performed a normal echocardiography because the patient suffered from esophageal stenosis.

Rispondere a più domande

> There are two different questions here.
> It seems there are three questions here.
> It is my understanding that there are two questions to be addressed here.
> Regarding your second question,...
> As far as your first question is concerned,...
> Answering your first question, I should say that...
> I'll begin with your second question.
> Let me address your last question first.
> I'll address your last question first and then the rest of them.
> Would you please repeat your second question?
> I didn't understand your first question. Would you repeat it?

Essere in disaccordo

> With all due respect, I believe that there is no evidence of...
> To the best of our knowledge no article has been published on this topic.
> With all respect, I think that your point overlooks the main aspect of...
> Yours is an interesting point of view, but I'm not sure of its...
> I see it from a different point of view.
> With all respect, I don't go along with you on...
> I think that the importance of... cannot be denied.
> I strongly disagree with your comment on...
> I disagree with your point.
> I don't see a valid argument for supporting such a comment.

Sottolineare un punto

> I do believe that...
> I strongly agree with Dr. Garland's comment on...
> It is of paramount importance...
> It is a crucial fact that...
> And this fact cannot be overlooked.
> I'd like to stress the importance of...
> Don't underestimate the role of...
> The use of Flecainide in this case is of the utmost importance.
> With regard to..., you must always bear in mind that...
> It is well known that...

Incomprensione

> I am not sure I understood your question...
> Sorry, I don't quite follow you.
> Would you repeat the question, please?
> Would you repeat the second part of your question, please?
> I'm afraid I still don't understand.
> Could you be a bit more specific with regard to...?
> What do you mean by...?
> Could you repeat your question? I couldn't hear you.
> Could you formulate your question in a different way?
> I'm not sure I understand your final question.

Far passare il tempo

> I am not sure I understood your question. Would you repeat it?
> I don't understand your questions. Would you formulate it in a different way?
> That's a very interesting question...
> I wonder if you could be a bit more specific about...

> ❭ I'm glad you asked that question.
> ❭ Your question is of the utmost importance, but I'm afraid it is beyond the scope of our paper...
> ❭ What aspect of the problem are you referring to by saying...

Evitare un argomento

> ❭ I'm afraid I'm not really in a position to be able to address your question yet.
> ❭ We'll come back to that in a minute, if you don't mind.
> ❭ I don't think we have enough time to discuss your comments in depth.
> ❭ It would take extremely long time to answer that.
> ❭ I will address your question in my second talk, if you don't mind.
> ❭ At my institution, we do not have experience on...
> ❭ At our department, we do not perform...
> ❭ Perhaps we could return to that at the end of the session.
> ❭ We'll probably address your question in further papers on the subject.
> ❭ I have no experience...

Problemi tecnici

> ❭ May I have another laser pointer?
> ❭ Does anyone in the audience have a pointer?
> ❭ Video images are not running properly. In the meantime I'd like to comment on...
> ❭ My microphone is not working properly. May I have it fixed?
> ❭ My microphone is not working properly. May I use yours?
> ❭ Can you hear me?
> ❭ Can the rows at the back hear me?
> ❭ Can you guys at the back see the screen?
> ❭ Can we turn off the light please?

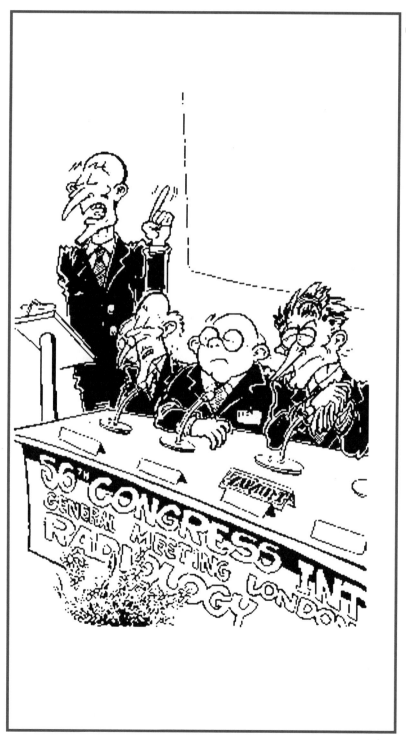

Capitolo 7

Moderare una sessione cardiologica

La possibilità di moderare sessioni di congressi internazionali, generalmente, si presenta una volta acquisito un adeguato livello di competenze nel corso della propria carriera accademica. Il raggiungimento di tale traguardo prevede inevitabilmente la sottomissione di numerosi articoli e che siano già state sostenute molte presentazioni; è, pertanto, plausibile che il livello di inglese scientifico posseduto dal lettore sia superiore a quello del destinatario "tipo" di questo manuale.

Perché, dunque, includiamo un capitolo su come moderare una sessione? Al contrario di quanto si possa pensare, anche i moderatori più esperti possono trovarsi di fronte a situazioni difficili o addirittura imbarazzanti da dover gestire.

Agli occhi di chi non ha mai moderato una sessione, infatti, il moderatore potrebbe apparire come la sola persona libera dall'onere di preparare una presentazione ed il cui ruolo sarebbe limitato unicamente all'impiego di frasi semplici come: "thank you Dr. Smith, for your interesting presentation" oppure "the next speaker will be Dr. Spurek who comes from . . .".

Fare il moderatore, invece, vuol dire molto di più. Innanzitutto il moderatore non deve preparare una singola presentazione, ma deve studiare attentamente tutto il materiale di recente pubblicazione sull'argomento in discussione. In più, il moderatore deve rivedere tutti gli abstract ed è tenuto a preparare interventi e domande per sopperire alla platea, qualora quest'ultima non ne avesse.

Abbiamo diviso questo capitolo in quattro paragrafi principali:
1. Tipici commenti da moderatore
2. Il moderatore dovrebbe fare domande?
3. Cosa dovrebbe dire il moderatore quando qualcosa va storto?
4. Commenti specifici di un moderatore cardiologo.

R. Ribes, S. Mejía. *Inglese per cardiologi.*
© Springer-Verlag Italia 2011

Tipici commenti da moderatore

Tutti coloro che hanno partecipato a un congresso internazionale conoscono le tipiche frasi che i moderatori usano per introdurre la sessione. Alcune espressioni chiave sono indispensabili per garantire fluidità alla moderazione. La buona notizia è che se si conoscono tali espressioni e, soprattutto, le si utilizza in modo appropriato, moderare una sessione diventa realmente semplice. La cattiva notizia è che, se in caso contrario non si dovessero conoscere, un compito tecnicamente semplice potrebbe trasformarsi in una situazione imbarazzante. C'è sempre una prima volta per tutto, e se questa è la prima volta che siete invitati a moderare una sessione, ripassate alcune di queste frasi e vi troverete a vostro agio. Accettate un consiglio da amico: riuscirete ad apparire spontanei solo se avrete provato e riprovato, con lungo anticipo, la vostra "spontaneità".

Introdurre la sessione

Vi suggeriamo questi utili commenti per introdurre la sessione:

> Our first speaker is Dr. Spurek from Xanit International Hospital in Málaga, Spain, who will present the paper "Left Ventricular Diastolic Filling Pattern in Patients with Dilated Cardiomyopathy."

I seguenti oratori sono introdotti quasi nella stessa maniera attraverso frasi quali:

> Our next lecturer is Dr. Ashy. Dr. Ashy comes from Brigham and Women's Hospital, Harvard Medical School, and his presentation is entitled "Primary Angioplasty Using DES."

> Next is Dr. Shaw from Beth Israel Deaconess Hospital, presenting "Door-to-Needle Time in Non-Anterior Myocardial Infarction. Long-Term Follow-Up."

> Dr. Barba from University Clinic of Navarre is the next and last speaker. His presentation is "Role of Echocardiography in Acute Myocardial Infarction."

Una volta che gli oratori hanno concluso la propria presentazione, si suppone che il moderatore dica qualcosa del tipo:

> Thank you, Dr. Barba, for your excellent presentation. Any questions or comments?

Il moderatore generalmente commenta le presentazioni, ma non sempre:

> Thank you, Dr. Barba, for your presentation. Any questions or comments from the audience?

Vi sono alcune formule e aggettivi comuni (*nice, elegant, outstanding, excellent, interesting, clear, accurate*) spesso utilizzati per descrivere le presentazioni. Alcuni esempi nei seguenti commenti:

> Thanks, Dr. Shaw, for your accurate presentation. Does the audience have any comments?
> Thank you very much for your clear presentation on this always-controversial topic. I would like to ask a question. May I? (Comunque è il moderatore che da il permesso, chiedere al relatore è una consueta formalità).
> I'd like to thank you for this excellent talk Dr. Olsen. Any questions?
> Thanks a lot for your talk, Dr. Barba. I wonder if the audience has any questions.

Aggiornare

Vi suggeriamo questi utili commenti per aggiornare la sessione:

> I think we all are a bit tired, so we'll have a short break.
> The session is adjourned until 4 p.m.
> We'll take a short break.
> We'll take a 30-minute break. Please fill out the evaluation forms.
> The session is adjourned until tomorrow morning. Enjoy your stay in Paris.

Concludere la sessione

Vi suggeriamo questi utili commenti per chiudere la sessione:

> I'd like to thank all the speakers and the audience for your interesting presentations and comments. (I'll) see you all at the congress dinner and awards ceremony.
> The session is over. I want to thank all the participants for their contribution. (I'll) see you tomorrow morning. Remember to take your attendance certificates if you have not taken them already.
> We should finish up over here. We'll resume at 10.50.

Il moderatore dovrebbe fare domande?

Secondo noi, il moderatore dovrebbe fare domande soprattutto all'inizio della sessione, quando il pubblico generalmente non fa commenti. Promuovere il dibattito è uno dei doveri del moderatore e, se nessuno tra il pubblico si sente di fare domande, il moderatore deve invitare il pubblico a partecipare:

> Are there any questions?

Nessuno alza la mano:

> Well, I have two questions for Dr. Viola. Do you think IVUS is the method of choice for the detection of coronary vulnerable plaques? Second, what should be, in your opinion, the role of multislice CT in this diagnostic algorithm?

Una volta acceso il dibattito, il moderatore utilizzerà domande e/o commenti solo per gestire adeguatamente la tempistica e se, come spesso accade, la sessione è in ritardo, il moderatore non è tenuto a partecipare a meno che non sia strettamente indispensabile.

Il moderatore, inoltre, non deve dimostrare al pubblico la propria conoscenza sugli argomenti trattati, facendo troppe domande o commenti. La sua competenza è indubbia, altrimenti non sarebbe stato messo lì.

Cosa dovrebbe dire il moderatore quando qualcosa non va bene?

In ritardo

Molti relatori, pur sapendo in anticipo di avere a disposizione una determinata quantità di tempo per la loro presentazione, spesso cercano di parlare un po' più a lungo, rubando parte del tempo destinato alle domande ed ai commenti e/o invadendo lo spazio dedicato ai relatori successivi. Un bravo moderatore dovrebbe essere capace di fermare questa tendenza alla prima occasione con sollecitazioni del tipo:

> Dr. Cutty, your time is almost over. You have 30 seconds to finish your presentation.
> Dr. Shang, you are running out of time.

Se il relatore non finisce la sua presentazione in tempo, il moderatore può dire:

> Dr. Cutty, I'm sorry but your time is over. We must proceed to the next presentation. Any questions, comments?

Dopo aver presentato il prossimo relatore, frasi come queste vi aiuteranno a gestire la sessione:

> Dr. Treasure, please keep an eye on the time, we are behind schedule.
> We are far from being ahead of schedule, so I remind all speakers you have 6 minutes to deliver your presentation.

In anticipo

Anche se raramente, può accadere che la sessione termini in anticipo. Il tempo a disposizione potrà essere utilizzato per porre domande ai relatori circa le proprie esperienze lavorative nei rispettivi centri:

> As we are a little bit ahead of schedule, I encourage the panelists and the audience to ask questions and offer comments.
> I have a question for the panelists: What percentage of the total number of coronary angiograms is performed on women?

Problemi tecnici

Computer che non funziona

Vi suggeriamo questi commenti:

> I am afraid there is a technical problem with the computer. In the meantime I would like to make a comment about...
> The computer is not working properly. While it is being fixed, I encourage the panelists to offer their always-interesting comments.

Mancanza di corrente

Vi suggeriamo questi commenti:

> The lights have gone out. We'll take a (hopefully) short break until they are repaired.
> As you see, or indeed do not see at all, the lights have gone out. The hotel staff has told us it is going to be a matter of minutes, so do not go too far; we'll resume as soon as possible.

Mancanza di audio

Vi suggeriamo questi commenti:

> Dr. Kannel, we cannot hear you. There must be a problem with your microphone.
> Perhaps you could try this microphone.
> Please would you use the microphone? The rows at the back cannot hear you.

Il relatore è insicuro

Se l'oratore dovesse usare un tono di voce troppo basso:

> Dr. Ramee, would you please speak up? The audience cannot hear you.

> Dr. Barba, would you please speak up a bit? The people at the back cannot hear you.

Se l'oratore fosse agitato al punto di non riuscire a proseguire la sua presentazione:

> Dr. Garcia, take your time. We can proceed to the next presentation, so whenever you feel OK and ready to deliver yours, it will be a pleasure to listen to it.

Commenti specifici di un moderatore cardiologico

Poiché il moderatore deve riempire i buchi che si possono verificare durante la sessione, in caso di problemi tecnici sarà suo compito dire qualcosa per "intrattenere" il pubblico. Ciò non creerebbe alcun disagio ad un madrelingua inglese, ma potrebbe rivelarsi problematico per un moderatore non inglese. In queste situazioni, c'è sempre un argomento interessante di cui parlare "nel frattempo", in particolare lo stato attuale del tema della sessione nei Paesi dei relatori:

> Regarding OCT, how are things going in Italy, Dr. Novo?
> As for the use of Amplatzer closure device, what's the ideal in Japan, Dr. Nakamura?
> How is the current situation in Germany regarding repayment policies?
> May I ask how many coronary angiograms you are performing yearly at your respective institutions?
> What's going on in the States, Dr. Leon?

Avviando una discussione sulla situazione nei diversi Paesi, un moderatore con non troppa dimestichezza riesce a condividere con i relatori il peso di riempire i buchi. Questo trucco fallisce raramente e, una volta che il problema tecnico è risolto, la sessione può continuare normalmente senza aver destato nel pubblico alcun sospetto sulle competenze linguistiche del moderatore.

Oltre le più comuni espressioni che i moderatori di qualsiasi specialità devono conoscere, ci sono alcuni commenti tipici che un moderatore cardiologo non può ignorare. Questi commenti variano in base alla sottospecialità del moderatore e sono, di solito, facili da comprendere anche per relatori non madrelingua. Ad esempio, vediamo i seguenti:

> Dr. Lucas, would you please use the pointer so the audience knows what lesion you are talking about?
> Dr. Wilson, would you please point out the defect area so we can distinguish the ischemic myocardium from the normal one?
> Dr. Crisóstomo, did you perform a coronary CT scan on this patient?
> Dr. Maier, did you perform the 2D-echo on an emergent basis?
> Dr. Olsen, I can't see the lesion you are talking about. Can you point it out?
> Have you had any adverse anaphylactic reactions to this type of contrast material?
> Do you use 5F catheters for this purpose?
> Dr. Castañeda, I'm afraid that the video is not running properly. Could you try to fix it so we can see your excellent cardiac MR images?
> Dr. Nakamura, why didn't you use a lower profile balloon to cross the stenosis?
> Dr. Mesa, are you currently using dobutamine in cases like this one?
> Dr. Fernandez, is trackability that important in these cases?
> Dr. Marco, do you use IVUS or OCT in every patient after the stent has been deployed?
> Do you routinely perform stress test to evaluate coronary stent follow-up?
> Dr. Benitez, why didn't you make primary angioplasty instead of thrombolysis on this young patient?

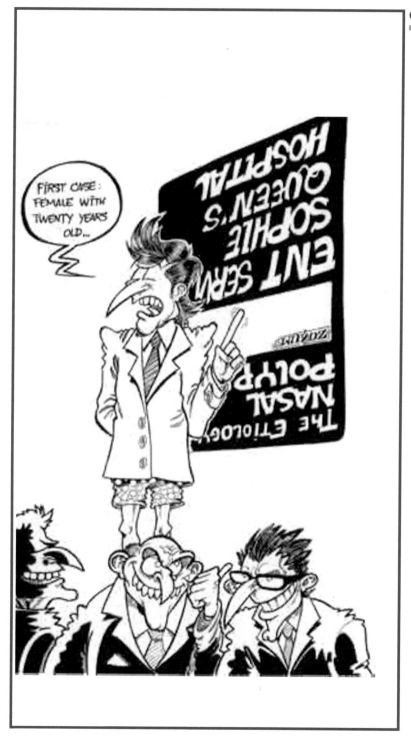

Capitolo 8

Errori frequenti nell'inglese parlato e scritto dei cardiologi

Introduzione

Introduzione

In questa sezione, saranno messi in luce alcuni dei più grandi ostacoli nell'ambito dell'inglese cardiologico. Questo non è assolutamente un elenco completo, è solo un modo di trasmettervi quello che abbiamo imparato nella nostra esperienza nell'affascinante mondo dell'inglese cardiologico. Questo capitolo, pertanto, ha lo scopo di trasmettere al lettore parte dell'esperienza acquisita nel mondo dell'inglese in cardiologia.

Quando si prepara e si tiene una presentazione in inglese durante un congresso internazionale di cardiologia, si devono considerare una serie di problemi di base, che sono stati raggruppati in quattro differenti aree di rischio:

1. Nomi ingannatori e *false friend*;
2. Errori grammaticali frequenti;
3. Errori comuni di ortografia;
4. Errori di pronuncia frequenti.

Nomi ingannatori e *false friend*

Ogni lingua ha i suoi *false friend*. Un elenco completo dei *false friend* va oltre lo scopo di questo manuale, quindi sarà utile ricercare quei nomi difficili che hanno suoni simili nella vostra lingua e in inglese, ma con un significato completamente diverso.

Pensate, per esempio, al termine *graft versus host disease*. La traduzione di *host* non è corretta in alcune lingue neolatine e in italiano il termine *host*, che in questo contesto significa "ricevente", è stato tradotto come "ospite", che significa persona in un'altra casa. Molti studenti di medici-

R. Ribes, S. Mejía. *Inglese per cardiologi.*
© Springer-Verlag Italia 2011

na italiani hanno difficoltà a capire questa patologia a causa della terminologia utilizzata. Tenendo conto che ciò che effettivamente accade è che il trapianto reagisce contro il ricevente, se la malattia si fosse chiamata *graft versus recipient disease*, il concetto sarebbe stato probabilmente trasmesso in modo più preciso.

Così, da ora in poi, individuate i *false friend* nella vostra lingua e fatene una lista a cominciare da quelli appartenenti alla vostra specialità.

La medicina in generale e l'anatomia in particolare sono piene di nomi ingannatori. Pensate per un attimo al termine vena femorale superficiale. È difficile spiegare come un trombo nella vena femorale superficiale sia in realtà nel sistema venoso profondo.

Molti radiologi, cardiologi e oncologi di tutto il mondo parlano di linfadenopatie di piccole dimensioni (mediastiniche) al momento di valutare una TAC toracica. Tenendo conto che quello dimensionale è l'unico criterio per la diagnosi dei linfonodi anormali e che linfadenopatia significa, da un punto di vista etimologico, linfonodi anormali, una linfadenopatia "normale" (di piccole dimensioni) è tanto assurda quanto una psicopatia normale. Il termine linfadenomegalia sarebbe probabilmente più accurato.

Etimologicamente, *azygos* significa "dispari", il che mette *hemiazygos* in una strana posizione, in quanto i numeri dispari non sono divisibili per due.

Il termine vena anonima è tanto assurdo quanto la denominazione di un bambino "innominato".

Errori grammaticali frequenti

Questi sono alcuni degli errori fatti più frequentemente dai cardiologi quando parlano inglese:
1. The chairperson of cardiology came from an university hospital.
Anche se "university" inizia con una vocale e si può pensare che l'articolo che la deve precedere sia "an" come in "an airport"; la "u" si pronuncia come "you", che inizia con una consonante, così l'articolo che deve essere utilizzato è "a" invece di "an". In questo caso si dovrebbe scrivere:
〉 The chairperson of cardiology came from a university hospital.

2. A 22-years-old man presenting...
Molto spesso la prima frase della prima diapositiva di una presentazione

contiene il primo errore. Per gli oratori di livello intermedio, questo semplice errore è così evidente da non riuscire a credere che sia uno degli errori commessi più frequentemente. È ovvio che l'aggettivo *22-year-old* non può essere scritto al plurale e dovrebbe essere scritto:

❯ A 22-year-old man presenting...

3. There was not biopsy of the graft.

Questo è un errore frequente e relativamente sottile, commesso da oratori di livello medio-alto. Se continuate a preferire l'uso della forma negativa, dovreste dire:

❯ There was not any biopsy of the graft.

Ma la forma affermativa è:

❯ There was no biopsy of the graft.

4. It allows to distinguish between...

Dovreste utilizzare una delle seguenti frasi:

❯ It allows us to distinguish between...

Oppure:

❯ It allows the distinction between...

5. Please would you tell me where is the cath lab?

Le domande inserite all'interno di una frase sono sempre problematiche. Ogni volta che una domanda è inserita in un'altra frase interrogativa, l'ordine delle parole ne risulta modificato. Questo succede quando, cercando di essere gentili, cambiamo erroneamente *What time is it?* con *Would you please tell me what time is it?* invece di *Would you please tell me what time it is?*

La domanda diretta *Where is the cath lab?* deve essere trasformata come segue:

❯ Please would you tell me where the cath lab is?

6. Most of the times cardiac murmurs...

Potete dire *many times*, ma non *most of the times*. *Most of the time* è corretto e potete usare *commonly* o *frequently* come termini equivalenti. Dite invece:

❯ Most of the time cardiac murmurs...

7. I look forward to hear from you...

Questo è un errore molto frequente alla fine di lettere formali come quelle inviate agli editori. Si basa su un errore di grammatica: *to* può essere sia parte di un infinito che una preposizione. In questo caso, non è parte dell'infinito del verbo *hear*, ma parte del verbo con preposizione *look forward to*; è dunque una preposizione.

Questo errore può avere conseguenze irreparabili. Se state cercando di farvi pubblicare un articolo su una prestigiosa rivista, non potete commettere errori formali che potrebbero precludere la lettura del vostro altrimenti interessante articolo.

Così, invece di *look forward to hear from you*, dovreste scrivere:

> I look forward to hearing from you.

8. Best Regards.

Anche se è utilizzato in ambito di corrispondenza accademica e informale, *best regards* è un misto di due forme inglesi forti: *kind regards* e *best wishes*. A nostro parere, invece di *best regards*, che è colloquialmente accettabile, dovreste scrivere:

> Kind regards.

o semplicemente:

> Regards.

9. Are you suffering from paresthesias?

Molti medici dimenticano che i pazienti non sono i colleghi (con alcune eccezioni) e utilizzano la terminologia medica che può non essere da loro compresa. Questa domanda tecnica sarebbe facilmente comprensibile nella forma:

> Do you have pins and needles?

10. An European expert on cardiac MR chaired the session.

Sebbene *European* inizi con una vocale e si possa pensare che l'articolo che lo deve precedere è "an" come in "an airport", la frase corretta, in questo caso, sarebbe:

> A European expert on cardiac MR chaired the session.

11. The meeting began a hour ago.

Anche se *hour* inizia con una consonante e potreste pensare che l'articolo che deve la precedere sia "a" come in "a cradle", la frase corretta, in questo caso, sarebbe:

> The meeting began an hour ago.

> Words starting with a silent "h" are preceded by "an," as if they started with a vowel.

12. The cardiac surgeon who asked for the CMR was operating the stenotic aortic valve reported as such by the radiologist.

Questa frase non è corretta in quanto il verbo "to operate", quando viene utilizzato dal punto di vista chirurgico (sia per quanto riguarda i pazienti che le parti anatomiche), è sempre seguito dalla preposizione "on". La frase corretta sarebbe stata:

> The cardiac surgeon who asked for the CMR was operating on the stenotic aortic valve reported as such by the radiologist.

13. The hospital personal are very kind.
Quando si parla di un gruppo di persone che lavorano in un istituto, la parola corretta è "personnel", non "personal":

> The hospital personnel are very kind.

14. Page to the cardiologist.
Il verbo "to page," che potrebbe essere connesso al sostantivo "page" (paggio, un ragazzo che è addetto a sbrigare commissioni), non è un verbo con preposizione e non richiede la preposizione "to" dopo di esso. Quando si desidera che il cardiologo sia chiamato al cicalino, si deve dire:

> Page the cardiologist.

15. He works in the neurorradiology division.
Questo è un errore comune fatto dai medici spagnoli e latino-americani. In inglese, neuroradiology si scrive con una sola "r":

> He works in the neuroradiology division.

16. Coronary angiogram revealed reestenosis of the stent.
Analogamente, come sopra indicato, questo è un errore frequente tra i cardiologi di lingua spagnola. In inglese, restenosis si scrive con una sola "e":

> Coronary angiogram revealed restenosis of the stent.

17. The table shows therapeutic targets and the drugs undergoing assessment in clinical trials as antirestenotic agents.
I trattini dovrebbero essere utilizzati per collegare le parole agli aggettivi composti. La maggior parte dei farmaci utilizzati in medicina viene descritta attraverso i suoi effetti come un aggettivo composto. Quindi, il modo corretto di scrivere la frase è:

> The table shows therapeutic targets and the drugs undergoing assessment in clinical trials as anti-restenotic agents.
> Anti-inflammatory, anti-proliferative, anti-arrhythmic, anti-anginal drugs.

18. Young Paula is a very-talented student.
Collegare un avverbio come "very" a un aggettivo con un trattino è un errore comune. Il modo corretto di scrivere la frase è:

> Young Paula is a very talented student.

19. It was a wonderfully-decorated room.
Quando un avverbio finisce con "ly" (e sono in molti), alcuni scrittori sentono il bisogno di collegarlo all'aggettivo con un trattino. Non è necessario, perché l'avverbio "wonderfully" modifica l'aggettivo "decorated".
La forma corretta è:

> It was a wonderfully decorated room.

20. A MR magnet was purchased by the hospital.
Anche se *a magnetic resonance magnet...* è corretto, quando si utilizza l'acronimo, non dimenticate che "m" viene letta come se suonasse come "em", che inizia con una vocale, per cui l'articolo da usare è "an" al posto di "a." In questo caso, dovreste scrivere:

> An MR magnet was purchased by the hospital.

Errori comuni di ortografia

Create il vostro elenco di parole che potreste scrivere in modo errato e non esitate a crearvi formule mnemoniche se ciò vi può essere di aiuto.
Ecco una lista di parole spesso non scritte correttamente (con l'errore più frequente riportato fra parentesi):

> Parallel (misspelled: parallell)

Per questo errore comune, uso una formula mnemonica abbastanza assurda (come la maggior parte delle formule mnemoniche) per ricordarmi l'ortografia: "due gambe (ll) corrono più veloci e vengono prima di una sola (l)."

> Appearance (misspelled: apearance)

Abbiamo visto questo errore più di una volta nelle bozze cardiologiche. Per evitarlo, basta semplicemente controllare che il verbo "appear" sia incorporato nella parola "appearance".

> Sagittal (misspelled: saggital)

In una parola con consonanti doppie e singole, evitate di raddoppiare la consonante singola e viceversa. *Sagittal* è una delle parole più frequentemente sbagliate nelle diapositive che mostrano immagini (MR, CT, ed eco).

> Arrhythmia (misspelled: arrythmia)

Controllate due volte l'ortografia di *arrhythmia* e accertatevi che la parola "rhythm", da cui deriva, sia incorporato in essa.

> Severe (misspelled: sever)

È frequente, in inglese, trovare lettere finali che non si pronunciano, che portano all'errore frequente di ometterle, durante la scrittura.

Rivedete anche le seguenti coppie di parole (con l'ortografia errata tra parentesi) e soprattutto, come già detto, createvi il vostro elenco di parole "difficili".

> Professor (misspelled: proffesor)
> Professional (misspelled: proffesional)
> Occasion (misspelled: ocassion)
> Dissection (misspelled: disection)
> Resection (misspelled: ressection)
> Gray-white matter (misspelled: gray-white mater)
> Subtraction (misspelled: substraction)
> Acquisition (misspelled: adquisition).

Errori di pronuncia frequenti

Per semplicità, ci siamo presi la libertà di utilizzare una rappresentazione approssimativa della pronuncia, invece di utilizzare i segni fonetici. Ci scusiamo con i nostri colleghi linguisti che potrebbero avere preferito una trascrizione più ortodossa.

La pronuncia è uno degli incubi più temuti in inglese. Anche se ci sono delle regole di pronuncia, esistono così tante eccezioni che è necessario conoscere la pronuncia delle parole ad orecchio. Pertanto, in primo luogo, leggete ad alta voce il più possibile, perché è l'unico modo per accorgervi delle parole di cui non conoscete la pronuncia e, in secondo luogo, quando seguite un corso, oltre a concentrarvi sul contenuto della presentazione, prestate attenzione al modo in cui i cardiologi madrelingua pronunciano le parole che non conoscete.

Alcuni consigli sulla pronuncia:
• Non abbiate paura di apparire diversi o strani. I suoni inglesi sono diversi e strani. A volte un cardiologo non di madrelingua può sapere come pronunciare una parola corretta, ma prova un po' di vergogna

nel farlo, soprattutto in presenza di colleghi della stessa nazionalità. Non vergognatevi di pronunciare correttamente, indipendentemente dalla nazionalità del vostro interlocutore.

- Apprezzate lo sforzo di utilizzare un diverso gruppo di muscoli della bocca. In principio, i "muscoli inglesi" possono affaticarsi, ma perseverate, è solo un segno di duro lavoro.

- Non vi preoccupate di avere un accento particolare o addirittura imbarazzante all'inizio; non importa, purché siate capiti. L'idea è quella di comunicare, di dire cosa pensate o sentite e non di esibirvi in logopedia.

- Cercate di pronunciare correttamente le parole inglesi. Col passare del tempo, quando vi sentirete relativamente più sicuri del vostro inglese, vi incoraggiamo a studiare progressivamente la fonetica inglese. Se continuerete ad usare la pronuncia da principianti, il vostro inglese suonerà come l'italiano parlato con l'inconfondibile accento degli americani o degli inglesi.

- Esercitatevi con frasi standard sia di inglese cardiologico che di conversazione. Dire cose come "Do you know what I mean?" or "Would you do me a favor?" e "Who's on call today?" o "Please would you window (and level) this image?" vi darà strumenti estremamente utili per essere sicuri.

Avere un vostro *lieve* accento nazionale in lingua inglese non è un problema grave, a patto che la presentazione trasmetta il messaggio corretto. Tuttavia, per quanto riguarda la pronuncia, ci sono molte parole difficili che non possono essere propriamente definite *false friend* e richiedono un po' più di attenzione.

In inglese ci sono parole che si scrivono in modo diverso, ma vengono pronunciate in modo molto simile. Vediamo questo esempio:
- *Ileum*: la porzione distale dell'intestino tenue, estesa dal digiuno al cieco.

- *Ilium*: la parte più alta e ampia delle tre componenti dell'anca.
Immaginate quanto sarebbe surreale per i nostri chirurghi confondere l'intestino con l'osso dell'anca. Potreste anche dire che potrebbe andare peggio: in fondo, le due strutture anatomiche sono più o meno nella stessa area!

Vediamo ora questo esempio.

La parola inglese *tear* ha due significati differenti in base a come la pronunciamo:

- Se diciamo *tear* [tiar], intendiamo la secrezione acquosa delle ghiandole lacrimali, che serve a inumidire la congiuntiva.

- Se diciamo [tear], ci riferiamo all'atto del ferire o danneggiare, soprattutto allo strappare, come in *"there is a longitudinal tear in the posterior horn of the internal meniscus"*.

Tra i termini cardiologici più frequentemente pronunciati male ce ne sono due che meritano un'attenta analisi poiché i cardiologi li usano (o abusano) quasi ogni giorno della loro vita professionale. Queste due parole sono *"vascular"* e *"image"*.

Molti medici di tutto il mondo dicono di essere uno specialista in chirurgia vascolare, *"I am a vascular surgeon"* pronunciando [vas-cu-lar] invece di [vas-kiu-lar]. Una difficoltà simile si ha con parole intrinsecamente cardiovascolari quali *cardiovascular, intravascular...* Per favore, d'ora in avanti, evitate di commettere questo errore incredibilmente frequente.

Image e *images* sono dei termini medici più comunemente pronunciati male. Riuscite a immaginare quante volte direte *image* e *images* nella vostra vita medica? Per favore non dite [im-èich] o [im-èiches], ma [im-ich] e [im-iches]. Se fate parte del nutrito gruppo di medici che diceva [im-èich] a ogni singola diapositiva di ogni presentazione, allora non dite niente a nessuno e "continuate" a dire [im-ich] "come avete sempre fatto". Non vi preoccupate! Probabilmente non c'è alcuna registrazione delle vostre presentazioni e, se ci fosse, non sarebbe facilmente reperibile.

Il motivo per cui evidenziamo questi due errori più comuni è quello di sottolineare che bisogna evitare gli errori di pronuncia, a partire dalle parole più usuali nella vostra pratica clinica quotidiana. Se non siete un radiologo toracico e non sapete come si pronuncia, per esempio, "lymphangioleiomyomatosis", non preoccupatevi di questa parola fino a quando non padroneggerete la pronuncia dei vostri usuali termini cardiologici.

Il nostro consiglio è quello di crearvi un elenco delle 100 parole di uso quotidiano più difficili in termini di ortografia. Una volta presa confidenza con esse, allungate l'elenco continuando a leggere ad alta voce quanti più articoli potete. Se siete un cardiologo interventista, i depliant e i foglietti illustrativi vi possono tenere aggiornati senza alcuno sforzo e vi aiuteranno a colmare quegli inutili tempi morti tra un paziente e l'altro.

Abbiamo creato una lista composta da alcuni termini cardiologici pronunciati erroneamente. Dal momento che questa lista è arbitraria e potrebbe variare a seconda della lingua madre, vi incoraggiamo a creare la vostra lista.

❭ La lettera *"h"*
"Non-pronunciata": gli oratori italiani e francesi tendono a ignorare questa lettera, quindi, quando si pronunciamo la parola "enhancement", dicono [en-áns-ment] invece di [en-hans-ment]. È' vero che la "h" può essere silente, ma non sempre. "Troppo-pronunciata": medici spagnoli tendono a pronunciare troppo la lettera "h".

❭ *Parenchyma*
Parenchima è, in linea di principio, una parola facile da pronunciare [pa-ren-ki-ma].. L'abbiamo inclusa in questa lista perché abbiamo notato che alcuni relatori, in particolare italiani, tendono a pronunciare [pa-ren-kai-ma].

❭ *Data*
Anche se alcuni medici americani dicono [data], la pronuncia corretta di questa parola è [dei-ta].

❭ *Disease/decease*
La pronuncia di *disease* può essere strana, dal momento che, a seconda di come si pronuncia la "s", si può dire *"decease"* che è quello in cui esita un *disease* terminale. La pronuncia corretta di *disease* è [di-ssíss] con la "s" liquida; se dite [di-sìs] con una "s" normale, come fanno molti oratori di lingua spagnola e latino-americani, ogni volta che parlerete, per esempio, dell'*Alzheimer's disease*, parlerete di *Alzheimer's decease* o morte da Alzheimer.

❭ *Chamber*
La pronuncia di *chamber* è un po' complicata, in quanto gli oratori francesi tendono a "francesizzarlo", dicendo [cham-bre], mentre alcuni italiani dicono semplicemente [cham-ber] invece di [cheim-ber].

❭ Parole francesi come *"technique"*
In inglese potete dire [tek-nik], "alla francese", anche se dite *technical* [tek-ni-cal].

> *Director*

Anche se si può dire sia [di-rect] e [dai-rect], solo [dai-rec-tor] è corretto; non si può dire [di-rec-tor].

Analizzare tutte le parole potenzialmente difficili in termini di pronuncia va ben oltre lo scopo di questo manuale; tuttavia, qui di seguito vi offriamo un breve elenco di tali parole e vi incoraggiamo ancora una volta a creare la vostra lista "personale".

> Mitral (Mái-tral)
> Medulla (Me-dú-la)
> Anesthetist (a-nés-te-tist)
> Gynecology (gai-ne-có-lo-gy)
> Edema (i-dima)
> Case report (kéis ri-port, NOT kéis ré-port)
> Multidetector (multi-, NOT mul-tai)
> Oblique (o-blik, NOT o-bláik)
> Femoral (fí-mo-ral)
> Jugular (ju-gu-lar)
> Aortic (ei-ór-tik)

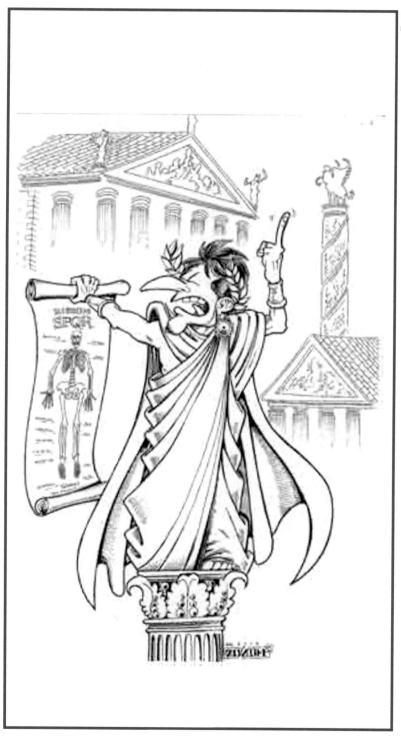

Capitolo 9

Terminologia latina e greca

La terminologia latina e greca rappresenta un altro possibile ostacolo da superare per poter diventare padroni dell'inglese medico. I relatori di origine neo-latina (italiani, spagnoli, francesi,...) sono senza dubbio agevolati, sebbene questo vantaggio sia diventato un limite nella pronuncia e, in particolare, nell'uso delle forme plurali delle parole latine e greche.

La maggior parte delle parole latine impiegate nell'inglese medico mantiene la terminazione plurale latina – per esempio, *metastasis,* plurale *metastases*; *viscus,* plurale *viscera* – è, quindi, essenziale conoscere le basi delle regole di utilizzo del plurale in latino.

Tutti i sostantivi e gli aggettivi latini hanno una differente desinenza per ogni genere (maschile, femminile e neutro), numero (singolare/plurale) e caso – il caso è una speciale desinenza della parola che rivela la funzione della parola nella frase. Pertanto, gli aggettivi latini si devono coniugare con il sostantivo in base al caso, numero e genere. Sebbene possiamo appena ricordarcelo dai giorni della scuola superiore, ci sono cinque differenti flessioni di nomi o aggettivi, ciascuna chiamata declinazione.

Il nominativo indica il soggetto della frase, mentre il genitivo denota una specificazione o il possesso. Eliminando la desinenza dal genitivo singolare, si ha la radice a cui si aggiunge la desinenza del nominativo plurale, per formare il plurale dell'inglese medico.
Per esempio:
- *Corpus* (nominativo singolare), *corporis* (genitivo singolare), *corpora* (nominativo plurale). Questo è un sostantivo della terza declinazione neutro, che significa "corpo". Le corrispondenti forme per l'aggettivo

R. Ribes, S. Mejía. *Inglese per cardiologi.*
© Springer-Verlag Italia 2011

sono *callosus, callosum* e *callosa,* rispettivamente. Per cui *corpus callosum* (nominativo, singulare, neutro), *corpora callosa* (nominativo, plurale, neutro).

Un altro esempio:
- *Coxa vara* (femminile singolare), *coxae varae* (femminile plurale), ma *genu varum* (neutro, singolare), *genua vara* (neutro, plurale).

In questo capitolo riportiamo un esteso glossario latino/inglese che include il nominativo singolare e plurale, il genitivo singolare e anche la declinazione e il genere di ciascuna parola. In alcuni casi, sono state aggiunte delle parole addizionali, come la desinenza plurale inglese, se largamente accettate (per esempio, *fetus*, latino plurale *feti*; inglese plurale *fetuses*) e terminazioni di origine greca, mantenute in alcune parole latine (per esempio, *thorax, pl. thoraces,* gen. *thoracos/thoracis*). Le desinenze di sostantivi latini elencate per caso e declinazione sono riportate nella Tabella 9.1.

Tabella 9.1 Desinenze di sostantivi latini elencate per caso e declinazione

Caso	Declinazione							
	1a	2a		3a		4a		5a
	Fem.	Masc.	Neut.	Masc./Fem	Neut.	Masc.	Neut	Fem.
Nominativo singolare	*-a*	*-us*	*-um*	//	//	*-us*	*-u*	*-es*
Genitivo singolare	*-ae*	*-i*	*-i*	*-is*	*-is*	*-us*	*-us*	*-ei*
Nominativo plurale	*-ae*	*-i*	*-a*	*-es*	*-a*	*-us*	*-ua*	*-es*

Esempi:
- Prima declinazione:
  Parole femminili plurali:
  - *patella* (nominativo singolare), *patellae* (genitivo), *patellae* (nominativo plurale). Inglese: *patella*

- Seconda declinazione:
  Parole maschili:
  - *humerus* (nom. sing.), *humeri* (gen.), *humeri* (nom. pl.).
  Inglese: *humerus*
  Parole neutre:
  - *interstitium* (nom. sing.), *interstitii* (gen.), *interstitia* (nom. pl.).
  Inglese: *interstice*

- Terza declinazione:
  Parole maschili e femminili:
  - *Pars* (nom. sing.), *partis* (gen.), *partes* (nom. pl.). Inglese: *part*
  Parole neutre:
  - *os* (nom. sing.), *oris* (gen.), *ora* (nom. pl.). Inglese: *mouth*

- Quarta declinazione:
  Parole maschili:
  - *processus* (nom. sing.), *processus* (gen.), *processus* (nom. pl).
  Inglese: *process*
  Parole neutre:
  - *cornu* (nom. sing.), *cornus* (gen.), *cornua* (nom. pl.).
  Inglese: *horn*

- Quinta declinazione:
  Parole femminili:
  - *facies* (nom. sing.), *faciei* (gen.), *facies* (nom. pl.).
  Inglese: *face*

La desinenza degli aggettivi cambia in base a uno di questi due aspetti:
1. Singolare maschile *-us*, fem. *-a*, neut. *-um*
   Plurale maschile *-i*, fem. *-ae*, neut. *–a*
2. Singolare maschile -is, fem. -is, neut. -e
   Plurale maschile -es, fem. -es, neut. -a

Regole del plurale

Non intendiamo sostituire i dizionari medici o i libri di testo di latino e greco. Al contrario, desideriamo solo dare dei suggerimenti sulla terminologia latina e greca che possano essere utili per l'utilizzo.

Il nostro primo suggerimento è: quando dovete scrivere una parola latina o greca, per prima cosa verificatene l'ortografia e, se la parola che dovete utilizzare è un plurale, non inventate. Sebbene "indovina la forma plurale" possa essere un valido esercizio, controllatene sul dizionario medico la correttezza.

Queste regole per ottenere il plurale sono utili perlomeno per aumentare la nostra confidenza nell'uso di parole latine e greche quali, per esempio, *metastasis–metastases, pelvis–pelves, bronchus–bronchi*, etc.

Alcuni medici ritengono che i termini *metastasis* e *metastases* siano equivalenti. Questo non è corretto; la differenza tra una singola metastasi epatica e metastasi epatiche multiple non richiede nessun ulteriore commento.

Ci sono molte parole latine e greche la cui forma singolare non è quasi mai impiegata, come anche alcuni termini la cui forma plurale è scritta o detta raramente. Pensiamo ad esempio alla forma singolare di *viscera* (*viscus*). Pochi medici sono a conoscenza del fatto che il fegato è un *viscus*, mentre il fegato e la milza sono delle *viscera*. Da un punto di vista colloquiale, questa discussione può essere considerata futile, ma coloro che scrivono articoli sanno che la terminologia greco/latina è spesso un incubo e richiede particolare attenzione e che i termini che vengono adoperati raramente nel linguaggio di tutti i giorni devono essere scritti in maniera corretta in un articolo scientifico.

Consideriamo ancora la forma plurale di *pelvis* (*pelves*). Parlare di diverse *pelves* è così raro che molti dottori si domandano se esista davvero il termine *pelves*.

Sebbene esistano alcune eccezioni, le seguenti regole generali possono essere utili con i termini plurali:
- Le parole che terminano in -*us* cambiano in -*i* (parole maschili di seconda declinazione):
  - *bronchus* – *bronchi*

- Le parole che terminano in -*um* cambiano in -*a* (parole neutre di seconda declinazione):
  - *acetabulum* – *acetabula*

- Le parole che terminano in -*a* cambiano in -*ae* (parole femminili di prima declinazione):
  - *vena* - *venae*

- Le parole che terminano in -*ma* cambiano in -*mata* or -*mas* (parole neutre di terza declinazione di origine greca):
  - *sarcoma* - *sarcomata/sarcomas*

- Le parole che terminano in -*is* cambiano in -*es* (parole maschili e femminili di terza declinazione):
  - *metastasis* - *metastases*

- Le parole che terminano in *-itis* cambiano in *-itides* (parole maschili e femminili di terza declinazione):
  - *arthritis – arthritides*

- Le parole che terminano in *-x* cambiano in *-ces* (parole maschili e femminili di terza declinazione):
  - *pneumothorax – pneumothoraces*

- Le parole che terminano in *-cyx* cambiano in *-cyges* (parole maschili e femminili di terza declinazione):
  - *coccyx – coccyges*

- Le parole che terminano in *-ion* cambiano in *-ia* (parole neutre di seconda declinazione, per la maggior parte di origine greca):
  - *Criterion – criteria*

Elenco di termini latini e greci con i loro plurali e traduzione inglese

Abbreviazioni:

adj.	adjective
Engl.	English
fem.	feminine
gen.	genitive
Gr.	Greek
Lat.	Latin
lit.	literally
m.	muscle
masc.	masculine
neut.	neuter
pl.	plural
sing.	singular

A

- *Abdomen*, pl. *abdomina*, gen. *abdominis*. Abdomen. 3rd declension neut.
- *Abducens*, pl. *abducentes*, gen. *abducentis* (from the verb *abduco*, to detach, to lead away)

- *Abductor*, pl. *abductores*, gen. *abductoris* (from the verb *abduco*, to detach, to lead away). 3rd declension masc.
- *Acetabulum*, pl. *acetabula*, gen. *acetabuli*. Cotyle. 2nd declension neut.
- *Acinus*, pl. *acini*, gen. *acini*. Acinus. 2nd declension masc.
- *Adductor*, pl. *adductores*, gen. *adductoris*. Adductor. 3rd declension masc.
- *Aditus*, pl. *aditus*, gen. *aditus*. Entrance to a cavity. 4th declension masc. *Aditus ad antrum*, *aditus glottidis inferior*, etc.
- *Agger*, pl. *aggeres*, gen. *aggeris*. Agger (prominence). 3rd declension masc. *Agger valvae venae*, *agger nasi*, *agger perpendicularis*, etc.
- *Ala*, pl. *alae*, gen. *alae*. Wing. 1st declension fem.
- *Alveolus*, pl. *alveoli*, gen. *alveoli*. Alveolus (lit. *basin*). 2nd declension masc.
- *Alveus*, pl. *alvei*, gen. *alvei*. Cavity, hollow. 2nd declension masc.
- *Amoeba*, pl. *amoebae*, gen. *amoebae*. Ameba. 1st declension fem.
- *Ampulla*, pl. *ampullae*, gen. *ampullae*. Ampoule, blister. 1st declension fem.
- *Anastomosis*, pl. *anastomoses*, gen. *anastomosis*. Anastomosis. 3rd declension
- *Angulus*, pl. *anguli*, gen. *anguli*. Angle, apex, corner. 2nd declension neut.
- *Annulus*, pl. *annuli*, gen. *annuli*. Ring. 2nd declension masc.
- *Ansa*, pl. *ansae*, gen. *ansae*. Loop, hook, handle. 1st declension fem.
- *Anterior*, pl. *anteriores*, gen. *anterioris*. Foremost, that is before, former. 3rd declension masc.
- *Antrum*, pl. *antra*, gen. *antri*. Antrum, hollow, cave. 2nd declension neut.
- *Anus*, pl. *ani*, gen. *ani*. Anus (lit. *ring*). 2nd declension masc.
- *Aorta*, pl. *Aortae*, gen. *aortae*. Aorta. 1st declension fem.
- *Apex*, pl. *apices*, gen. *apices*. Apex (top, summit, cap). 3rd declension masc.
- *Aphtha*, pl. *aphthae*, gen. *aphthae*. Aphtha (small ulcer). 1st declension fem.
- *Aponeurosis*, pl. *aponeuroses*, gen. *aponeurosis*. Aponeurosis. 3rd declension
- *Apophysis*, pl. *apophyses*, gen. *apophysos/apophysis*. Apophysis. 3rd declension fem.
- *Apparatus*, pl. *apparatus*, gen. *apparatus*. Apparatus, system. 4th declension masc.
- *Appendix*, pl. *appendices*, gen. *appendicis*. Appendage. 3rd declension fem.
- *Area*, pl. *areae*, gen. *areae*. Area. 1st declension fem.

- *Areola*, pl. *areolae*, gen. *areolae*. Areola (lit. *little area*). 1st declension fem.
- *Arrector*, pl. *arrectores*, gen. *arrectoris*. Erector, tilt upwards. 3rd declension masc.
- *Arteria*, pl. *arteriae*, gen. *arteriae*. Artery. 1st declension fem.
- *Arteriola*, pl. *arteriolae*, gen. *arteriolae*. Arteriola (small artery). 1st declension fem.
- *Arthritis*, pl. *arthritides*, gen. *arthritidis*. Arthritis. 3rd declension fem.
- *Articularis*, pl. *articulares*, gen. *articularis*. Articular, affecting the joints. 3rd declension masc. (adj.: masc. *articularis*, fem. *articularis*, neut. *articulare*)
- *Articulatio*, pl. *articulationes*, gen. *articulationis*. Joint. 3rd declension fem.
- *Atlas*, pl. *atlantes*, gen. *atlantis*. First cervical vertebra. 3rd declension masc.
- *Atrium*, pl. *atria*, gen. *atrii*. Atrium. 2nd declension neut.
- *Auricula*, pl. *auriculae*, gen. *auriculae*. Auricula (ear flap). 1st declension fem.
- *Auricularis m.*, pl. *auriculares*, gen. *auricularis*. Pertaining to the ear. 3rd declension masc.
- *Auris*, pl. *aures*, gen. *auris*. Ear. 3rd declension fem.
- *Axilla*, pl. *axillae*, gen. *axillae*. Armpit. 1st declension fem.
- *Axis*, pl. *axes*, gen. *axis*. Second cervical vertebra, axis. 3rd declension masc.

B

- *Bacillus*, pl. *bacilli*, gen. *bacilli*. Stick-shape bacterium (lit. *small stick*). 2nd declension masc.
- *Bacterium*, pl. *bacteria*, gen. *bacterii*. Bacterium. 2nd declension neut.
- *Basis*, pl. *bases*, gen. *basis*. Basis, base. 3rd declension fem.
- *Biceps m.*, pl. *bicipites*, gen. *bicipitis*. A muscle with two heads. 3rd declension masc. Biceps + genitive. Biceps *brachii* (*brachium*. Arm)
- *Borborygmus*, pl. *borborygmi*, gen. *borborygmi*. Borborygmus (gastrointestinal sound). 2nd declension masc.
- *Brachium*, pl. *brachia*, gen. *brachii*. Arm. 2nd declension neut.
- *Brevis*, pl. *breves*, gen. *brevis*. Short, little, small. 3rd declension masc. (adj.: masc. *brevis*, fem. *brevis*, neut. *breve*)
- *Bronchium*, pl. *bronchia*, gen. *bronchii*. Bronchus. 2nd declension neut.
- *Buccinator m.*, pl. *buccinatores*, gen. *buccinatoris*. Buccinator m. (trumpeter's muscle). 3rd declension masc.
- *Bulla*, pl. *bullae*, gen. *bullae*. Bulla. 1st declension fem.
- *Bursa*, pl. *bursae*, gen. *bursae*. Bursa (bag, pouch). 1st declension fem.

C

- *Caecum*, pl. *caeca*, gen. *caeci*. Blind. 2nd declension neut. (adj.: masc. *caecus*, fem. *caeca*, neut. *caecum*)
- *Calcaneus*, pl. *calcanei*, gen. *calcanei*. Calcaneus (from *calx*, heel). 2nd declension masc.
- *Calculus*, pl. *calculi*, gen. *calculi*. Stone (lit. pebble). 2nd declension masc.
- *Calix*, pl. *calices*, gen. *calicis*. Calix (lit. *cup*, *goblet*). 3rd declension masc.
- *Calx*, pl. *calces*, gen. *calcis*. Heel. 3rd declension masc.
- *Canalis*, pl. *canales*, gen. *canalis*. Channel, conduit. 3rd declension masc.
- *Cancellus*, pl. *cancelli*, gen. *cancelli*. Reticulum, lattice, grid. 2nd declension masc.
- *Cancer*, pl. *cancera*, gen. *canceri*. Cancer. 3rd declension neut.
- *Capillus*, pl. *capilli*, gen. *capilli*. Hair. 2nd declension masc.
- *Capitatus*, pl. *capitati*, gen. *capitati*. Capitate, having or forming a head. 2nd declension masc. (adj.: masc. *capitatus*, fem. *capitata*, neut. *capitatum*)
- *Capitulum*, pl. *capitula*, gen. *capituli*. Head of a structure, condyle. 2nd declension neut.
- *Caput*, pl. *capita*, gen. *capitis*. Head. 3rd declension neut.
- *Carcinoma*, pl. Lat. *carcinomata*, pl. Engl. *carcinomas*, gen. *carcinomatis*. Carcinoma (epithelial cancer). 3rd declension neut.
- *Carina*, pl. *carinae*, gen. *carinae*. Carina (lit. *keel*, *bottom of ship*). 1st declension fem.
- *Cartilago*, pl. *cartilagines*, gen. *cartilaginis*. Cartilage. 3rd declension neut.
- *Cauda*, pl. *caudae*, gen. *caudae*. Tail. 1st declension fem. *Cauda equina* (adj.: masc. *equinus*, fem. *equina*, neut. *equinum*. Concerning horses)
- *Caverna*, pl. *cavernae*, gen. *cavernae*. Cavern. 1st declension fem.
- *Cavitas*, pl. *cavitates*, gen. *cavitatis*. Cavity. 3rd declension fem.
- *Cavum*, pl. *cava*, gen. *cavi*. Cavum (hole, pit, depression). 2nd declension neut.
- *Cella*, pl. *cellae*, gen. *cellae*. Cell (lit. *cellar*, *wine storeroom*). 1st declension fem.
- *Centrum*, pl. *centra*, gen. *centri*. Center. 2nd declension neut.
- *Cerebellum*, pl. *cerebella*, gen. *cerebelli*. Cerebellum. 2nd declension neut.
- *Cerebrum*, pl. *cerebra*, gen. *cerebri*. Brain. 2nd declension neut.
- *Cervix*, pl. *cervices*, gen. *cervicis*. Neck. 3rd declension fem.
- *Chiasma*, pl. *chiasmata*, gen. *chiasmatis/chiasmatos*. Chiasm. 3rd declension neut.

- *Choana*, pl. *choanae*, gen. *choanae*. Choana. 1st declension fem. *Choanae narium*. Posterior opening of the nasal fossae (*naris*, gen. *narium*. nose)
- *Chorda*, pl. *chordae*, gen. *chordae*. String. 1st declension fem. *Chorda tympani*. A nerve given off from the facial nerve in the facial canal that crosses over the tympanic membrane (*tympanum*, gen *tympani*. eardrum)
- *Chorion*, pl. *choria*, gen. *chorii*. Chorion (membrane enclosing the fetus). 2nd declension neut.
- *Cicatrix*, pl. *cicatrices*, gen. *cicatricis*. Scar. 3rd declension fem.
- *Cilium*, pl. *cilia*, gen. *cilii*. Cilium (lit. *upper eyelid*). 2nd declension neut.
- *Cingulum*, pl. *cingula*, gen. *cinguli*. Cingulum (belt-shaped structure, lit. *belt*). 2nd declension neut.
- *Cisterna*, pl. *cisternae*, gen. *cisternae*. Cistern. 1st declension fem.
- *Claustrum*, pl. *claustra*, gen. *claustri*. Claustrum. 2nd declension neut.
- *Clitoris*, pl. *clitorides*, gen. *clitoridis*. Clitoris. 3rd declension
- *Clivus*, pl. *clivi*, gen. *clivi*. Clivus (part of the skull, lit. *slope*). 2nd declension masc.
- *Clostridium*, pl. *clostridia*, gen. *clostridii*. *Clostridium* (genus of bacteria). 2nd declension neut.
- *Coccus*, pl. *cocci*, gen. *cocci*. Coccus (rounded bacterium, lit. *a scarlet dye*). 2nd declension masc.
- *Coccyx*, pl. *coccyges*, gen. *coccygis*. Coccyx. 3rd declension masc.
- *Cochlea*, pl. *cochleae*, gen. *cochleae*. Cochlea (lit. *snail shell*). 1st declension fem.
- *Collum*, pl. *colla*, gen. *colli*. Neck. 2nd declension neut.
- *Comedo*, pl. *comedones*, gen. *comedonis*. Comedo (a dilated hair follicle filled with keratin). 3rd declension masc.
- *Comunis*, pl. *comunes*, gen. *comunis*. Common. 3rd declension masc (adj.: masc./fem. *comunis*, neut. *comune*)
- *Concha*, pl. *conchae*, gen. *conchae*. Concha (shell-shaped structure). 1st declension fem.
- *Condyloma*, pl. *condylomata*, gen. *condylomatis*. Condyloma. 3rd declension neut. *Condyloma acuminatum*
- *Conjunctiva*, pl. *conjunctivae*, gen. *conjunctivae*. Conjunctiva. 1st declension fem.
- *Constrictor*, pl. *constrictores*, gen. *constrictoris*. Sphincter. 3rd declension masc.
- *Conus*, pl. *coni*, gen. *coni*. Cone. 2nd declension masc. *Conus medullaris* (from *medulla*, pl. *medullae*, the tapering end of the spinal cord)
- *Cor*, pl. *corda*, gen. *cordis*. Heart. 3rd declension neut.
- *Corium*, pl. *coria*, gen. *corii*. Dermis (lit. *skin*). 2nd declension neut.

- *Cornu*, pl. *Cornua*, gen. *cornus*. Horn. 4th declension neut.
- *Corona*, pl. *coronae*, gen. *coronae*. Corona (lit. *crown*). 1st declension fem. *Corona radiata*, pl. *coronae radiatae*, gen. *coronae radiatae*
- *Corpus*, pl. *corpora*, gen. *corporis*. Body. 3rd declension neut. *Corpus callosum, corpus cavernosum* (penis)
- *Corpusculum*, pl. *corpuscula*, gen. *corpusculi*. Corpuscle. 2nd declension neut.
- *Cortex*, pl. *cortices*, gen. *corticis*. Cortex, outer covering. 3rd declension masc.
- *Coxa*, pl. *coxae*, gen. *coxae*. Hip. 1st declension fem.
- *Cranium*, pl. *crania*, gen. *cranii*. Skull. 2nd declension neut.
- *Crisis*, pl. *crises*, gen. *crisos/crisis*. Crisis. 3rd declension fem.
- *Crista*, pl. *cristae*, gen. *cristae*. Crest. 1st declension fem. *Crista galli* (from *gallus*, pl. *galli*, rooster. The midline process of the ethmoid bone arising from the cribriform plate)
- *Crus*, pl. *crura*, gen. *cruris*. Leg, leg-like structure. 3rd declension neut. *Crura diaphragmatis*
- *Crusta*, pl. *crustae*, gen. *crustae*. Crust, hard surface. 1st declension fem.
- *Crypta*, pl. *cryptae*, gen. *cryptae*. Crypt. 1st declension fem.
- *Cubitus*, pl. *cubiti*, gen. *cubiti*. Ulna (lit. *forearm*). 2nd declension masc.
- *Cubitus*, pl. *cubitus*, gen. *cubitus*. State of lying down. 4th declension masc. *De cubito supino/prono*
- *Culmen*, pl. *culmina*, gen. *culminis*. Peak, top (*culmen*. Top of cerebellar lobe). 3rd declension neut.
- *Cuneiforme*, pl. *cuneiformia*, gen. *cuneiformis*. Wedge-shaped structure. 3rd declension neut. (adj.: masc. *cuneiformis*, fem. *cuneiformis*, neut. *cuneiforme*)

D

- *Decussatio*, pl. *decussationes*, gen. *decussationis*. Decussation. 3rd declension fem.
- *Deferens*, pl. *deferentes*, gen. *deferentis*. Spermatic duct (from the verb *defero*, to carry). 3rd declension masc.
- *Dens*, pl. *dentes*, gen. *dentis*. Tooth, pl. Teeth. 3rd declension masc.
- *Dermatitis*, pl. *dermatitides*, gen. *dermatitis*. Dermatitis. 3rd declension
- *Dermatosis*, pl. *dermatoses*, gen. *dermatosis*. Dermatosis. 3rd declension
- *Diaphragma*, pl. *diaphragmata*, gen. *diaphragmatis*. Diaphragm. 3rd declension neut.
- *Diaphysis*, pl. *Diaphyses*, gen. *diaphysis*. Shaft. 3rd declension
- *Diarthrosis*, pl. *diarthroses*, gen. *diarthrosis*. Diarthrosis. 3rd declension

- *Diastema*, pl. *diastemata*, gen. *diastematis*. Diastema (congenital fissure). 3rd declension
- *Digastricus m.*, pl. *digastrici*, gen. *digastrici*. Digastric (having two bellies). 2nd declension masc.
- *Digitus*, pl. *digiti*, gen. sing. *digiti*, gen. pl. *digitorum*. Finger. 2nd declension masc. *Extensor digiti minimi, flexor superficialis digitorum*
- *Diverticulum*, pl. *diverticula*, gen. *diverticuli*. Diverticulum. 2nd declension neut.
- *Dorsum*, pl. *dorsa*, gen. *dorsi*. Back. 2nd declension neut.
- *Ductus*, pl. *ductus*, gen. *ductus*. Duct. 4th declension masc. *Ductus arteriosus, ductus deferens*
- *Duodenum*, pl. *duodena*, gen. *duodeni*. Duodenum (lit. *twelve*. The duodenum measures 12 times a finger). 2nd declension neut.

E

- *Ecchymosis*, pl. *ecchymoses*, gen. *ecchymosis*. Ecchymosis. 3rd declension
- *Effluvium*, pl. *effluvia*, gen. *effluvii*. Effluvium (fall). 2nd declension neut.
- *Encephalitis*, pl. *encephalitides*, gen. *encephalitidis*. Encephalitis. 3rd declension fem.
- *Endocardium*, pl. *endocardia*, gen. *endocardii*. Endocardium. 2nd declension neut.
- *Endometrium*, pl. *endometria*, gen. *endometrii*. Endometrium. 2nd declension neut.
- *Endothelium*, pl. *endothelia*, gen. *endothelii*. Endothelium. 2nd declension neut.
- *Epicondylus*, pl. *epicondyli*, gen. *epicondyli*. Epicondylus. 2nd declension masc.
- *Epidermis*, pl. *epidermides*, gen. *epidermidis*. Epidermis. 3rd declension
- *Epididymis*, pl. *epididymes*, gen. *epididymis*. Epididymis. 3rd declension
- *Epiphysis*, pl. *epiphyses*, gen. *epiphysis*. Epiphysis. 3rd declension
- *Epithelium*, pl. *epithelia*, gen. *epithelii*. Epithelium. 2nd declension neut.
- *Esophagus*, pl. *esophagi*, gen. *esophagi*. Esophagus. 2nd declension masc.
- *Exostosis*, pl. *exostoses*, gen. *exostosis*. Exostosis. 3rd declension
- *Extensor*, pl. *extensores*, gen. *extensoris*. A muscle contraction of which stretches out a structure. 3rd declension masc. *Extensor carpi ulnaris m., extensor digitorum communis m., extensor hallucis longus/brevis m.*, etc.
- *Externus*, pl. *externi*, gen. *externi*. External, outward. 2nd declension masc. (adj.: masc. *externus*, fem. *externa*, gen. *externum*)

F

- *Facies*, pl. *facies*, gen. *faciei*. Face. 5th declension fem.
- *Falx*, pl. *falces*, gen. *falcis*. Sickle-shaped structure. 3rd declension fem. *Falx cerebrii*
- *Fascia*, pl. *fasciae*, gen. *fasciae*. Fascia. 1st declension fem.
- *Fasciculus*, pl. *fasciculi*, gen. *fasciculi*. Fasciculus. 2nd declension masc.
- *Femur*, pl. *femora*, gen. *femoris*. Femur. 3rd declension neut.
- *Fenestra*, pl. *fenestrae*, gen. *fenestrae*. Window, hole. 1st declension fem.
- *Fetus*, pl. *feti/fetus*, gen. *feti/fetus*. Fetus. 2nd declension masc./4th declension masc.
- *Fibra*, pl. *fibrae*, gen. *fibrae*. Fiber. 1st declension fem.
- *Fibula*, pl. *fibulae*, gen. *fibulae*. Fibula. 1st declension fem.
- *Filamentum*, pl. *filamenta*, gen. *filamentii*. Filament. 2nd declension neut.
- *Filaria*, pl. *filariae*, gen. *filariae*. Filaria. 1st declension fem.
- *Filum*, pl. *fila*, gen. *fili*. Filamentous structure. 2nd declension neut. *Filum terminale*
- *Fimbria*, pl. *fimbriae*, gen. *fimbriae*. Fimbria (lit. *fringe*). 1st declension fem.
- *Fistula*, pl. *fistulae*, gen. *fistulae*. Fistula (lit. *pipe, tube*). 1st declension fem.
- *Flagellum*, pl. *flagella*, gen. *flagelli*. Flagellum (whip-like locomotory organelle). 2nd declension neut.
- *Flexor*, pl. *flexores*, gen. *flexoris*. A muscle whose action flexes a joint. 3rd declension masc. *Flexor carpi radialis/ulnaris mm., flexor pollicis longus/brevis mm.*, etc.
- *Flexura*, pl. *flexurae*, gen. *flexurae*. Flexure, curve, bow. 1st declension fem.
- *Folium*, pl. *folia*, gen. *folii*. Leaf-shaped structure (lit. *leaf*). 2nd declension neut.
- *Folliculus*, pl. *folliculi*, gen. *folliculi*. Follicle. 2nd declension masc.
- *Foramen*, pl. *foramina*, gen. *foraminis*. Foramen, hole. 3rd declension neut. *Foramen rotundum, foramen ovale. Foramina cribrosa*, pl. (multiple pores in lamina cribrosa)
- *Formula*, pl. *formulae*, gen. *formulae*. Formula. 1st declension fem.
- *Fornix*, pl. *fornices*, gen. *fornicis*. Fornix (arch-shaped structure). 3rd declension masc.
- *Fossa*, pl. *fossae*, gen. *fossae*. Fossa, depression. 1st declension fem.
- *Fovea*, pl. *foveae*, gen. *foveae*. Fovea, depression, pit. 1st declension fem.
- *Frenulum*, pl. *frenula*, gen. *frenuli*. Bridle-like structure. 2nd declension neut.

- *Fungus*, pl. *fungi*, gen. *fungi*. Fungus (lit. *mushroom*). 2ⁿᵈ declension masc.
- *Funiculus*, pl. *funiculi*, gen. *funiculi*. Cord, string. 2ⁿᵈ declension masc.
- *Furfur*, pl. *furfures*, gen. *furfuris*. Dandruff. 3ʳᵈ declension masc.
- *Furunculus*, pl. *furunculi*, gen. *furunculi*. Furuncle. 2ⁿᵈ declension masc.

G

- *Galea*, pl. *galeae*, gen. *galeae*. Cover, a structure shaped like a helmet (lit. *helmet*). 1ˢᵗ declension fem. *Galea aponeurotica*, pl. *galeae aponeuroticae* (epicranial aponeurosis)
- *Ganglion*, pl. *ganglia*, gen. *ganglii*. Node. 2ⁿᵈ declension masc.
- *Geniculum*, pl. *genicula*, gen. *geniculi*. Geniculum (knee-shaped structure). 2ⁿᵈ declension neut.
- *Geniohyoideus m.*, pl. *geniohyoidei*, gen. *geniohyoidei*. Glenohyoid muscle. 2ⁿᵈ declension masc.
- *Genu*, pl. *genua*, gen. *genus*. Knee. 4ᵗʰ declension neut.
- *Genus*, pl. *genera*, gen. *generis*. Gender. 3ʳᵈ declension neut.
- *Gestosis*, pl. *gestoses*, gen. *gestosis*. Gestosis (pregnancy impairment). 3ʳᵈ declension
- *Gingiva*, pl. *gingivae*, gen. *gingivae*. Gum. 1ˢᵗ declension fem.
- *Glabella*, pl. *glabellae*, gen. *glabellae*. Small lump/mass. 1ˢᵗ declension fem.
- *Glandula*, pl. *glandulae*, gen. *glandulae*. Gland. 1ˢᵗ declension fem.
- *Glans*, pl. *glandes*, gen. *glandis*. Glans (lit. *acorn*). 3ʳᵈ declension fem. *Glans penis*
- *Globus*, pl. *globi*, gen. *globi*. Globus, round body. 2ⁿᵈ declension masc.
- *Glomerulus*, pl. *glomeruli*, gen. *glomeruli*. Glomerule. 2ⁿᵈ declension masc.
- *Glomus*, pl. *glomera*, gen. *glomeris*. Glomus (ball-shaped body). 3ʳᵈ declension
- *Glottis*, pl. *glottides*, gen. *glottidis*. Glottis. 3ʳᵈ declension
- *Gluteus m.*, pl. *glutei*, gen. *glutei*. Buttock. 2ⁿᵈ declension masc.
- *Gracilis m.*, pl. *graciles*, gen. *gracilis*. Graceful. 3ʳᵈ declension masc. (adj.: masc. *gracilis*, fem. *gracilis*, neut. *gracile*)
- *Granulatio*, pl. *granulationes*, gen. *granulationis*. Granulation. 3ʳᵈ declension
- *Gumma*, pl. *gummata*, gen. *gummatis*. Syphiloma. 3ʳᵈ declension neut.
- *Gutta*, pl. *guttae*, gen. *guttae*. Gout. 1ˢᵗ declension fem.
- *Gyrus*, pl. *gyri*, gen. *gyri*. Convolution. 2ⁿᵈ declension masc.
- *Gastrocnemius m.*, pl. *gastrocnemii*, gen. *gastrocnemii*. Calf muscle. 2ⁿᵈ declension masc.

H

- *Hallux*, pl. *halluces*, gen. *hallucis*. First toe. 3rd declension masc.
- *Hamatus*, pl. *hamati*, gen. *hamati*. Hamate bone. 2nd declension masc. (adj.: masc. *hamatus*, fem. *hamata*, neut. *hamatum*. Hooked)
- *Hamulus*, pl. *hamuli*, gen. *hamuli*. Hamulus (lit. *small hook*). 2nd declension masc.
- *Haustrum*, pl. *haustra*, gen. *haustri*. Pouch from the lumen of the colon. 2nd declension neut.
- *Hiatus*, pl. *hiatus*, gen. *hiatus*. Gap, cleft. 4th declension masc.
- *Hilum*, pl. *hila*, gen. *hili*. Hilum (the part of an organ where the neurovascular bundle enters). 2nd declension neut.
- *Hircus*, pl. *hirci*, gen. *hirci*. Hircus (armpit hair, lit. *goat*). 2nd declension masc.
- *Humerus*, pl. *humeri*, gen. *humeri*. Humerus. 2nd declension masc.
- *Humor*, pl. *humores*, gen. *humoris*. Humor, fluid. 3rd declension masc.
- *Hypha*, pl. *hyphae*, gen. *hyphae*. Hypha, tubular cell (lit. Gr. *web*). 1st declension fem.
- *Hypophysis*, pl. *hypophyses*, gen. *hypophysis*. Pituitary gland (lit. *undergrowth*). 3rd declension
- *Hypothenar*, pl. *hypothenares*, gen. *hypothenaris*. Hypothenar (from Gr. *thenar*, the palm of the hand). 3rd declension

I

- *Ilium*, pl. *ilia*, gen. *ilii*. Iliac bone. 2nd declension neut.
- *In situ*. In position (from *situs*, pl. *situs*, gen. *situs*, site). 4th declension masc.
- *Incisura*, pl. *incisurae*, gen. *incisurae*. Incisure (from the verb *incido*, cut into). 1st declension fem.
- *Incus*, pl. *incudes*, gen. *incudis*. Incus (lit. *anvil*). 3rd declension fem.
- *Index*, pl. *indices*, gen. *indicis*. Index (second digit, forefinger), guide. 3rd declension masc.
- *Indusium*, pl. *indusia*, gen. *indusii*. Indusium (membrane, amnion). 2nd declension neut.
- *Inferior*, pl. *inferiores*, gen. *inferioris*. Inferior. 3rd declension masc.
- *Infundibulum*, pl. *infundibula*, gen. *infundibuli*. Infundibulum. 2nd declension neut.
- *Insula*, pl. *insulae*, gen. *insulae*. Insula. 1st declension fem.
- *Intermedius*, pl. *intermedii*, gen. *intermedii*. In the middle of. 2nd declension masc. (adj.: masc. *intermedius*, fem. *intermedia*, neut. *intermedium*)
- *Internus*, pl. *interni*, gen. *interni*. Internal. 2nd declension masc. (adj.: masc. *internus*, fem. *interna*, neut. *internum*)

- *Interosseus*, gen. *interossei*, pl. *interossei*. Interosseous. 2nd declension masc. (adj.: masc. *interosseus*, fem. *interossea*, neut. *interosseum*)
- *Intersectio*, pl. *intersectiones*, gen. *intersectionis*. Intersection. 3rd declension fem.
- *Interstitium*, pl. *interstitia*, gen. *interstitii*. Interstice. 2nd declension neut.
- *Intestinum*, pl. *intestina*, gen. *intestini*. Bowel. 2nd declension neut.
- *Iris*, pl. *irides*, gen. *iridis*. Iris. 3rd declension masc.
- *Ischium*, pl. *ischia*, gen. *ischii*. Ischium. 2nd declension neut.
- *Isthmus*, pl. Lat. *isthmi*, pl. Engl. *isthmuses*, gen. *isthmi*. Constriction, narrow passage. 2nd declension masc.

J

- *Jejunum*, pl. *jejuna*, gen. *jejuni*. Jejunum (from Lat. adj. *jejunus*, fasting, empty). 2nd declension neut.
- *Jugular*, pl. *jugulares*, gen. *jugularis*. Jugular vein (lit. relating to the throat, from Lat. *jugulus*, throat). 3rd declension
- *Junctura*, pl. *juncturae*, gen. *juncturae*. Joint, junction. 1st declension fem.

L

- *Labium*, pl. *labia*, gen. *labii*. Lip. 2nd declension neut.
- *Labrum*, pl. *labra*, gen. *labri*. Rim, edge, lip. 2nd declension neut.
- *Lacuna*, pl. *lacunae*, gen. *lacunae*. Pond, pit, hollow. 1st declension fem.
- *Lamellipodium*, pl. *lamellipodia*, gen. *lamellipodii*. Lamellipodium. 2nd declension neut.
- *Lamina*, pl. *laminae*, gen. *laminae*. Layer. 1st declension fem. *Lamina papyracea, lamina perpendicularis*
- *Larva*, pl. *larvae*, gen. *larvae*. Larva. 1st declension fem.
- *Larynx*, pl. Lat. *larynges*, pl. Engl. *larynxes*, gen. *laryngis*. Larynx. 3rd declension
- *Lateralis*, pl. *laterales*, gen. *lateralis*. Lateral. 3rd declension masc. (adj.: masc. *lateralis*, fem. *lateralis*, neut. *laterale*)
- *Latissimus*, pl. *latissimi*, gen. *latissimi*. Very wide, the widest. 2nd declension masc. (adj.: masc. *latissimus*, fem. *latissima*, neut. *latissimum*)
- *Latus*, pl. *latera*, gen. *lateris*. Flank. 3rd declension neut.
- *Latus*, pl. *lati*, gen. *lati*. Wide, broad. 2nd declension masc. (adj.: masc. *latus*, fem. *lata*, neut. *latum*)
- *Lemniscus*, pl. *lemnisci*, gen. *lemnisci*. Lemniscus (lit. *ribbon*). 2nd declension masc.

- *Lentigo*, pl. *lentigines*, gen. *lentiginis*. Lentigo (lit. *lentil-shaped spot*). 3rd declension
- *Levator*, pl. *levatores*, gen. *levatoris*. Lifter (from Lat. verb *levo*, to lift). 3rd declension masc.
- *Lien*, pl. *lienes*, gen. *lienis*. Spleen. 3rd declension masc.
- *Lienculus*, pl. *lienculi*, gen. *lienculi*. Accessory spleen. 2nd declension masc.
- *Ligamentum*, pl. *ligamenta*, gen. *ligamenti*. Ligament. 2nd declension neut.
- *Limbus*, pl. *limbi*, gen. *limbi*. Border, edge. 2nd declension masc.
- *Limen*, pl. *limina*, gen. *liminis*. Threshold. 3rd declension neut.
- *Linea*, pl. *lineae*, gen. *lineae*. Line. 1st declension fem.
- *Lingua*, pl. *linguae*, gen. *linguae*. Tongue. 1st declension fem.
- *Lingualis*, pl. *linguales*, gen. *lingualis*. Relative to the tongue. 3rd declension masc. (adj.: masc. *lingualis*, fem. *lingualis*, neut. *linguale*)
- *Lingula*, pl. *lingulae*, gen. *lingulae*. Lingula (tongue-shaped). 1st declension fem.
- *Liquor*, pl. *liquores*, gen. *liquoris*. Fluid. 3rd declension masc.
- *Lobulus*, pl. *lobuli*, gen. *lobuli*. Lobule. 2nd declension masc.
- *Lobus*, pl. *lobi*, gen. *lobi*. Lobe. 2nd declension masc.
- *Loculus*, pl. *loculi*, gen. *loculi*. Loculus (small chamber). 2nd declension masc.
- *Locus*, pl. *loci*, gen. *loci*. Locus (place, position, point). 2nd declension masc.
- *Longissimus*, pl. *longissimi*, gen. *longissimi*. Very long, the longest. 2nd declension masc. (adj.: masc. longissimus, fem. longissima, neut. longissimum). *Longissimus dorsi/capitis mm.* (long muscle of the back/head)
- *Longus*, pl. *longi*, gen. *longi*. Long. 2nd declension masc. (adj.: masc. *longus*, fem. *longa*, neut. *longum*). *Longus colli m.* (long muscle of the neck)
- *Lumbar*, pl. *lumbares*, gen. *lumbaris*. Lumbar. 3rd declension
- *Lumbus*, pl. *lumbi*, gen. *lumbi*. Loin. 2nd declension masc.
- *Lumen*, pl. *lumina*, gen. *luminis*. Lumen. 3rd declension neut.
- *Lunatum*, pl. *lunata*, gen. *lunati*. Lunate bone, crescent-shaped structure. 2nd declension neut. (adj.: masc. *lunatus*, fem. *lunata*, neut. *lunatum*) Lunula, pl. lunulae, gen. lunulae. Lunula. 1st declension fem.
- *Lymphonodus*, pl. *lymphonodi*, gen. *lymphonodi*. Lymph node. 2nd declension masc.

M
- *Macula*, pl. *maculae*, gen. *maculae*. Macula, spot. 1st declension fem.

- *Magnus*, pl. *magni*, gen. *magni*. Large, great. 2nd declension masc. (adj.: masc. *magnus*, fem. *magna*, neut. *magnum*)
- *Major*, pl. *majores*, gen. *majoris*. Greater. 3rd declension masc./fem.
- *Malleolus*, pl. *malleoli*, gen. *malleoli*. Malleolus (lit. *small hammer*). 2nd declension masc.
- *Malleus*, pl. *mallei*, gen. *mallei*. Malleus (lit. *hammer*). 2nd declension masc.
- *Mamilla*, pl. *mamillae*, gen. *mamillae*. Mamilla. 1st declension fem.
- *Mamma*, pl. *mammae*, gen. *mammae*. Breast. 1st declension fem.
- *Mandibula*, pl. *mandibulae*, gen. *mandibulae*. Jaw. 1st declension fem.
- *Mandibular*, pl. *mandibulares*, gen. *mandibularis*. Relative to the jaw. 3rd declension
- *Manubrium*, pl. *manubria*, gen. *manubrii*. Manubrium (lit. *handle*). 2nd declension neut. *Manubrium sterni*, pl. *manubria sterna* (superior part of the sternum)
- *Manus*, pl. *manus*, gen. *manus*. Hand. 4th declension fem.
- *Margo*, pl. *margines*, gen. *marginis*. Margin. 3rd declension fem.
- *Matrix*, pl. *matrices*, gen. *matricis*. Matrix (formative portion of a structure, surrounding substance). 3rd declension fem.
- *Maxilla*, pl. *maxillae*, gen. *maxillae*. Maxilla. 1st declension fem.
- *Maximus*, pl. *maximi*, gen. *maximi*. The greatest, the biggest, the largest. 2nd declension masc. (adj.: masc. *maximus*, fem. *maxima*, neut. *maximum*)
- *Meatus*, pl. *meatus*, gen. *meatus*. Meatus, canal. 4th declension masc.
- *Medialis*, pl. *mediales*, gen. *medialis*. Medial. 3rd declension masc./fem. (adj.: masc. *medialis*, fem. *medialis*, neut. *mediale*)
- *Medium*, pl. *media*, gen. *medii*. Substance, culture medium, means. 2nd declension neut.
- *Medulla*, pl. *medullae*, gen. *medullae*. Marrow. 1st declension fem. *Medulla oblongata* (caudal portion of the brainstem), *medulla spinalis*
- *Membrana*, pl. *membranae*, gen. *membranae*. Membrane. 1st declension fem.
- *Membrum*, pl. *membra*, gen. *membri*. Limb. 2nd declension neut.
- *Meningitis*, pl. *meningitides*, gen. *meningitidis*. Meningitis. 3rd declension fem.
- *Meningococcus*, pl. *meningococci*, gen. *meningococci*. Meningococcus. 2nd declension masc.
- *Meninx*, pl. *meninges*, gen. *meningis*. Meninx. 3rd declension
- *Meniscus*, pl. *menisci*, gen. *menisci*. Meniscus. 2nd declension masc.
- *Mentum*, pl. *menti*, gen. *menti*. Chin. 2nd declension masc.

- *Mesocardium*, pl. *mesocardia*, gen. *mesocardii*. Mesocardium. 2nd declension neut.
- *Mesothelium*, pl. *mesothelia*, gen. *mesothelii*. Mesothelium. 2nd declension neut.
- *Metacarpus*, pl. *metacarpi*, gen. *metacarpi*. Metacarpus. 2nd declension masc.
- *Metaphysis*, pl. *metaphyses*, gen. *metaphysis*. Metaphysis. 3rd declension
- *Metastasis*, pl. *metastases*, gen. *metastasis*. Metastasis. 3rd declension
- *Metatarsus*, pl. *metatarsi*, gen. *metatarsi*. Metatarsus. 2nd declension masc.
- *Microvillus*, pl. *microvilli*, gen. *microvilli*. Microvillus (from *villus*, hair). 2nd declension masc.
- *Minimus*, pl. *minimi*, gen. *minimi*. The smallest, the least. 2nd declension masc. (adj.: masc. *minimus*, fem. *minima*, neut. *minimum*)
- *Minor*, pl. *minores*, gen. *minoris*. Lesser. 3rd declension masc.
- *Mitochondrion*, pl. *mitochondria*, gen. *mitochondrium*. Mitochondrion. 3rd declension neut.
- *Mitosis*, pl. *mitoses*, gen. *mitosis*. Mitosis. 3rd declension (from Gr. *mitos*, thread)
- *Mons*, pl. *montes*, gen. *montis*. Mons (lit. *mountain*). 3rd declension masc.
- *Mors*, pl. *mortes*, gen. *mortis*, acc. *mortem*. Death. 3rd declension fem.
- *Mucolipidosis*, pl. *mucolipidoses*, gen. *mucolipidosis*. Mucolipidosis. 3rd declension masc./fem.
- *Mucro*, pl. *mucrones*, gen. *mucronis*. Sharp-tipped structure. 3rd declension masc. *Mucro sterni* (sternal xyphoides)
- *Musculus*, pl. *musculi*, gen. *musculi*. Muscle. 2nd declension masc.
- *Mycelium*, pl. *mycelia*, gen. *mycelii*. Mycelium, mass of hyphae. 2nd declension neut.
- *Mycoplasma*, pl. *mycoplasmata*, gen. *mycoplasmatis*. Mycoplasma. 3rd declension neut.
- *Mylohyoideus m.*, pl. *mylohyoidei*, gen. *mylohyoidei*. 2nd declension masc.
- *Myocardium*, pl. *myocardia*, gen. *myocardii*. Myocardium. 2nd declension neut.
- *Myofibrilla*, pl. *myofibrillae*, gen. *myofibrillae*. Myofibrilla. 1st declension fem.
- *Myrinx*, pl. *myringes*, gen. *myringis*. Eardrum. 3rd declension

N

- *Naris*, pl. *nares*, gen. *naris*. Nostril. 3rd declension fem.

- *Nasus*, pl. *nasi*, gen. *nasi*. Nose. 2nd declension masc.
- *Navicularis*, pl. *naviculares*, gen. *navicularis*. Ship shaped. 3rd declension masc.
- *Nebula*, pl. *nebulae*, gen. *nebulae*. Mist, cloud (corneal nebula, corneal opacity). 1st declension fem.
- *Neisseria*, pl. *neisseriae*, gen. *neisseriae*. Neisseria. 1st declension fem.
- *Nephritis*, pl. *nephritides*, gen. *nephritidis*. Nephritis 3rd declension
- *Nervus*, pl. *nervi*, gen. *nervi*. Nerve. 2nd declension masc.
- *Neuritis*, pl. *neuritides*, gen. *neuritidis*. Neuritis. 3rd declension
- *Neurosis*, pl. *neuroses*, gen. *neurosis*. Neurosis. 3rd declension
- *Nevus*, pl. *nevi*, gen. *nevi*. Nevus (lit. mole on the body, birthmark). 2nd declension masc.
- *Nidus*, pl. *nidi*, gen. *nidi*. Nidus (lit. *nest*). 2nd declension masc.
- *Nodulus*, pl. *noduli*, gen. *noduli*. Nodule (small node, knot). 2nd declension masc.
- *Nucleolus*, pl. *nucleoli*, gen. *nucleoli*. Nucleolus (small nucleus). 2nd declension masc.
- *Nucleus*, pl. *nuclei*, gen. *nuclei*. Nucleus (central part, core, lit. *inside of a nut*). 2nd declension masc.

O

- *Obliquus*, pl. *obliqui*, gen. *obliqui*. Oblique. 2nd declension masc. (adj.: masc. *obliquus*, fem. *obliqua*, neut. *obliquum*)
- *Occiput*, pl. *occipita*, gen. *occipitis*. Occiput (back of the head). 3rd declension neut.
- *Oculentum*, pl. *oculenta*, gen. *oculenti*. Eye ointment. 2nd declension neut.
- *Oculus*, pl. *oculi*, gen. *oculi*. Eye. 2nd declension masc.
- *Oliva*, pl. *olivae*, gen. *olivae*. Rounded elevation (lit. *olive*). 1st declension fem.
- *Omentum*, pl. *omenta*, gen. *omenti*. Peritoneal fold. 2nd declension neut.
- *Oogonium*, pl. *oogonia*, gen. *oogonii*. Oocyte. 2nd declension neut.
- *Operculum*, pl. *opercula*, gen. *operculi*. Operculum, cover (lit. *lesser lid*). 2nd declension neut.
- *Orbicularis m.*, pl. *orbiculares*, gen. *orbicularis*. Muscle encircling a structure. 3rd declension masc. (adj.: masc. *orbicularis*, fem. *orbicularis*, neut. *orbiculare*)
- *Organum*, pl. *organa*, gen. *organi*. Organ. 2nd declension neut.
- *Orificium*, pl. *orificia*, gen. *orificii*. Opening, orifice. 2nd declension neut.
- *Os*, pl. *ora*, gen. *oris*. Mouth. 3rd declension neut. *Os* + genitive case: *os coccyges* (coccigeal bone), *os ischii* (ischium)
- *Os*, pl. *ossa*, gen. *ossis*. Bone. 3rd declension neut.

- *Ossiculum*, pl. *ossicula*, gen. *ossiculi*. Ossicle, small bone. 2nd declension masc.
- *Ostium*, pl. *ostia*, gen. *ostii*. Opening into a tubular organ, entrance. 2nd declension neut.
- *Ovalis*, pl. *ovales*, gen. *ovalis*. Oval. 3rd declension masc. (adj.: masc. *ovalis*, fem. *ovalis*, neut. *ovale*)
- *Ovarium*, pl. *ovaria*, gen. *ovarii*. Ovary. 2nd declension neut.
- *Ovulum*, pl. *ovula*, gen. *ovuli*. Ovule. 2nd declension neut.

P

- *Palatum*, pl. *palata*, gen. *palati*. Palate. 2nd declension neut.
- *Palma*, pl. *palmae*, gen. *palmae*. Palm. 1st declension fem.
- *Palmaris*, pl. *palmares*, gen. *palmaris*. Relative to the palm of the hand. 3rd declension masc. (adj.: masc. *palmaris*, fem. *palmaris*, neut. *palmare*)
- *Palpebra*, pl. *palpebrae*, gen. *palpebrae*. Eyelid. 1st declension fem.
- *Pancreas*, pl. *pancreates/pancreata*, gen. *pancreatis*. Pancreas. 3rd declension fem./neut.
- *Panniculus*, pl. *panniculi*, gen. *panniculi*. Panniculus (a layer of tissue, from *pannus*, pl. *panni*, cloth). 2nd declension masc.
- *Pannus*, pl. *panni*, gen. *panni*. Pannus (lit. *cloth*). 2nd declension masc.
- *Papilla*, pl. *papillae*, gen. *papillae*. Papilla (lit. *nipple*). 1st declension fem.
- *Paralysis*, pl. *paralyses*, gen. *paralysos/paralysis*. Palsy. 3rd declension fem.
- *Parametrium*, pl. *parametria*, gen. *parametrii*. Parametrium. 2nd declension neut.
- *Paries*, pl. *parietes*, gen. *parietis*. Wall. 3rd declension masc.
- *Pars*, pl. *partes*, gen. *partis*. Part. 3rd declension fem.
- *Patella*, pl. *patellae*, gen. *patellae*. Patella. 1st declension fem.
- *Pectoralis m.*, pl. *pectorales*, gen. *pectoralis*. Pectoralis muscle. 3rd declension masc. (adj.: masc. *pectoralis*, fem. *pectoralis*, neut. *pectorale*)
- *Pectus*, pl. *pectora*, gen. *pectoris*. Chest. 3rd declension neut. *Pectus excavatum, pectus carinatum*
- *Pediculus*, pl. *pediculi*, gen. *pediculi*. 1. Pedicle. 2. Louse. 2nd declension masc.
- *Pedunculus*, pl. *pedunculi*, gen. *pedunculi*. Pedicle. 2nd declension masc.
- *Pelvis*, pl. *pelves*, gen. *pelvis*. Pelvis. 3rd declension fem.
- *Penis*, pl. *penes*, gen. *penis*. Penis. 3rd declension masc.
- *Perforans*, pl. *perforantes*, gen. *perforantis*. Something which pierces a structure. 3rd declension masc.

- *Pericardium*, pl. *pericardia*, gen. *pericardii*. Pericardium. 2nd declension neut.
- *Perimysium*, pl. *perimysia*, gen. *perimysii*. Perimysium (from Gr. *mysia*, muscle). 2nd declension neut.
- *Perineum*, pl. *perinea*, gen. *perinei*. Perineum. 2nd declension neut.
- *Perineurium*, pl. *perineuria*, gen. *perineurii*. Perineurium (from Gr. *neuron*, nerve). 2nd declension neut.
- *Periodontium*, pl. *periodontia*, gen. *periodontii*. Periodontium (from Gr. *odous*, tooth). 2nd declension neut.
- *Perionychium*, pl. *perionychia*, gen. *perionychii*. Perionychium (from Gr. *onyx*, nail). 2nd declension neut.
- *Periosteum*, pl. *periostea*, gen. *periosteii*. Periosteum (from Gr. *osteon*, bone). 2nd declension neut.
- *Periostosis*, pl. *periostoses*, gen. *periostosis*. Periostosis. 3rd declension
- *Peritoneum*, pl. *peritonea*, gen. *peritonei*. Peritoneum. 2nd declension neut.
- *Peroneus m.*, pl. *peronei*, gen. *peronei*. Peroneal bone. 2nd declension masc.
- *Pes*, pl. *pedes*, gen. *pedis*. Foot. 3rd declension masc.
- *Petechia*, pl. *petechiae*, gen. *petechiae*. Petechiae (tiny hemorrhagic spots). 1st declension fem.
- *Phalanx*, pl. *phalanges*, gen. *phalangis*. Phalanx (long bones of the digits). 3rd declension fem. *Os phalangi*, pl. *ossa phalangium*
- *Phallus*, pl. *phalli*, gen. *phalli*. Phallus, penis. 2nd declension masc.
- *Pharynx*, pl. *pharynges*, gen. *pharyngis*. Pharynx. 3rd declension
- *Philtrum*, pl. *philtra*, gen. *philtri*. Philtrum. 2nd declension neut.
- *Phimosis*, pl. *phimoses*, gen. *phimosis*. Phimosis. 3rd declension masc.
- *Phlyctena*, pl. *phlyctenae*, gen. *phlyctenae*. Phlyctena (small blister). 1st declension fem.
- *Pia mater*, pl. *piae matres*, gen. *piae matris*. Pia mater (inner meningeal layer of tissue). 1st declension fem. (adj.: masc. *pius*, fem. *pia*, neut. *pium*, tender)
- *Placenta*, pl. *placentae*, gen. *placentae*. Placenta (lit. *cake*). 1st declension fem.
- *Planta*, pl. *plantae*, gen. *plantae*. Plant, sole. 1st declension fem.
- *Plantar*, pl. *plantaria*, gen. *plantaris*. Relating to the sole of the foot. 3rd declension neut.
- *Planum*, pl. *plana*, gen. *plani*. Plane. 2nd declension neut.
- *Platysma m.*, pl. *platysmata*, gen. *platysmatis*. Platysma. 3rd declension neut.
- *Pleura*, pl. *pleurae*, gen. *pleurae*. Pleura. 1st declension fem.

- *Plica*, pl. *plicae*, gen. *plicae*. Fold. 1ˢᵗ declension fem.
- *Pneumoconiosis*, pl. *pneumoconioses*, gen. *pneumoconiosis*. Pneumoconiosis. 3ʳᵈ declension
- *Pollex*, pl. *pollices*, gen. *pollicis*. Thumb. 3ʳᵈ declension masc.
- *Polus*, pl. *poli*, gen. *poli*. Pole. 2nd declension masc.
- *Pons*, pl. *pontes*, gen. *pontis*. Pons (lit. *bridge*). 3ʳᵈ declension masc.
- *Porta*, pl. *portae*, gen. *portae*. Porta (from Lat. verb *porto*, carry, bring). 1ˢᵗ declension fem.
- *Portio*, pl. *portiones*, gen. *portionis*. Portion. 3ʳᵈ declension fem.
- *Porus*, pl. *pori*, gen. *pori*. Pore. 2ⁿᵈ declension masc.
- *Posterior*, pl. *posteriores*, gen. *posterioris*. Coming after. 3ʳᵈ declension
- *Praeputium*, pl. *praeputia*, gen. *praeputii*. Prepuce, foreskin. 2ⁿᵈ declension neut.
- *Princeps*, pl. *principes*, gen. *principis*. Princeps (first, foremost, leading). 3ʳᵈ declension masc.
- *Processus*, pl. *processus*, gen. *processus*. Process. 4ᵗʰ declension masc.
- *Profunda*, pl. *profundae*, gen. *profundae*. Deep. 1ˢᵗ declension fem. (adj.: masc. *profundus*, fem. *profunda*, neut. *profundum*). *Vena femoralis profunda*, deep femoral vein
- *Prominentia*, pl. *prominentiae*, gen. *prominentiae*. Prominence. 1ˢᵗ declension fem.
- *Promontorium*, pl. *promontoria*, gen. *promontorii*. Promontorium. 2ⁿᵈ declension neut.
- *Pronator*, pl. *pronatores*, gen. *pronatoris*. A muscle that serves to pronate. 3ʳᵈ declension masc. *Pronator teres m.*, *pronator quadratus m.*
- *Prophylaxis*, pl. *prophylaxes*, gen. *prophylaxis*. Prophylaxis (from Gr. *prophylasso*, take precaution). 3ʳᵈ declension
- *Proprius*, pl. *proprii*, gen. *proprii*. Own. 2ⁿᵈ declension masc. (adj.: masc. *proprius*, fem. *propria*, neut. *proprium*)
- *Prosthesis*, pl. *prostheses*, gen. *prosthesis*. Prosthesis. 3ʳᵈ declension fem.
- *Psychosis*, pl. *psychoses*, gen. *psychosis*. Psychosis. 3ʳᵈ declension fem.
- *Ptosis*, pl. *ptoses*, gen. *ptosis*. Ptosis. 3ʳᵈ declension
- *Pubes*, pl. *pubes*, gen. *pubis*. Pubis. 3ʳᵈ declension fem.
- *Pudendum*, pl. *pudenda*, gen. *pudendi*. Relative to the external genitals (lit. *shameful*). 2ⁿᵈ declension neut. (adj.: masc. *pudendus*, fem. *pudenda*, neut. *pudendum*)
- *Puerpera*, pl. *puerperae*, gen. *puerperae*. Puerpera. 1ˢᵗ declension fem.
- *Puerperium*, pl. *puerperia*, gen. *puerperii*. Puerperium. 2ⁿᵈ declension neut.
- *Pulmo*, pl. *pulmones*, gen. *pulmonis*. Lung. 3ʳᵈ declension masc.

- *Punctata*, pl. *punctatae*, gen. *punctatae*. Pointed. 1st declension fem.
- *Punctum*, pl. *puncta*, gen. *puncti*. Point. 2nd declension neut.
- *Pylorus*, pl. *pylori*, gen. *pylori*. Pylorus. 2nd declension masc.
- *Pyramidalis m.*, pl. *pyramidales*, gen. *pyramidalis*. Pyramidal. 3rd declension masc. (adj.: masc. *pyramidalis*, fem. *pyramidalis*, neut. *pyramidale*)
- *Pyriformis m.*, pl. *pyriformes*, gen. *pyriformis*. Pear-shaped. 3rd declension masc. (adj.: masc. *pyriformis*, fem. *pyriformis*, neut. *pyriforme*)

Q

- *Quadratus*, pl. *quadrati*, gen. *quadrati*. Square. 2nd declension masc. (adj.: masc. *quadratus*, fem. *quadrata*, neut. *quadratum*)
- *Quadrigemina*, pl. *quadrigeminae*, gen. *quadrigeminae*. Fourfold, in four parts. 1st declension fem. (adj.: *quadrigeminus*, fem. *quadrigemina*, neut. *quadrigeminum*)

R

- *Rachis*, pl. Lat. *rachides*, pl. Engl. *rachises*, gen. *rachidis*. Rachis, vertebral column. 3rd declension
- *Radiatio*, pl. *radiationes*, gen. *radiationis*. Radiation. 3rd declension fem.
- *Radius*, pl. *radii*, gen. *radii*. Radius. 2nd declension masc.
- *Radix*, pl. *radices*, gen. *radicis*. Root, base. 3rd declension fem.
- *Ramus*, pl. *rami*, gen. *rami*. Branch. 2nd declension masc.
- *Receptaculum*, pl. *receptacula*, gen. *receptaculi*. Receptacle, reservoir. 2nd declension neut.
- *Recessus*, pl. *recessus*, gen. *recessus*. Recess. 4th declension masc.
- *Rectus*, pl. *recti*, gen. *recti*. Right, straight (adj.: masc. *rectus*, fem. *recta*, neut. *rectum*). *Rectus abdominis m.*
- *Regio*, pl. *regiones*, gen. *regionis*. Region. 3rd declension fem.
- *Ren*, pl. *renes*, gen. *renis*. Kidney. 3rd declension masc.
- *Rete*, pl. *retia*, gen. *Retis*. Network, net. 3rd declension neut. *Rete mirabilis*
- *Reticulum*, pl. *reticula*, gen. *reticuli*. Reticulum. 2nd declension neut.
- *Retinaculum*, pl. *retinacula*, gen. *retinaculi*. Retinaculum (retaining band or ligament). 2nd declension neut.
- *Rima*, pl. *rimae*, gen. *rima*. Fissure, slit. 1st declension fem.
- *Rostrum*, pl. *rostra*, gen. *rostri*. Rostrum (beak-shaped structure). 2nd declension neut.
- *Rotundum*, pl. *rotunda*, gen. *rotundi*. Round declension (adj.: masc. *rotundus*, fem. *rotunda*, neut. *Ruga*, pl. *rugae*, gen. *rugae*. Wrinkle, fold. 1st declension fem.

S

- *Sacculus*, pl. *sacculi*, gen. *sacculi*. Small pouch. 2nd declension masc.
- *Saccus*, pl. *sacci*, gen. *sacci*. Pouch. 2nd declension masc.
- *Sacrum*, pl. *sacra*, gen. *sacri*. Sacral bone (lit. *sacred vessel*). 2nd declension neut.
- *Salpinx*, pl. *salpinges*, gen. *salpingis*. Fallopian tube. 3rd declension
- *Sartorius m.*, pl. *sartorii*, gen. *sartorii*. Sartorius muscle (tailor's muscle). 2nd declension masc.
- *Scalenus m.*, gen. *scaleni*, pl. *scaleni*. Uneven. 2nd declension masc.
- *Scapula*, pl. *scapulae*, gen. *scapulae*. Scapula, shoulder blade. 1st declension fem.
- *Sclerosis*, pl. *scleroses*, gen. *sclerosis*. Sclerosis. 3rd declension
- *Scolex*, pl. *scoleces*, gen. *scolecis*. Scolex. 3rd declension
- *Scotoma*, pl. *scotomata*, gen. *scotomatis*. Scotoma. 3rd declension neut.
- *Scrotum*, pl. *scrota*, gen. *scroti*. Scrotum. 2nd declension neut.
- *Scutulum*, pl. *scutula*, gen. *scutuli*. Scutulum. 2nd declension neut.
- *Scybalum*, pl. *scybala*, gen. *scybali*. Scybalum. 2nd declension neut.
- *Segmentum*, pl. *segmenta*, gen. *segmenti*. Segment. 2nd declension neut.
- *Sella turcica*, pl. *sellae turcicae*, gen. *sellae turcicae*. Turkish chair. 1st declension fem.
- *Semen*, pl. *semina*, gen. *seminis*. Semen. 3rd declension neut.
- *Semimembranosus m.*, pl. *semimembranosi*, gen. *semimembranosi*. 2nd declension masc.
- *Semitendinosus m.*, pl. *semitendinosi*, gen. *semitendinosi*. 2nd declension masc.
- *Sensorium*, pl. *sensoria*, gen. *sensorii*. Sensorium. 2nd declension neut.
- *Sepsis*, pl. *sepses*, gen. *sepsis*. Sepsis. 3rd declension
- *Septum*, pl. *septa*, gen. *septi*. Septum. 2nd declension neut.
- *Sequela*, pl. *sequelae*, gen. *sequelae*. Sequela. 1st declension fem.
- *Sequestrum*, pl. *sequestra*, gen. *sequestri*. Sequestrum (from sequester, go-between). 2nd declension neut.
- *Serosa*, pl. *serosae*, gen. *serosae*. Serosa. 1st declension fem.
- *Serratus m.*, pl. *serrati*, gen. *serrati*. Serrated, toothed like a saw. 2nd declension masc.
- *Serum*, pl. *sera*, gen. *seri*. Serum (lit. *whey*). 2nd declension neut.
- *Sinciput*, pl. *sincipita*, gen. *sincipitis*. Sinciput. 3rd declension neut.
- *Sinus*, pl. *sinus*, gen. *sinus*. Sinus. 4th declension masc.
- *Soleus m.*, pl. *solei*, gen. *solei*. Soleus. 2nd declension masc.
- *Spatium*, pl. *spatia*, gen. *spatii*. Space. 2nd declension neut.
- *Spectrum*, pl. *spectra*, gen. *spectri*. Spectrum. 2nd declension neut.
- *Sphincter*, pl. Lat. *sphincteres*, pl. Engl. *sphincters*, gen. *sphincteris*.

Sphincter. 3rd declension masc.

- *Spiculum*, pl. *spicula*, gen. *spiculi*. Spike (lit. *sting*). 2nd declension neut.
- *Spina*, pl. *spinae*, gen. *spinae*. Spine. 1st declension fem.
- *Splenium*, pl. *splenia*, gen. *splenii*. Splenium. 2nd declension neut. *Splenius capitis/colli m.*
- *Splenunculus*, pl. *splenunculi*, gen. *splenunculi*. Accessory spleen. 2nd declension masc.
- *Sputum*, pl. *sputa*, gen. *sputi*. Sputum. 2nd declension neut.
- *Squama*, pl. *squamae*, gen. *squamae*. Squama (scale, plate-like structure). 1st declension fem.
- *Stapes*, pl. *stapedes*, gen. *stapedis*. Stapes. 3rd declension masc.
- *Staphylococcus*, pl. *staphylococci*, gen. *staphylococci*. Staphylococcus. 2nd declension masc.
- *Stasis*, pl. *stases*, gen. *stasis*. Stasis. 3rd declension masc.
- *Statoconium*, pl. *statoconia*, gen. *statoconii*. Statoconium. 2nd declension neut.
- *Stenosis*, pl. *stenoses*, gen. *stenosis*. Stenosis. 3rd declension
- *Stereocilium*, pl. *stereocilia*, gen. *stereocilii*. Stereocilium. 2nd declension neut.
- *Sternocleidomastoideus m.*, pl. *sternocleidomastoidei*, gen. *sternocleidomastoidei*. 2nd declension masc.
- *Sternum*, pl. *sterna*, gen. *sterni*. Sternum. 2nd declension neut.
- *Stigma*, pl. *stigmata*, gen. *stigmatis*. Stigma (mark aiding in diagnosis). 3rd declension neut.
- *Stimulus*, pl. *stimuli*, gen. *stimuli*. Stimulus (lit. *spur*). 2nd declension masc.
- *Stoma*, pl. *stomata*, gen. *stomatis*. Stoma, opening, hole. 3rd declension neut.
- *Stratum*, pl. *strata*, gen. *strati*. Stratum. 2nd declension neut.
- *Stria*, pl. *striae*, gen. *striae*. Fluting, channel. 1st declension fem.
- *Stroma*, pl. *stromata*, gen. *stromatis*. Stroma. 3rd declension neut.
- *Struma*, pl. *strumae*, gen. *strumae*. Struma. 1st declension fem.
- *Subiculum*, pl. *subicula*, gen. *subiculi*. Subiculum. 2nd declension neut.
- *Substantia*, pl. *substantiae*, gen. *substantiae*. Substance. 1st declension fem.
- *Sulcus*, pl. *sulci*, gen. *sulci*. Sulcus. 2nd declension masc.
- *Supercilium*, pl. *supercilia*, gen. *supercilii*. Eyebrow. 2nd declension neut.
- *Superficialis*, pl. *superficiales*, gen. *superficialis*. Superficial. 3rd declension masc. (adj.: masc. *superficialis*, fem. *superficialis*, neut. *superficiale*)
- *Superior*, pl. *superiores*, gen. *superioris*. Higher, upper, greater. 3rd declension

- *Sustentaculum*, pl. *sustentacula*, gen. *sustentaculi*. Sustentaculum. 2nd declension neut.
- *Sutura*, pl. *suturae*, gen. *suturae*. Suture. 1st declension fem.
- *Symphysis*, pl. *symphyses*, gen. *symphysis*. Symphysis. 3rd declension
- *Synchondrosis*, pl. *synchondroses*, gen. *synchondrosis*. Synchondrosis. 3rd declension
- *Syncytium*, pl. *syncytia*, gen. *syncytii*. Syncytium. 2nd declension neut.
- *Syndesmosis*, pl. *syndesmoses*, gen. *syndesmosis*. Syndesmosis. 3rd declension
- *Synechia*, pl. *synechiae*, gen. *synechiae*. Synechia. 1st declension fem.
- *Syrinx*, pl. *syringes*, gen. *syringis*. Syrinx. 3rd declension

T

- *Talus*, pl. *tali*, gen. *tali*. Talus. 2nd declension masc.
- *Tarsus*, pl. *tarsi*, gen. *tarsi*. Tarsus. 2nd declension masc.
- *Tectum*, pl. *tecta*, gen. *tecti*. Roof. 2nd declension neut.
- *Tegmen*, pl. *tegmina*, gen. *tegminis*. Roof, covering. 3rd declension neut.
- *Tegmentum*, pl. *tegmenta*, gen. *tegmenti*. Covering. 2nd declension neut.
- *Tela*, pl. *telae*, gen. *telae*. Membrane (lit. *web*). 1st declension fem.
- *Telangiectasis*, pl. *telangiectases*, gen. *telangiectasis*. Telangiectasis. 3rd declension
- *Temporalis m.*, pl. *temporales*, gen. *temporalis*. 3rd declension masc. (adj.: masc. *temporalis*, fem. *temporalis*, neut. *temporale*)
- *Tenaculum*, pl. *tenacula*, gen. *tenaculi*. Surgical clamp. 2nd declension neut.
- *Tendo*, pl. *tendines*, gen. *tendinis*. Tendon, sinew (from verb *tendo*, stretch). 3rd declension masc.
- *Tenia*, pl. *teniae*, gen. *teniae*. Tenia. 1st declension fem.
- *Tensor*, pl. *tensores*, gen. *tensoris*. Something that stretches, that tenses a muscle. 3rd declension masc.
- *Tentorium*, pl. *tentoria*, gen. *tentorii*. Tentorium. 2nd declension neut.
- *Teres*, pl. *teretes*, gen. *teretis*. Round and long. 3rd declension masc.
- *Testis*, pl. *testes*, gen. *testis*. Testicle. 3rd declension masc.
- *Thalamus*, pl. *thalami*, gen. *thalami*. Thalamus (lit. *marriage bed*). 2nd declension masc.
- *Theca*, pl. *thecae*, gen. *thecae*. Theca, envelope (lit. *case*, *box*). 1st declension fem.
- *Thelium*, pl. *thelia*, gen. *thelii*. Nipple. 2nd declension neut.
- *Thenar*, pl. *thenares*, gen. *thenaris*. Relative to the palm of the hand. 3rd declension neut.
- *Thesis*, pl. *theses*, gen. *thesis*. Thesis. 3rd declension fem.

- *Thorax*, pl. *thoraces*, gen. *thoracos/thoracis*. Chest. 3rd declension masc.
- *Thrombosis*, pl. *thromboses*, gen. *thombosis*. Thrombosis. 3rd declension
- *Thrombus*, pl. *thrombi*, gen. *thrombi*. Thrombus, clot (from Gr. *thrombos*). 2nd declension masc.
- *Thymus*, pl. *thymi*, gen. *thymi*. Thymus. 2nd declension masc.
- *Tibia*, pl. *tibiae*, gen. *tibiae*. Tibia. 1st declension fem.
- *Tonsilla*, pl. *tonsillae*, gen. *tonsillae*. Tonsil. 1st declension fem.
- *Tophus*, pl. *tophi*, gen. *tophi*. Tophus. 2nd declension masc.
- *Torulus*, pl. *toruli*, gen. *toruli*. Papilla, small elevation. 2nd declension masc.
- *Trabecula*, pl. *trabeculae*, gen. *trabeculae*. Trabecula (supporting bundle of either osseous or fibrous fibers). 1st declension fem.
- *Trachea*, pl. *tracheae*, gen. *tracheae*. Trachea. 1st declension fem.
- *Tractus*, pl. *tractus*, gen. *tractus*. Tract. 4th declension masc.
- *Tragus*, pl. *tragi*, gen. *tragi*. Tragus, hircus. 2nd declension masc.
- *Transversalis*, pl. *transversales*, gen. *transversalis*. Transverse. 3rd declension (adj.: masc. *transversalis*, fem. *transversalis*, neut. *transversale*)
- *Transversus*, pl. *transversi*, gen. *transversi*. Lying across, from side to side. 2nd declension masc. (adj.: masc. *transversus*, fem. *transversa*, neut. *transversum*)
- *Trapezium*, pl. *trapezia*, gen. *trapezii*. Trapezium bone. 2nd declension neut.
- *Trauma*, pl. *traumata*, gen. *traumatis*. Trauma. 3rd declension neut.
- *Triangularis*, pl. *triangulares*, gen. *triangularis*. Triangular. 3rd declension masc. (adj.: masc. *triangularis*, fem. *triangularis*, neut. *triangulare*)
- *Triceps*, pl. *tricipes*, gen. *tricipis*. Triceps (from *ceps*, pl. *cipes*, gen. *cipis*, headed). 3rd declension masc.
- *Trigonum*, pl. *trigona*, gen. *trigoni*. Trigonum (lit. *triangle*). 2nd declension neut.
- *Triquetrum*, pl. *triquetra*, gen. *triquetri*. Triquetrum, triquetral bone, pyramidal bone. 2nd declension neut. (adj.: masc. *triquetrus*, fem. *triquetra*, neut. *triquetrum*. Three-cornered, triangular)
- *Trochlea*, pl. *trochleae*, gen. *trochleae*. Trochlea (lit. *pulley*). 1st declension fem.
- *Truncus*, pl. *trunci*, gen. *trunci*. Trunk. 2nd declension masc.
- *Tuba*, pl. *tubae*, gen. *tubae*. Tube. 1st declension fem.
- *Tuberculum*, pl. *tubercula*, gen. *tuberculi*. Tuberculum, swelling, protuberance. 2nd declension neut.
- *Tubulus*, pl. *tubuli*, gen. *tubuli*. Tubule. 2nd declension masc.
- *Tunica*, pl. *tunicae*, gen. *tunicae*. Tunic. 1st declension fem.
- *Tylosis*, pl. *tyloses*, gen. *tylosis*. Tylosis (callosity). 3rd declension

- *Tympanum*, pl. *tympana*, gen. *tympani*. Tympanum, eardrum (lit. *Small drum*). 2nd declension neut.

U

- *Ulcus*, pl. *ulcera*, gen. *ulceris*. Ulcer. 3rd declension neut.
- *Ulna*, pl. *ulnae*, gen. *ulnae*. Ulna (lit. *forearm*). 1st declension fem.
- *Umbilicus*, pl. *umbilici*, gen. *umbiculi*. Navel. 2nd declension masc.
- *Uncus*, pl. *unci*, gen. *unci*. Uncus (lit. *hook, clamp*). 2nd declension masc.
- *Unguis*, pl. *ungues*, gen. *unguis*. Nail, claw. 3rd declension masc.
- *Uterus*, pl. *uteri*, gen. *uteri*. Uterus, womb. 2nd declension masc.
- *Utriculus*, pl. *utriculi*, gen. *utriculi*. Utriculus (lit. *wineskin*). 2nd declension masc.
- *Uveitis*, pl. *uveitides*, gen. *uveitidis*. Uveítis. 3rd declension fem.
- *Uvula*, pl. *uvulae*, gen. *uvulae*. Uvula (lit. *small grape*, from *uva*, pl. *uvae*, grape). 1st declension fem.

V

- *Vagina*, pl. *vaginae*, gen. *vaginae*. Vagina, sheath. 1st declension fem.
- *Vaginitis*, pl. *vaginitides*, gen. *vaginitidis*. Vaginitis. 3rd declension fem.
- *Vagus*, pl. *vagi*, gen. *vagi*. Vagus nerve. 2nd declension masc. (adj.: masc. *vagus*, fem. *vaga*, neut. *vagum*. Roving, wandering)
- *Valva*, pl. *valvae*, gen. *valvae*. Leaflet. 1st declension fem.
- *Valvula*, pl. *valvulae*, gen. *valvulae*. Valve. 1st declension fem.
- *Varix*, pl. *varices*, gen. *varicis*. Varix, varicose vein. 3rd declension masc.
- *Vas*, pl. *vasa*, gen. *vasis*. Vessel. 3rd declension neut. *Vas deferens, vasa recta, vasa vasorum*
- *Vasculum*, pl. *vascula*, gen. *vasculi*. Small vessel. 2nd declension neut.
- *Vastus*, pl. *vasti*, gen. *vasti*. Vast, huge. 2nd declension neut. (adj.: masc. *vastus*, fem. *vasta*, neut. *vasti*) *Vastus medialis/intermedius/lateralis m.*
- *Vasum*, pl. *vasa*, gen. *vasi*. Vessel. 2nd declension neut.
- *Velum*, pl. *veli*, gen. *veli*. Covering, curtain (lit. *sail*). 2nd declension neut.
- *Vena*, pl. *venae*, gen. *venae*. Vein. 1st declension fem. *Vena cava*, pl. *venae cavae*, gen. *venae cavae* (from adj. *cavus/a/um*, hollow)
- *Ventriculus*, pl. *ventriculi*, gen. *ventriculi*. Ventricle (lit. *small belly*). 2nd declension masc.
- *Venula*, pl. *venulae*, gen. *venulae*. Venule. 1st declension fem.
- *Vermis*, pl. *vermes*, gen. *vermis*. Worm. 3rd declension masc.
- *Verruca*, pl. *verrucae*, gen. *verrucae*. Wart. 1st declension fem.
- *Vertebra*, pl. *vertebrae*, gen. *vertebrae*. Vertebra. 1st declension fem.
- *Vertex*, pl. *vertices*, gen. *verticis*. Vertex (lit. *peak, top*). 3rd declension masc.

- *Vesica*, pl. *vesicae*, gen. *vesicae*. Bladder. 1st declension fem.
- *Vesicula*, pl. *vesiculae*, gen. *vesiculae*. Vesicle (lit. *lesser bladder*). 1st declension fem.
- *Vestibulum*, pl. *vestibula*, gen. *vestibuli*. Entrance to a cavity. 2nd declension neut.
- *Villus*, pl. *villi*, gen. *villi*. Villus (shaggy hair). 2nd declension masc.
- *Vinculum*, pl. *vincula*, gen. *vinculi*. Band, band-like structure (lit. *chain, bond*). 2nd declension neut.
- *Virus*, pl. Lat. *viri*, pl. Engl. *viruses*, gen. *viri*. Virus. 2nd declension masc.
- *Viscus*, pl. *viscera*, gen. *visceris*. Viscus, internal organ. 3rd declension neut.
- *Vitiligo*, pl. *vitiligines*, gen. *vitiligis*. Vitiligo. 3rd declension masc.
- *Vomer*, pl. *vomeres*, gen. *vomeris*. Vomer bone. 3rd declension masc.
- *Vulva*, pl. *vulvae*, gen. *vulvae*. Vulva. 1st declension fem.

Z

- *Zona*, pl. *zonae*, gen. *zonae*. Zone. 1st declension fem.
- *Zonula*, pl. *zonulae*, gen. *zonulae*. Small zone. 1st declension fem.
- *Zygapophysis*, pl. *zygapophyses*, gen. *zygapophysis*. Vertebral articular apophysis. 3rd declension fem.

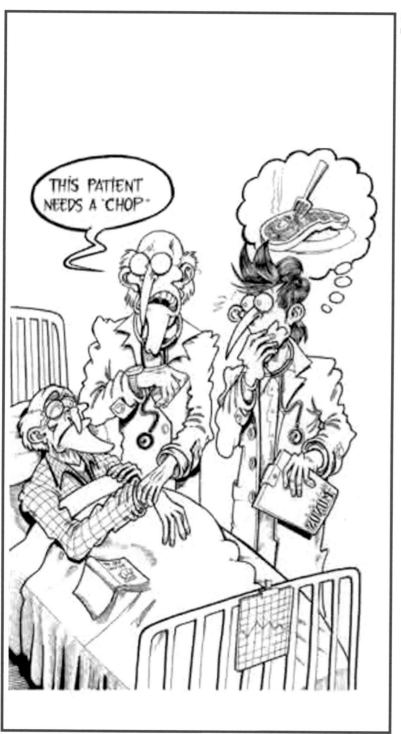

Capitolo 10

Acronimi e abbreviazioni

Introduzione

"The patient went from the ER to the OR and then to the ICU". Indubbiamente il lessico dei medici è ricco di abbreviazioni, tanto che gli operatori della sanità in generale e i cardiologi in particolare adoperano perlomeno dieci abbreviazioni per minuto (questa è una statistica fatta in casa, non citatela).

Vi sono diversi "tipi" di abbreviazioni:
* abbreviazioni dirette
* abbreviazioni immediate
* abbreviazioni che espandono il termine
* abbreviazioni che risparmiano energia
* abbreviazioni a doppio senso
* abbreviazioni che espandono la mente

Iniziamo dalle più simpatiche; le chiamiamo abbreviazioni dirette perché sono quelle in cui esiste un'equivalenza di termini tra l'italiano e l'inglese; in questi casi, non ci sono difficoltà. È necessario solo invertire l'ordine delle parole, identificare le abbreviazioni e impararle.
Vediamo alcuni esempi, così che possiate godere delle cose semplici della vita…fino a che potete!

HRT	Hormone-replacement therapy
LVOT	Left ventricle outflow tract
ASD	Atrial septal defect
VSD	Ventricular septal defect
TEE	Transesophageal echocardiography
LAD	Left anterior descending artery
ACE	Angiotensin-converting enzyme

R. Ribes, S. Mejía. *Inglese per cardiologi.*
© Springer-Verlag Italia 2011

Le abbreviazioni immediate sono impiegate più frequentemente per farmaci e sostanze chimiche il cui nome possiede tre o quattro sillabe di troppo. Le chiamiamo immediate perché in genere sono le stesse in diverse lingue. Vediamo un esempio:

CPK   Creatin phosphokinase

Di seguito riportiamo alcuni esempi di abbreviazioni largamente impiegate nella lingua inglese, ma in genere utilizzate nella loro forma esplicita in altre lingue. Siccome la lingua è in continuo cambiamento, siamo sicuri che questi termini possano avere un'abbreviazione nelle diverse lingue; tuttavia, vengono perlopiù impiegati nella loro forma esplicita.

NSCLC   Non-small-cell lung cancer
PBSC   Peripheral blood stem cells

Esiste un altro gruppo di abbreviazioni, che possiamo chiamare "che risparmiano energia". Queste sono abbreviazioni che in molte lingue vengono mantenute nella forma inglese, per cui, quando vengono espanse, la prima lettera di ciascuna parola non combacia con l'abbreviazione. Le possiamo chiamare "abbreviazioni che risparmiano energia" in quanto non è così difficile arrivare a all'abbreviazione "nazionale" di questi termini. In questi esempi, possiamo notare che la maggior parte dei nomi degli ormoni vengono abbreviati con sigle che risparmiano energia:

FSH   Follicle-stimulating hormone
TNF   Tumor necrosis factor
PAWP   Pulmonary arterial wedge pressure

Esiste un altro tipo di abbreviazioni, che chiamiamo "a doppio senso". In questi casi, un'abbreviazione si riferisce a due diversi termini. Il contesto aiuta, ovviamente, nell'individuare il significato reale; tuttavia, è importante fare particolare attenzione, in quanto un errore interpretativo può portare a situazioni anche imbarazzanti:

- AED
    - Automatic external defibrillator
    - Anti-epileptic drug
- BE
    - Bacterial endocarditis
    - Barium enema

- BS
    - − Bowel sounds
    - − Breath sounds
    - − Blood sugar
- HSM
    - − Holosystolic murmur
    - − Hepatosplenomegaly
- PT
    - − Physical therapy
    - − Posterior tibial
    - − Prothrombin time
    - − Patient
- RAD
    - − Right axis deviation
    - − Reactive airways disease

Le abbreviazioni più divertenti sono quelle in cui la pronuncia dell'acronimo ricorda una parola che non ha nessuna relazione con il significato dell'abbreviazione. Noi chiamiamo questo gruppo "le abbreviazioni che espandono la mente".

Il *cabbage* in inglese è il cavolo, un ortaggio dotato di proprietà gasogenica; tuttavia, quando un chirurgo dice "This patient is a clear candidate for cabbage" non indica che cosa il paziente debba mangiare, ma piuttosto sta suggerendo il tipo di chirurgia a cui il paziente debba essere sottoposto, che è quella del CABG (*coronary artery bypass grafting*; bypass aorto-coronarico).

Ci sono ancora molte altre abbreviazioni e tante altre ancora ci saranno nel futuro. Di sicuro la professione medica ci terrà impegnati nell'inseguire tutte le sue incursioni nella creatività linguistica.

Indipendentemente dal tipo di abbreviazione che avete di fronte, diamo tre suggerimenti:

1. identificate le abbreviazioni;
2. leggete le abbreviazioni nei vostri elenchi;
3. iniziate con gli elenchi delle abbreviazioni della vostra sottospecialità cardiologica.

Leggete le abbreviazioni nei vostri elenchi. Leggete le abbreviazioni nei vostri elenchi in maniera naturale; tenete presente che essere capaci di riconoscere delle abbreviazioni scritte potrebbe non essere sufficiente.
Da questo punto di vista ci sono tre tipi di abbreviazioni:

1. abbreviazioni di cui fare lo spelling.
2. abbreviazioni da leggere (acronimi).
3. abbreviazioni in parte da leggere e in parte di cui fare lo spelling.

Nessuno capirebbe un'abbreviazione di cui va fatto lo spelling se letta e nessuno capirebbe un'abbreviazione letta se ne viene fatto lo spelling. Cerchiamo di capire questo punto con un esempio: "LIMA" sta per *left internal mammary artery* (arteria mammaria interna sinistra) e deve essere letta *lima*. Nessuno vi capirebbe se invece di dire *lima*, voi faceste lo spelling L-I-M-A.

Dunque, non fate mai lo spelling di "un'abbreviazione da leggere" e non leggete mai un'"abbreviazione che necessita lo spelling".
La maggior parte delle abbreviazioni sono abbreviazioni che necessitano spelling, scritte con un ordine delle lettere che le rende quasi impronunciabili. Pensate per esempio a COPD (*chronic obstructive pulmonary disease*; BPCO) e tentate di leggerne l'abbreviazione; non adoperate la "forma esplicita" (*chronic obstructive pulmonary disease*) di una classica abbreviazione come questa perché suonerebbe terribilmente innaturale.

Alcune abbreviazioni sono diventate acronimi e per questo devono essere lette. L'ordine stesso delle loro lettere ci permette di leggerle. LIMA appartiene a questo gruppo.

Il terzo gruppo è costituito da abbreviazioni come CPAP (*continuous positive air way pressure*; ventilazione meccanica a pressione positiva delle vie aeree) che deve essere pronunciato *C-pap*. Se voi ne fate lo spelling C-P-A-P nessuno vi capirà.

Rivedete l'elenco delle abbreviazioni della vostra sottospecialità.
Rivedete quanti più elenchi di abbreviazioni possibile della vostra specialità e ripetetele finché non acquisirete familiarità con il significato e con la pronuncia.

Sebbene ognuno debba approntare i propri elenchi di abbreviazioni, ve ne proponiamo alcune classificate per specializzazione.

Per iniziare, controllate che l'elenco della vostra specialità sia incluso, altrimenti iniziate a scriverlo da soli. Siate pazienti...questo compito può durare per il resto della vostra carriera.

Elenchi di abbreviazioni

Elenco generale

AA	Alcoholics Anonymous; African American
A-a	Alveolar arterial gradient
AAA	Abdominal aortic aneurysm
AB	Antibody; also abortion
ABD	Abdomen
ABG	Arterial blood gas
ABI	Ankle-brachial index
ABPA	Allergic bronchopulmonary aspergillosis
ABX	Antibiotics
AC	Anterior chamber; also acromioclavicular, and before meals (a.c.)
ACE-I	Angiotensin-converting enzyme inhibitor
ACL	Anterior cruciate ligament
ACLS	Advanced cardiac life support
ACS	Acute coronary syndrome
AD LIBAs	desired (Ad libitum)
ADA	American Diabetes Association
ADD	Attention deficit disorder
ADE	Adverse drug effect
ADHD	Attention deficit hyperactivity disorder
ADL	Activities of daily living
ADR	Adverse drug reaction
ADTP	Alcohol and drug treatment program
AED	Automatic external defibrillator; anti-epileptic drug
AF	Atrial fibrillation; also afebrile
AFB	Acid-fast bacterium
AFP	Alpha fetoprotein
AGN	Antigen
AI	Aortic insufficiency
AIDS	Acquired immunodeficiency syndrome

AIN	Acute interstitial nephritis
AK	Actinic keratosis
AKA	Above-knee amputation
ALL	Allergies; also acute lymphocytic leukemia
ALS	Amyotrophic lateral sclerosis; also advanced life support
AMA	Against medical advice; American Medical Association
AMD	Aging macular degeneration
AMI	Acute myocardial infarction; anterior myocardial infarction
A-MIBI	Adenosine MIBI
AML	Acute myelogenous leukemia
AMS	Altered mental status; acute mountain sickness
ANC	Absolute neutrophil count
AND	Axillary node dissection
ANGIO	Angiography
A&O	Alert and oriented
AP	Anterior-posterior
A/P	Assessment and plan
APC	Atrial premature contraction
APD	Afferent pupillary defect
APPY	Appendectomy
APS	Adult protective services
ARB	Angiotensin-receptor blocker
ARDS	Adult respiratory distress syndrome
ARF	Acute renal failure
AS	Aortic stenosis; also ankylosing spondylitis
ASA	Aspirin
ASD	Atrial septal defect
ASU	Ambulatory surgery unit
ATN	Acute tubular necrosis
A/V nicking	Arteriolar/venous nicking
A/V ratio	Arteriolar/venous ratio
AVF	Arteriovenous fistula
AVM	Arterial venous malformation
AVN	Avascular necrosis; atrioventricular
AVNRTA	trioventricular nodal re-entrant tachycardia
AVR	Aortic valve replacement
AVSS	Afebrile, vital signs stable

B	Bilateral
B&C	Board and care
BAE	Barium enema
BBB	Bundle branch block
BCC	Basal cell carcinoma
BCG	Bacille Calmette-Guérin (vaccine)
BDR	Background diabetic retinopathy
BE	Bacterial endocarditis; also barium enema
BET	Benign essential tremor
BIB	Brought in by
BID	Twice a day
BIPAP	Bi-level positive airway pressure
BIVAD	Bi-ventricular assist device
BKA	Below-knee amputation
BL CX	Blood culture
BM	Bone marrow; also bowel movement
BMI	Body mass index
BMT	Bone marrow transplant
BP	Blood pressure
BPD	Borderline personality disorder; also bipolar disorder and bronchopulmonary dysplasia
BPV	Benign positional vertigo
BR	Bed rest
BRAO	Branch retinal artery occlusion
BRB	Bright red blood
BRBPR	Bright red blood per rectum
BRP	Bathroom privileges
BRVO	Branch retinal vein occlusion
BS	Bowel sounds; also breath sounds, and blood sugar
BSA	Body surface area
BUN	Blood urea nitrogen
BX	Biopsy
c̄	With
CABG	Coronary artery bypass graft
CAD	Coronary artery disease
CAP	Prostate cancer; community-acquired pneumonia
CARDS	Cardiology
CAT	Cataract
CATH	Catheterization
CB	Cerebellar

C/B	Complicated by
CBC	Complete blood count
CBD	Common bile duct; closed-bag drainage
CBI	Continuous bladder irrigation
CC	Chief complaint
CCB	Calcium channel blocker
CCC	Central corneal clouding
CCK	Cholecystectomy
CCE	Clubbing, cyanosis, edema
C/D	Cup-to-disk ratio
CDI	Clean, dry, and intact
C DIF	*Clostridium difficile*
CEA	Carcinoembryonic antigen
Chemo	Chemotherapy
CHI	Closed head injury
CHF	Congestive heart failure
Chole	Cholecystectomy
CI	Cardiac index
CIC	Clean intermittent catheterization
CIDP	Chronic inflammatory demyelinating polyneuropathy
CK	Creatinine kinase
CL	Chloride
CLL	Chronic lymphocytic leukemia
CM	Cardiomegaly
CML	Chronic myelogenous leukemia
CMP	Cardiomyopathy
CMR	Chief medical resident
CMT	Cervical Motion Tenderness; Charcot-Marie-Tooth (disease)
CMV	Cytomegalovirus
CN	Cranial nerves
CNIS	Carotid non-invasive study
CNS	Central nervous system
CO	Cardiac output
C/O	Complains of
COPD	Chronic obstructive pulmonary disease
COX 2	Cyclooxygenase 2
CPAP	Continuous positive airway pressure
CPP	Cerebral perfusion pressure
CPPD	Calcium pyrophosphate disease
CPR	Cardiopulmonary resuscitation
CPS	Child protective services

CPU	Chest pain unit
CRAO	Central retinal artery occlusion
CRFs	Cardiac risk factors
CRI	Chronic renal insufficiency
CRP	C-reactive protein
CRVO	Central retinal vein occlusion
CSF	Cerebral spinal fluid
CT	Cat scan; also chest tube, and cardiothoracic
CTA	Clear to auscultation
CVA	Cerebral vascular accident
CVL	Central venous line
CVP	Central venous pressure
C/W	Consistent with; compared with
CX	Culture
CXR	Chest X-ray
C/W	Consistent with
D	Diarrhea; also disk
D5W	Dextrose 5% in water
DB	Direct bilirubin
DBP	Diastolic blood pressure
DC	Discharge; discontinue; doctor of chiropractics
D&C	Dilatation and curettage
DCIS	Ductal carcinoma in situ
DDX	Differential diagnosis
DF	Dorsiflexion
DFA	Direct fluorescent antibody
DFE	Dilated fundus examination
DI	Diabetes insipidus; detrusor instability
DIC	Disseminated intravascular coagulopathy
DIF	Differential
DIP	Distal interphalangeal
DJD	Degenerative joint disease
DKA	Diabetic ketoacidosis
DM	Diabetes mellitus
DNI	Do not intubate
DNR	Do not resuscitate
DO	Doctor of osteopathy
D/O	Disorder
DOT	Directly observed therapy
DOU	Direct observation unit
DP	Dorsalis pedis

DPL	Diagnostic peritoneal lavage
DPOA	Durable power of attorney
DR	Diabetic retinopathy
DRE	Digital rectal exam
D/T	Due to
DTs	Delirium tremens
DTR	Deep tendon reflex
DVT	Deep venous thrombosis
DX	Diagnosis
DU	Duodenal ulcer
EBL	Estimated blood loss
EBM	Evidence-based medicine
EBRT	External-beam radiation therapy
EBV	Epstein-Barr virus
ECG	Electrocardiogram (also known as EKG)
ECHO	Echocardiography
ECMO	Extracorporeal membrane oxygenation
ECT	Electroconvulsive therapy
ED	Erectile dysfunction
EEG	Electroencephalogram
EF	Ejection fraction (in reference to ventricular function)
EGD	Esophagogastroduodenoscopy
EIC	Epidermal inclusion cyst
EJ	External jugular
EKG	Electrocardiogram (also known as ECG)
EM	Electron microscopy
EMG	Electromyelogram
EMS	Emergency medical system
EMT	Emergency medical technician
E/O	Evidence of
EOMI	Extraocular muscles intact
Eos	Eosinophils
EPO	Erythropoietin
EPS	Electrophysiologic Study
ER	External rotation; also emergency room
ERCP	Endoscopic retrograde cholangiopancreatography
ES	Epidural steroids
ESI	Epidural steroid injection
ESLD	End-stage liver disease
ESR	Erythrocyte sedimentation rate
ESRD	End-stage renal disease

ESWL	Extracorporeal shock wave lithotripsy
ETOH	Alcohol
ETT	Exercise tolerance test; also endotracheal tube
EWCL	Extended-wear contact lens
EX LAP	Exploratory laparotomy
EX FIX	External fixation
EXT	Extremities
FB	Foreign body
F/B	Followed by
FBS	Fasting blood sugar
FE	Iron
FEM	Femoral
FENA	Fractional excretion of sodium
FEV1	Forced expiratory volume 1 second
FFP	Fresh frozen plasma
Flex Sig	Flexible sigmoidoscopy
FLU	Influenza
FMG	Foreign medical graduate
F&N	Febrile and neutropenic
FNA	Fine-needle aspiration
FOOSH	Fall on outstretched hand
FOS	Full of stool; force of stream
FP	Family practitioner
FRC	Functional residual capacity
FSG	Finger-stick glucose
FSH	Follicle-stimulating hormone
FTT	Failure to thrive
F/U	Follow-up
FUO	Fever of unknown origin
FX	Fracture
G	Guaiac (followed by + or −)
GA	General anesthesia
GAD	Generalized anxiety disorder
GAS	Group A strep; guaiac all stools
GB	Gall bladder; also Guillain-Barré
GBM	Glioblastoma multiforme
GBS	Group B strep
GC	Gonorrhea
GCS	Glasgow Coma Scale
GCSF	Granulocyte colony-stimulating factor

GERD	Gastroesophageal reflux
GERI	Geriatrics
GET	General endotracheal
GI	Gastrointestinal
GIB	Gastrointestinal bleeding
GLC	Glaucoma
GMR	Gallup, murmurs, rubs
GN	Glomerulonephritis
GNR	Gram-negative rod
GOO	Gastric outlet obstruction
GP	General practitioner
G#P#	Gravida no./Para no.
GP 2 b/3 a	Glycoprotein 2 b/3 a Inhibitor
GPC	Gram-positive coccus
GS	Gram stain
GSW	Gunshot wound
GTT	Glucose-tolerance test
G-tube	Gastric feeding tube
GU	Genitourinary; also gastric ulcer
GVHD	Graft-versus-host disease
H FLU	Haemophilus influenza
HA	Headache
HAART	Highly active anti-retroviral therapy
HACE	High-altitude cerebral edema
HAPE	High-altitude pulmonary edema
H2	Histamine 2
HCC	Hepatocellular carcinoma
HCG	Human chorionic gonadotropin
HCL	Hard contact lens
HCM	Health care maintenance
HCT	Hematocrit
HCV	Hepatitis C virus
HD	Hemodialysis
HDL	High-density lipoprotein
HEENT	Head, ears, eyes, nose, throat
HELLP	Hemolysis-elevated liver tests low platelets
HEME/ONC	Hematology/oncology
HGB	Hemoglobin
HH	Hiatal hernia
H&H	Hemoglobin and hematocrit
HI	Homicidal ideation

HIB	Haemophilus influenza B vaccine
HIT	Heparin-induced thrombocytopenia
HIV	Human immunodeficiency virus
HL	Heparin lock
HOB	Head of bed
HOCM	Hypertrophic obstructive cardiomyopathy
HOH	Hard of hearing
HONK	Hyperosmolar non-ketotic state
HPI	History of present illness
HPV	Human papilloma virus
HR	Heart rate
HRT	Hormone-replacement therapy
HS	At bedtime
HSM	Holosystolic murmur; also hepatosplenomegaly
HSP	Henoch-Schonlein purpura
HSV	Herpes simplex virus
HTN	Hypertension
HU	Holding unit
HUS	Hemolytic uremic syndrome
HX	History
I^+	With ionic contrast (in reference to a CAT scan)
I^-	Without ionic contrast (in reference to a CAT scan)
IA	Intra-articular
IABP	Intra-aortic balloon pump
IBD	Inflammatory bowel disease
IBS	Irritable bowel syndrome
IBW	Ideal body weight
ICD	Implantable cardiac defibrillator
ICH	Intracranial hemorrhage
ICP	Intracranial pressure
ID	Infectious diseases
I&D	Incise and drain
IDDM	Insulin-dependent diabetes mellitus
IFN	Interferon
IH	Inguinal hernia (usually preceded by L or R)
IJ	Internal jugular
IL	Interleukin; indirect laryngoscopy
ILD	Interstitial lung disease
IM	Intramuscular also intramedullary
IMI	Inferior myocardial infarction
IMP	Impression

INR	International normalized ratio
I&O	Ins and outs
IOL	Intraocular lens
IOP	Intraocular pressure
IP	Interphalangeal
IPF	Idiopathic pulmonary fibrosis
IR	Interventional radiology; internal rotation
IRB	Indications, risks, benefits; institutional review board
IT	Intrathecal; information technology
ITP	Idiopathic thrombocytopenia
IUD	Intrauterine device
IUP	Intrauterine pregnancy
IV	Intravenous
IVC	Inferior vena cava
IVDU	Intravenous drug use
IVF	Intravenous fluids; also in vitro fertilization
IVP	Intravenous pyelogram
JP	Jackson-Pratt (drain)
J-tube	Jejunal feeding tube
JVD	Jugular venous distention
JVP	Jugular venous pressure
K$^+$	Potassium
kcal	Kilocalories
KUB	Kidneys, ureters, and bladder
KVO	Keep vein open
L	Left
LA	Left atrium
LAC	Laceration
LAD	Left anterior descending (coronary artery); left axis deviation
LAP	Laparoscopic; also laparotomy
LAR	Low anterior resection
LBBB	Left bundle branch block
LBO	Large bowel obstruction
LBP	Low back pain
LCL	Lateral collateral ligament
LCX	Left circumflex (coronary artery)
L&D	Labor and delivery
LDH	Lactate dehydrogenase

LDL	Low-density lipoprotein
LE	Lower extremity (usually preceded by R or L); leukocyte esterase
LENIS	Lower extremity non-invasive study
LFT	Liver function test
LH	Luteinizing hormone; left handed; light headed
LHC	Left heart cath
LHRH	Luteinizing hormone-releasing hormone
LIMA	Left internal mammary artery
LLE	Left lower extremity
LLL	Left lower lobe; left lower lid
LLQ	Left lower quadrant
LM	Left main coronary artery
LMA	Laryngeal mask airway
LMD	Local medical doctor
LMN	Lower motor neuron
LMP	Last menstrual period
LN	Lymph node; also liquid nitrogen
LND	Lymph node dissection
LOA	Lysis of adhesions
LOC	Loss of consciousness
LP	Lumbar puncture
LPN	Licensed practical nurse
LR	Lactated ringers
LS	Lumbosacral
LT	Light touch
LUE	Left upper extremity
LUL	Left upper lobe; also left upper lid
LUTS	Lower urinary tract symptoms
LUQ	Left upper quadrant
LV FXN	Left ventricular function
LVAD	Left ventricular assist device
LVEDP	Left ventricular end diastolic pressure
LVH	Left ventricular hypertrophy
LVN	Licensed vocational nurse
LMWH	Low-molecular-weight heparin
LYTES	Electrolytes
MAC	Monitored anesthesia care
MCL	Medial collateral ligament
MCP	Metacarpal-phalangeal
MCV	Mean corpuscular volume

MDRTB	Multidrug-resistant tuberculosis
MEDS	Medicines
MFM	Maternal-fetal medicine
MI	Myocardial infarction
MICU	Medical intensive care unit
MIDCAB	Minimally invasive direct coronary artery bypass
MM	Multiple myeloma
M&M	Morbidity and mortality
MMP	Multiple medical problems
MMR	Measles, mumps, and rubella (vaccine)
MOM	Milk of Magnesia
MR	Mitral regurgitation
MRCP	Magnetic resonance cholangiopancreatography
MRI	Magnetic resonance imaging
MRSA	Methicillin-resistant *Staphylococcus aureus*
MS	Mental status; also mitral stenosis, multiple sclerosis, and morphine sulfate
MSSA	Methicillin-sensitive *Staphylococcus aureus*
MTP	Metatarsal-phalangeal
MVP	Mitral valve prolapse
MVR	Mitral valve replacement
N	Nausea
NA	Not available; also sodium (Na+)
NAD	No apparent distress; no acute disease
NABS	Normal active bowel sounds
NCAT	Normocephalic atraumatic
NCS	Nerve conduction study
NEB	Nebulizer
NGT	Nasogastric tube
NGU	Non-gonococcal urethritis
NH	Nursing home
NHL	Non-Hodgkin's lymphoma
NICU	Neonatal intensive care unit
NIDDM	Non-insulin dependent diabetes mellitus
NIF	Negative inspiratory force
NKDA	No known drug allergies
NMS	Neuroleptic malignant syndrome
NOS	Not otherwise specified
NP	Nurse practitioner
NPO	Nothing by mouth
NS	Normal saline

NSBGP	Non-specific bowel gas pattern
NSCLC	Non-small cell lung cancer
NSR	Normal sinus rhythm
NT	Nontender
NTD	Nothing to do
NUCS	Nuclear medicine
NYHA	New York Heart Association
OA	Osteoarthritis
OB	Occult blood (followed by + or −)
OCD	Obsessive-compulsive disorder
OCP	Oral contraceptive pill
OD	Right eye
OE	Otitis externa
OLT	Orthotopic liver transplant
OM	Otitis media
ON	Optic nerve; overnight
OOB	Out of bed
OP	Opening pressure
O/P	Oropharynx
O&P	Ovum and parasites
ORIF	Open reduction with internal fixation
ORL	Oto-rhinolaryngology
OS	Left eye
OSA	Obstructive sleep apnea
OT	Occupational therapy
OTC	Over the counter
OTD	Out the door
OU	Both eyes
O/W	Otherwise
P	Pulse
P	Pending
P	After
PA	Posterior-anterior; also physician's assistant
PACU	Post-anesthesia care unit
PAD	Peripheral arterial disease
PALS	Pediatric advanced life support
PBC	Primary biliary cirrhosis
PC/p.c.	After meals
PCA	Patient-controlled analgesia
PCI	Percutaneous coronary intervention

PCKD	Polycystic kidney disease
PCL	Posterior cruciate ligament
PCM	Pacemaker
PCOD	Polycystic ovarian disease
PCP	Primary care physician; also pneumocystis pneumonia
PCR	Polymerase chain reaction
PCWP	Pulmonary capillary wedge pressure
PD	Parkinson's disease; also personality disorder, and peritoneal dialysis
PDA	Patent ductus arteriosus
PE	Physical exam; also pulmonary embolism
PEG	Percutaneous endoscopic gastrostomy
PERRL	Pupils equal, round, reactive to light
PET	Positron emission tomography
PF	Peak flow; also plantar flexion
PFO	Patent foramen ovale
PFTs	Pulmonary function tests
PH	Pinhole
PICC	Peripherally inserted central catheter
PICU	Pediatric intensive care unit
PID	Pelvic inflammatory disease
PIH	Pregnancy-induced hypertension
PIP	Proximal Interphalangeal
PLT	Platelets
PMD	Primary medical doctor
PMH	Past medical history
PMI	Point of maximum impulse
PMN	Polymorphonuclear leukocytes
PMRS	Physical medicine and rehabilitation service
PN	Progress note
PNA	Pneumonia
PNBX	Prostate needle biopsy
PND	Paroxysmal nocturnal dyspnea; also post-nasal drip
PNS	Peripheral nervous system
PO	By mouth
POP	Popliteal
PP	Pin prick
PPD	Purified protein derivative
PPH	Primary pulmonary hypertension
PPI	Proton pump inhibitor
PPN	Peripheral parenteral nutrition
PPTL	Postpartum tubal ligation

PR	Per rectum
PRBCs	Packed red blood cells
PRN	Refers to treatments which patient can receive on an "as-needed" basis
PSA	Prostate-specific antigen
PSC	Primary sclerosing cholangitis
PSH	Past surgical history
PT	Physical therapy; posterior tibial; prothrombin time; patient
PTA	Prior to admission; peritonsilar abscess
PTCA	Percutaneous transluminal coronary angioplasty
P-Thal	Persantine Thallium
PTSD	Post-traumatic stress disorder
PTT	Partial thromboplastin time
PTX	Pneumothorax
PUD	Peptic ulcer disease
PV	Polycythemia vera; portal vein
P VAX	Pneumococcal vaccination
PVC	Premature ventricular contraction
PVD	Peripheral vascular disease; posterior vitreous detachment
PVR	Post void residual
Q/q	Every (refers to a time interval e.g., if followed by 6 (Q6), or q6), means "every 6 hours"; if followed by AM, D, W, or M, means "every morning, day, week, or month," respectively
QHS/q.h.s.	Every night
QID	Four times per day
QNS	Quantity not sufficient
QOD/q.o.d.	Every other day
R	Right
RA	Right atrium
RAD	Right axis deviation; also reactive airway disease
R/B	Referred by; relieved by
RBBB	Right bundle branch block
RBC	Red blood cell
RCA	Right coronary artery
RCC	Renal cell cancer
RCT	Randomized controlled trial; rotator cuff tear
RD	Retinal detachment; also registered dietician

RDI	Respiratory disturbance index
RF	Rheumatoid factor; also risk factor
RFA	Radio frequency ablation; right femoral artery
RHC	Right heart cath
RHD	Rheumatic heart disease
Rheum	Rheumatology
R/I	Rule in
RIG	Rabies immunoglobulin
RIMA	Right internal mammary artery
RLE	Right lower extremity
RLL	Right lower lobe; also right lower lid
RLQ	Right lower quadrant
RML	Right middle lobe
RNEF	Radionuclide ejection fraction
R/O	Rule out
ROM	Range of motion
ROMI	Rule out myocardial infarction
ROS	Review of systems
RPGN	Rapidly progressive glomerulonephritis
RPLND	Retroperitoneal lymph node dissection
RPR	Rapid plasma reagin
RR	Respiratory rate
RRP	Radical retropubic prostatectomy
RRR	Regular rate and rhythm
RSD	Reflex sympathetic dystrophy
RSV	Respiratory syncytial virus
RT	Respiratory therapy
RTC	Return to clinic
RUE	Right upper extremity
RUG	Retrograde urethrogram
RUL	Right upper lobe; right upper lid
RUQ	Right upper quadrant
RV	Right ventricle; residual volume
RVAD	Right ventricular assist device
RVG	Right ventriculogram
RVR	Rapid ventricular response
Rx	Treatment
s	Without
2°	Secondary to
SA	Sinoatrial; *Staphylococcus aureus*
SAAG	Serum ascites albumin gradient

SAB	Spontaneous abortion
SAH	Subarachnoid hemorrhage
SBE	Subacute bacterial endocarditis
SBO	Small bowel obstruction
SBP	Spontaneous bacterial peritonitis; systolic blood pressure
SC	Subcutaneous
SCCA	Squamous cell cancer
SCL	Soft contact lens
SCLCA	Small cell lung cancer
SEM	Systolic ejection murmur (with reference to cardiac exam)
SFA	Superficial femoral artery
SFV	Superficial femoral vein
SI	Suicidal ideation
SIADH	Syndrome of inappropriate anti-diuretic hormone secretion
SICU	Surgical intensive care unit
SIDS	Sudden infant death syndrome
SIRS	Systemic inflammatory response syndrome
SK	Seborrheic keratosis; also streptokinase
SL	Sublingual
SLE	Systemic lupus erythematosus; also slit lamp exam
SLR	Straight-leg raise
SNF	Skilled nursing facility
S/P	Status Post; also suprapubic
SPEP	Serum protein electrophoresis
SPF	Sun-protection formula
SQ	Subcutaneous
SSI	Sliding scale insulin
SSRI	Selective serotonin reuptake inhibitor
STAT	Immediately
STD	Sexually transmitted disease
STS	Soft tissue swelling
STX	Stricture
SVC	Superior vena cava
SVG	Saphenous vein graft
SW	Social work; stab wound
SX	Symptoms
SZR	Seizure

T	Temperature
T&A	Tonsillectomy and adenoidectomy
TAA	Thoracic aortic aneurysm
TAB	Threatened abortion; also therapeutic abortion
TAH	Total abdominal hysterectomy
TB	Tuberculosis; total bilirubin
T&C	Type and cross
TCA	Tricyclic antidepressant
TC	Current temperature
TCC	Transitional cell cancer
TD	Tetanus and diphtheria vaccination; tardive dyskinesia
TDWBAT	Touch-down weight bearing as tolerated
TEE	Transesophageal echocardiogram
TFs	Tube feeds
TG	Triglycerides
THA	Total hip arthroplasty
THR	Total hip replacement
TIA	Transient ischemic attack
TIBC	Total iron-binding capacity
TID/t.i.d.	Three times per day
TIPS	Transvenous intrahepatic portosystemic shunt
TKA	Total knee arthroplasty
TKR	Total knee replacement
TLC	Triple-lumen catheter; total lung capacity
TM	Tympanic membrane; maximum temperature
TMJ	Temporomandibular joint
TMN	Tumor metastases nodes (universal tumor staging system)
TNF	Tumor necrosis factor
TOA	Tubo-ovarian abscess
TOX	Toxicology
TOXO	Toxoplasmosis
TP	Total protein
TPA	Tissue plasminogen activator
TPN	Total parenteral nutrition
TR	Tricuspid regurgitation
TRUS	Transrectal ultrasound
T&S	Type and screen
TSH	Thyroid-stimulating hormone
TTE	Transthoracic echocardiogram
TTP	Tender to palpation; thrombotic thrombocytopenic purpura

TURBT	Transurethral resection bladder tumor
TURP	Transurethral prostatectomy
TV	Tidal volume
TVC	True vocal cord
Tx	Transfusion; treatment
UA	Urine analysis; also uric acid
UC	Ulcerative colitis
UCC	Urgent care center
UCX	Urine culture
UDS	Urodynamic study
UE	Upper extremity (usually preceded by R or L)
UF	Ultrafiltration
UFH	Unfractionated heparin
UMBO	Umbilical
UMN	Upper motor neuron
UNSA	Unstable angina
UO	Urine output
UPEP	Urine protein electropheresis
UPPP	Uvulopalatopharyngeoplasty
URI	Upper respiratory tract infection
US	Ultrasound
UTD	Up to date
UTI	Urinary tract infection
UV	Ultraviolet
V	Vomiting
VA	Visual acuity
VATS	Video-assisted thoracoscopic surgery
VAX	Vaccine
VBAC	Vaginal birth after cesarean section
VBG	Venous blood gas
VC	Vital capacity; vocal cord
VCUG	Voiding cystourethrogram
VF	Ventricular fibrillation
VIP	Vasoactive intestinal peptide
VP	Ventriculoperitoneal
V&P	Vagotomy and pyloroplasty
VS	Vital signs
VSD	Ventricular septal defect
VSS	Vital signs stable
VT	Ventricular tachycardia

VWF	von Willebrand factor

WBAT	Weight bearing as tolerated
WBC	White blood cells
WDWN	Well developed, well nourished
WNL	Within normal limits
W/O	Without
W/U	Workup

X	Except
XLR	Crossed-leg raise
XRT	Radiation therapy
ZE	Zollinger-Ellison (syndrome)

Elenchi per specialità

Ospedale

CCU	Coronary care unit; critical care unit
ICF	Intermediate care facility
ICU	Intensive care unit
ECU	Emergency care unit
EMS	Emergency medical service
ER	Emergency room
OT	Operating theatre/theatre

Anamnesi

ABCD	Airway, breathing, circulation, defibrillate in cardiopulmonary resuscitation
ABSYS	Above symptoms
AC/a.c.	*Ante cibum* (before a meal)
Ad lib	*Ad libitum* (as desired)
ADR	Adverse drug reaction
BC,BLCO,CBC	(Complete) blood count
BID/b.i.d.	*Bis in die* (twice a day)
BIPRO	Biochemistry profile
BP	Blood pressure

BUCR	BUN and creatinine
CC	Chief complaint
CPE,CPX	Complete physical examination
CVS	Current vital signs
DM	Diastolic murmur
DNR	Do not resuscitate
DOA	Death on arrival
E/A	Emergency admission
EAU	Emergency admission unit
ESR	Erythrocyte sedimentation rate
FEN	Fluid, electrolytes and nutrition
FH, FAHX	Family history
FHVD	Family history of vascular disease
GERS	Gastroesophageal reflux symptoms
GP	General practitioner
H&P	History and physical examination
HARPPS	Heat, absence of use, redness, pain, pus, swelling
IV/i.v.	Intravenous
LUQ	Left upper quadrant (of abdomen)
M.D.	*Medicinae doctor*
MOUS	Multiple occurrence of unexplained symptoms
NBM	Nil by mouth (nothing by mouth, U.K.)
NPO	*Non para os* (nothing by mouth)
p.c.	*Post cibum* (after meals)
p.r.n.	*Pro re nata* (according to circumstances, may require)
PC	Present complaint
PE, Pex, Px, PHEX	Physical examination
PESS	Problem, etiology, signs, and symptoms
PFH	Positive family history
PH, PHx	Past history
PHI	Past history of illness
PO, P.O.	*Per os* (by mouth, orally)
q.2h	*Quaque secunda hora* (every 2 hours)
q.3h	*Quaque tertia hora* (every 3 hours)
q.d.	*Quaque die* (every day)
q.h.	*Quaque hora* (every hour)
q.i.d.	*Quarter in die* (four times daily)
q.v.	*Quantum vis* (as much as desired)
RBC	Red blood count
RDA	Recommended daily allowance
RLL	Right lower lobe (of lungs)
RS, ROS	Review of symptoms

Rx	Prescribe, prescription drug
S	Signs
S&S, S/S, SS	Signs and symptoms
SC, S/C, SQ	Subcutaneous
Si op. sit	*Si opus sit* (if necessary)
SM	Systolic murmur
SOAP	Subjective, objective, assessment and plan (used in problem-oriented records)
Sx	Symptoms
t.i.d.	*Ter in die* (three times daily)
TPN	Total parenteral nutrition
TWBC	(Total) white blood count
U&E	Urea and electrolytes
UGIS	Upper gastrointestinal symptoms
URELS	Urine electrolytes
VS, vs	Vital signs
VSA	Vital signs absent
VSOK	Vital signs normal
VSS	Vital signs stable
WRS	Work-related symptoms

Cardiologia

3D-US	Three-dimensional ultrasound
ACC	American College of Cardiology
AHA	American Heart Association
AVB	Atrioventricular block
CDI	Color Doppler imaging
CEUS	Contrast-enhanced ultrasound
CTA	CT angiography
CVMR	Cardiovascular magnetic resonance
CW Doppler	Continuous-wave Doppler
DFT	Defibrillation threshold
DICOM	Digital imaging and communications in medicine
DSA	Digital subtraction angiography
DTMS	Dipyridamole-thallium myocardial scintigraphy
EBCT	Electron beam CT
EHJ	*European Heart Journal*
EMPS	Exercise myocardial perfusion scintigraphy
ESC	European Society of Cardiology

ET	Electrophysiological testing
Fr	French (unit of a scale for denoting size of catheters)
GEMRA	Gadolinium-enhanced magnetic resonance angiography
HU	Hounsfield units
IACB/IAB	Intra-aortic counterpulsation balloon pump/intra-aortic balloon
IHD	Ischemic heart disease
IVUS	Intravascular ultrasound
JACC	*Journal of the American College of Cardiology*
LAO	Left anterior oblique projection
LOCM	Low-osmolar contrast medium
MPS	Myocardial perfusion scintigraphy
NASPE	North American Society of Pacing and Electrophysiology
NYHA	New York Heart Association
OCT	Optical coherence tomography
PET	Positron emission tomography
PCR	Paris Course on Revascularization
PCWP	Pulmonary capillary wedge pressure
PFO	Patent foramen ovale
PMV	Percutaneous mitral valvulotomy (or valvuloplasty)
PTCA	Percutaneous transluminal coronary angioplasty
PWD	Pulsed-wave Doppler
QCT	Quantitative CT
QCA	Quantitative coronary angiography
RAO	Right anterior oblique projection
RF	Radiofrequency
ROI	Region of interest
SACT	Sinoatrial conduction time
SCAI	Society for Cardiac Angiography and Interventions
SCINTS	cintigraphy
SESC	Sestamibi scan
SND	Sinus node dysfunction
SNRT	Sinus node recovery time
SPECT	Single photon emission computed tomography
SVT	Supraventricular tachycardia
TCT	Transcatheter therapeutics
VF/VT	Ventricular fibrillation/ventricular tachycardia
VRT	Volume rendering technique

Anatomia del cuore

AS	Atrial septum
AV	Aortic valve
AVN	Atrioventricular node
CS	Coronary sinus
HB	His bundle
IVC	Inferior vena cava
LA	Left atrium
LAA	Left atrium appendage
LAD	Left anterior descending coronary artery
LBB	Left bundle branch
LCX	Left circumflex artery
LMCA	Left main coronary artery
LV	Left ventricle
LVOT	Left ventricle outflow tract
MV	Mitral valve
PV	Pulmonary valve
RA	Right atrium
RBB	Right bundle branch
RCA	Right coronary artery
RV	Right ventricle
SN	Sinus node
SVC	Superior vena cava
TV	Tricuspid valve
VS	Ventricular septum

Esercizi: frasi comuni contenenti abbreviazioni

In questa parte, riportiamo alcune frasi d'uso comune in lingua inglese contenenti alcune delle abbreviazioni sopra descritte.

Frasi:
> A 72-year-old female visited our hospital with a CC of chest pain. She was diagnosed as having a LMCA disease and underwent CABG on an emergent basis.
> The platelet and TWBC exceeded their normal ranges.
> A baseline ECG was obtained, and showed RBBB and AF.
> 2D-echo showed an enlargement of the LA, with a PFO.

> He is actually on ACEI, ASA, and statins. Ten years ago he underwent a primary PTCA.
> Approximately 1% of cardiac cells, including those in SN and AVN, are automatic.
> After been admitted at the ICU with a clinical picture of a severe stroke, the US showed a big thrombus in the LAA.
> LMCA stent implantation is still a highly debated issue. Most cardiac surgeons and cardiologists prefer to do CABG surgery in these patients.
> ASD percutaneous closure is an easy, safe, and cost-effective procedure.
> In patients with AF as the baseline heart rhythm, it is not possible to record the A wave of the MV flow, because there is no LA contraction at all.
> When an ACE inhibitor is administered, glomerular filtration is reduced.
> Some investigators use HU to determine the presence of intraluminal thrombus in a coronary artery, assessed by CT scan. However, IVUS and ANGIO, as well, remain the gold-standard methods.
> The patient had an episode of syncope. A rush HS murmur was heard. The ECG showed LVH and the echo revealed a high-gradient AS.
> CHF secondary to AMI and IHD is the most frequent final consequence of tobacco abuse.
> PFO is a frequent cause of consultation in children with mild-to-moderate degree heart murmurs.
> All patients with ASD and PFO must receive antibiotic prophylaxis before a dental extraction because they are at high risk of suffering BE.
> The main cause of mortality in elderly patients presenting with AMI is VF.
> A 30-year-old patient diagnosed of ASD was carried out to the cath lab to get the defect closed. During the diagnostic part of the procedure we saw that the catheter went from the URPV to the SVC. We made a diagnosis of partial abnormal venous drainage and stopped the procedure.
> Beta blockers induce low heart rate by their effect on the SN.

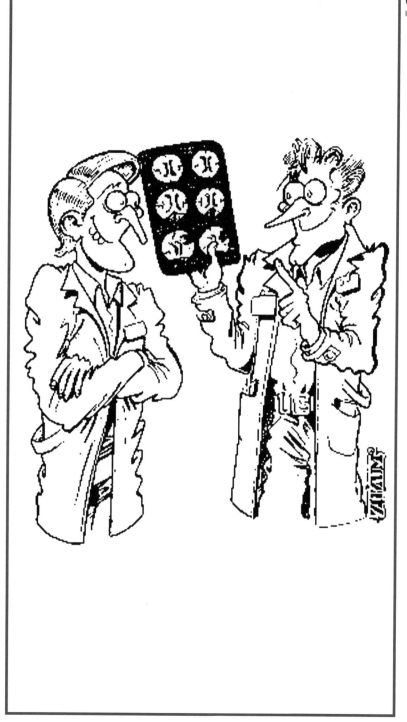

Capitolo 11

Anamnesi cardiovascolare

Introduzione

Ottenere un'accurata anamnesi è il primo passo fondamentale per determinare l'eziologia del problema di un paziente. Molte volte sarete in grado di fare una diagnosi sulla base della sola anamnesi. Il valore dell'anamnesi dipenderà dalla vostra capacità di ottenere informazioni pertinenti. Il vostro senso di ciò che costituisce un dato importante è cresciuto in modo esponenziale negli ultimi anni, così come avete ottenuto una maggiore comprensione della fisiopatologia della malattia, attraverso una maggiore interazione con pazienti e malattie. Tuttavia, i cardiologi non di madrelingua inglese possono non essere in possesso degli strumenti che permetteranno loro di ottenere una buona anamnesi in inglese. In questo capitolo, vi forniamo alcune competenze di base di comunicazione di cui tutti abbiamo bisogno, per ottenere un'adeguata anamnesi cardiovascolare in inglese.

Per iniziare

Presentatevi sempre al paziente:
› Good morning, Mr. Lee. Come and sit down. I'm Dr. Barba.
› Good afternoon, Mrs. Lafontaine. Take a seat, please.

La cartella clinica

Una buona comunicazione tra medico e paziente è fondamentale per stabilire un'accurata anamnesi. Cercate di rendere l'ambiente più privato e

R. Ribes, S. Mejía. *Inglese per cardiologi.*
© Springer-Verlag Italia 2011

privo di distrazioni possibile. Ciò può essere difficile, a seconda di dove il colloquio si svolge. Il pronto soccorso e ambulatori non privati sono notoriamente posti difficili. Sarebbe opportuno trovare un sito alternativo per il colloquio se entrambi questi luoghi sono rumorosi e affollati. È anche accettabile chiedere gentilmente ai visitatori di lasciare il luogo, in modo che si possa avere po' di privacy. Nel caso in cui non foste a conoscenza di ciò, le cartelle cliniche sono quasi interamente scritte con la stenografia dei medici. Prendete una cartella clinica, fotocopiatela e osservatela a fondo; prima lo si fa, meglio è. Se l'intervista si svolge in un ambiente ambulatoriale, allora probabilmente è meglio consentire al paziente di indossare il proprio abbigliamento durante la vostra chiacchierata. A conclusione del colloquio, fornite al paziente un camice e uscite dalla stanza, mentre lui/lei si spoglia, in preparazione dell'esame obiettivo.

Domande iniziali

Il principale disturbo fisico del paziente è di solito denominato "chief complaint". Forse una nomenclatura meno dispregiativa sarebbe stata più accurata per identificare ciò come sua area di "preoccupazione principale". Idealmente, si vorrebbe sentire pazienti descrivere il problema con proprie parole. Le domande aperte sono un buon modo per girare la frittata.
Queste comprendono:
> What brings you here?
> How can I help you?
> What seems to be the problem?

Incoraggiare i pazienti ad essere più descrittivi possibile. Mentre è più semplice concentrarsi su un unico problema dominante, i pazienti a volte identificano più di un problema, che vogliono affrontare. Quando questo si verifica, esplorate ciascun problema individualmente, utilizzando la strategia descritta di seguito. Alcune forme usuali di invito a descrivere i sintomi sono:

> Well now, what seems to be the problem?
> Well, how can I help you?
> Would you please tell me how I can help you?
> Your GP (general practitioner) says you've been having trouble with your... Please tell me about it.
> My colleague Dr. Sanders says your symptoms got worse. Is that correct?

Domande sul follow-up

Non c'è un unico, migliore modo per fare domande a un paziente. Intervistare con successo richiede di evitare l'uso della terminologia medica e di utilizzare un linguaggio descrittivo, che per loro è familiare. Ci sono diversi quesiti applicabili per qualsiasi disturbo:

1. Durata
   a. How long has this condition lasted?
   b. Is it similar to a past problem? If so,
   c. What was done at that time?

2. Gravità/tipologia
   a. How bothersome is this problem?
   b. Does it interfere with your daily activities?
   c. Does it keep you up at night?

Invitate i pazienti a valutare il problema. Se stanno descrivendo il dolore, chiedete loro di valutarlo da 1 a 10, con 10 quale dolore peggiore della loro vita (ad esempio, il parto, un arto rotto, ecc.) Chiedete loro di descrivere il sintomo in termini con cui hanno già familiarità. Quando descrivono il dolore, chiedete se è simile a qualsiasi altro che hanno sentito in passato. Simile a una coltellata? Una sensazione di pressione? Un mal di denti? Se esso riguarda il loro livello di attività, allora provate a stabilire in quale misura ciò avviene. Per esempio, se si lamentano della mancanza di fiato durante il cammino, chiedete loro il numero di isolati che possono percorrere.

3. Posizione/irradiazione
   a. Is the symptom (e.g., pain) located in a specific place?
   b. Has this changed over time?
   c. If the symptom is not localized, does it spread to other areas of the body?

4. Hanno provato qualche manovra terapeutica?
   ❭ If so, which ones have made it better (or worse)?

5. Sviluppo della malattia
   ❭ Is the problem getting better, worse, or staying the same? If it is changing, then what has been the rate of change?

6. Ci sono sintomi associati?

> Often times the patient notices other things that have popped up around the same time as the dominant problem.

7. Quale problema il paziente pensa che sia e/o cosa il paziente può essere preoccupato che sia?

8. Perché oggi?

Ciò è particolarmente rilevante quando il paziente sceglie di menzionare i sintomi/disturbi che sembrano essere di lunga durata.

    a.   Is there something new/different today as opposed to every other day when this problem has been present?

    b.   Does this relate to a gradual worsening of the symptom itself?

    c.   Has the patient developed a new perception of its relative importance (e.g., a friend told him/her they should get it checked out)?

Il contenuto delle domande successive dipenderà tanto da ciò che scoprite dalla vostra comprensione dei pazienti e delle loro malattie. Se, ad esempio, la denuncia iniziale del paziente è stata di dolore toracico, allora potreste aver scoperto quanto segue utilizzando le domande di cui sopra:

The pain began 1 month ago and only occurs with activity. It rapidly goes away with rest. When it does occur, it is a steady pressure focused on the center of the chest that is roughly a 5 (on a scale of 1 to 10). Over the last Introduction 209 week, it has happened six times, while in the first week it happened only once. The patient has never experienced anything like this previously and has not mentioned this problem to anyone else prior to meeting with you. No specific therapy has been employed so far.

Il resto dell'anamnesi

Il resto dell'anamnesi si ottiene dopo aver completato la storia clinica della malattia attuale (HPI-History of Present Illness). Come tali, le tecniche discusse in precedenza per facilitare lo scambio di informazioni si applicano ancora.

Anamnesi medica remota

Le seguenti domande possono aiutarvi a scoprire importanti eventi passati:
> Have you ever received medical care? If so, what problems/issues were addressed?
> Was the care continuous (i.e., provided on a regular basis by a single person) or was it episodic?
> Have you ever undergone any procedures, X-rays, CT scans, MRIs, or other special testing?
> Have you ever been hospitalized? If so, for what?

È abbastanza sorprendente il numero di pazienti che dimentica ciò che sembrerebbero rappresentare importanti eventi medici. Non è raro trovare un paziente che descriva poco della propria storia passata durante la vostra intervista e che rivela ancora una serie complessa di malattie al vostro specializzando. Questi pazienti, in genere, non sono volutamente reticenti. Hanno semplicemente bisogno di essere sollecitati dalla domanda giusta!

Anamnesi chirurgica remota

> Have you ever been operated on, even as a child?
> What year did this occur?
> Were there any complications?
> If the patient does not know the name of the operation, then try to determine why it was performed.

Farmaci

> Do you take any medicines? If so, what is the dose and frequency?
> Do you know why you are being treated?

I farmaci prescritti ma non assunti diligentemente, o assunti spontaneamente dal paziente senza alcuna prescrizione sono un grande problema clinico, in particolare nel casi di piani terapeutici complessi, di pazienti anziani, compromessi cognitivamente, o semplicemente disinteressati. È importante accertarsi che essi stiano effettivamente assumendo i farmaci come prescritto.

Non dimenticate di interrogare il paziente esplicitamente circa l'assunzione di farmaci da banco (senza ricetta) e di farmaci "non tradizionali".

> How much are you taking and what are they treating?
> Has it been effective?
> Are these medicines being prescribed by a practitioner? Are they self-administered?

Allergie/reazioni

> Have you ever experienced any adverse reactions to medications?

Fumo

> Have you ever smoked? If so, how many packets per day and for how many years?

Se il paziente ha smesso:
> When did this occur?

I pacchetti al giorno, moltiplicati per il numero di anni danno il "pack-years", un metodo ampiamente accettato per quantificare l'esposizione al fumo.

Alcool

> Do you drink alcohol? If so, how much per day and what type of alcohol?

Se il paziente non beve quotidianamente, allora:
> How much do you consume over a week or month?

Utilizzo di altre medicine

Qualsiasi uso di farmaci, passato o presente, va annotato. Prendete l'abitudine di formulare queste domande per tutti i vostri pazienti, in quanto può essere sorprendentemente difficile determinare con precisione chi è a rischio solo in base all'apparenza. Ricordate loro che queste domande non sono fatte per giudicare, ma piuttosto per aiutarvi a individuare i fattori di rischio per malattie particolari (ad esempio, HIV, epatite). In alcuni casi, tuttavia, il paziente indicherà chiaramente che non ha intenzione di discutere di tali questioni. Rispettate il loro diritto alla privacy e andate avanti. Forse sarà più comunicativo in seguito.

Ostetricia (qualora appropriato)

> Have you ever been pregnant? If so, how many times?
> What was the outcome of each pregnancy (e.g., full-term delivery, spontaneous abortion)?

Attività sessuale

Questa è una tipologia di domande che crea disagio in molti professionisti. Tuttavia, può fornire informazioni importanti e dovrebbe essere perseguita. Come nel caso di domande sull'abuso di sostanze, la vostra capacità di determinare a colpo d'occhio chi è sessualmente attivo (e in quale tipo di attività) è piuttosto limitata. Adottando uno schema di intervista standard per ogni vostro paziente, tutto sarà meno imbarazzante.

> Do you participate in intercourse?
> Do you participate in sexual intercourse with persons of the same or opposite sex?
> Are you involved in a stable relationship?
> Do you use condoms or other means of birth control?
> Are you married?
> Are you divorced?
> Have you ever suffered from sexually transmitted diseases?
> Do you have children? If so, are they healthy?

Anamnesi familiare

In particolare, indagate sulle malattie ereditarie, tra i parenti di primo o secondo grado: malattia coronarica, diabete e alcuni tumori maligni. I pazienti dovrebbero essere più precisi possibile. "La cardiopatia", per esempio, comprende patologie valvolari, malattia coronarica e anomalie congenite. Scoprite l'età di insorgenza delle malattie, in quanto questo ha importanza prognostica per il paziente.

Lavoro/hobby/altro

› What sort of work do you do, Mr. Lee?
› Have you always done the same thing? Do you enjoy it?
› If retired, what do you do to stay busy? Any hobbies?
› Where are you from originally?

Review

L'anamnesi ed esame obiettivo (H&P-History and Physical) non è uno strumento destinato alla tortura degli studenti di medicina e degli specializzandi. Si tratta di un riferimento fondamentale per tutti gli operatori sanitari ed è un importante documento medico-legale. Sapere cosa includere e cosa escludere dipenderà in gran parte dalla vostra comprensione della malattia e, naturalmente, della lingua che si utilizza. Negli Stati Uniti, poi la struttura della cartella clinica segue alcune linee guida, che generalmente comprendono i seguenti elementi:

› Chief complaint or chief concern (CC)
› History of present illness (HPI)
› Past medical history (PMH)
› Past surgical history (PSH)
› Medications (MEDS)
› Allergies/reactions (All/RXNs)
› Social history (SH)
› Family history (FH)
› Obstetrical history (when appropriate)
› Review of systems (ROS)

Il ROS più importante di discussione (cioè, pertinente gli aspetti positivi e negativi relativi al *chief complaint*) è generalmente annotato alla fine dell'HPI. Le risposte a una review più ampia, che riguarda tutti i sistemi organici, sono poste in quest'area "ROS" della review. Nella pratica reale, la maggior parte dei medici non scrive un ROS così completo. Le domande ROS, tuttavia, sono le stesse che, in un ambiente diverso, vengono utilizzate per svelare la causa di CC di un paziente:

› Physical exam
› Lab results, radiological studies, EKG interpretation, etc.
› Assessment and plan

All'interno di questo campione, troverete l'intero processo di valutazione e di ammissione in ospedale di un tipico paziente cardiologico, come è usuale negli ospedali universitari degli Stati Uniti.

01/27/07 MEDICAL SERVICE STUDENT ADMISSION NOTE

Location: A-GM

Mr. "S" is a 78 yo man with h/o CHF and CAD, who presented with increasing lower extremity edema and weight gain.

HPI Mr. "S" has a long history of CHF subsequent to multiple MI's last in 2001. Cardiac cath at that time revealed occlusions in LAD, OMB, and circ with EF of 50%. ECHO in 2006 showed a dilated LV, EF of 20–25%, diffuse regional wall motion abnormalities, 2+MR and trace TR. His CHF has been managed medically with captopril, lasix, metolazone, and digoxin. Over the past 6 months, he has required increasing doses of lasix to control his edema. He was seen 2 wks ago by his Cardiologist, at which time he was noted to have leg, scrotal and penile edema. His lasix dose was increased to 120 BID without relief from his swelling. Over the past week, he and his wife have noticed an increase in his LE edema, which then became markedly worse in the past two days. The swelling was accompanied by a weight gain of 10 lb in 2 days (175 to 185 lb) as well as a decrease in his exercise tolerance. He now becomes dyspneic when rising to get out of bed and has to rest due to SOB when walking on flat ground. He has 2-pillow orthopnea, denies PND. His chronic cough has worsened and is now productive of "transparent" sputum with no hemoptysis. He has audible wheeze. Denies CP/pressure/ palpitations/diaphoresis.
No nausea/no vomiting. He eats in limited quantities and drinks 6–8 glasses liquid/day. Urinary frequency has increased but the amount urinated has decreased. He states he has been taking all prescribed medications.

PMH
CHF: as above
MI
A-fib: on Coumadin
Pacemaker placed in 3/03 for a-fib/-flutter and slow ventricular response
HTN
Chronic renal insufficiency: BUN/Cr stable on 1/21/04, 52/1.4
DM: controlled with glyburide. Admitted for hypoglycemia in 9/06

PSH
Tonsillectomy

MED
Lasix 120 mg BID
Metolazone 5 mg daily
Captopril 50 mg TID
Digoxin 0.125 mg daily
KCl
Coumadin 4 mg daily
Glyburide 2.5 mg BID
Colace 100 mg BID

All/RXNs
No known drug allergies.

SH
Married for 45 years; sexually active with wife. Three children, 2 grandchildren, all healthy and well; all live within 50 miles. Retired school teacher. Enjoys model car building. Walks around home, shopping but otherwise not physically active.

FH
Sister and mother with DM, father with CAD, age onset 50. Brother with leukemia.

PE (Vedete anche il Capitolo 12, Esami cardiovascolari).
VS: T 97.1, P65, BP 116/66, O2 Sat 98% on 2L NC
GEN: elderly man lying in bed with head up, NAD
HEENT: NCAT, multiple telangiectasias on face and nose, EOMi, PERRL, OP-benign

NECK: thyroid not palpable, no LAD, carotid pulse +2 B, no bruits, no JVD

RESP: +dullness to perc at right base, +ant wheezes, +crackles 1/2 way up chest bilat.

COR: RRR, +2/6 holosystolic murmur at apex radiating to axilla, no gallops

ABD: +BS, distended, nontender, no HSM, liver percussed to 9 cm at MCL

PULSES: 2femoral B, +1 PT/DP B

EXT: +3 edema to lower back, abdomen including genitals, hyperemia over ant., legs bilat, warm, non-tender; non-clubbing, cyanosis

SKIN: 4-cm ulcer on R buttock with central scabbing, non-tender, no discharge

NEURO: AOX3; difficulty remembering events, dates; remainder of exam nonfocal

LABS/DATA

Na 134, Cl 95, Bun 61, Glu 95, K 3.9, CO_2 40.8, CR 1.4, WBC 9.9, PLT 329, HCT 43.9, Alk phos 72, Tot prot 5.6, Alb 2.5 T Bili 0.5, ALT 17, AST 52, LDH 275, CPK 229

CXR: mildly prominent vessels. Minimal interstitial congestion. Cardiomegaly, no infiltrates.

ECHO 1/27:

LV mild dilated (ED = 6 cm) severely depressed global systolic function with EF 20–25%. Extensive area thinning and akinesis: anterior, anteroseptal, anterolateral c/w old infarct

2. Mod 2-3/4 MR. LA size nl

3. No AS/AI

4. RV dilated with preserved fxn. 2-3/4 TR. PA pressure 36+ RA pressure.

ASSESSMENT/PLAN

72-year-old man with h/o CHF following MI, chronic renal insufficiency, and venous stasis admitted with worsening edema and DOE. His symptoms are most consistent with increasing CHF-biventricular, which would account for both his pulmonary congestion as well as his peripheral edema. His renal disease is a less likely explanation for his extensive edema as his BUN/Cr has remained stable throughout. However, his low albumin, which could contribute to his edema, may be due to renal losses. So if his edema is due to CHF, why has it become gradually and now acutely worse? Possibilities include: 1) worsening LV function, 2) another MI, 3) worsening valvular disease, 4) poor compliance with medications, or 5) excess salt and water intake. His echo today shows no change in his EF, but there is marked wall motion abnormalities with akinesis. There is no evidence in his history, EKG, or enzymes for current ischemia/ infarct. He does have MR and TR and his valvular disease may in part account for his worsening symptoms though his estimated PA pressure is unchanged, and his LA is not dilated. The most likely cause of his failure is a combination of poor compliance with medication and fluid overload from excessive intake. We will continue to investigate the possibility of a structural precipitant for his deterioration and treat his current symptoms.

1. Pulm: his wheezing, crackles, and oxygen requirement are all likely due to pulmonary congestion from LV dysfunction. He has no signs, symptoms of pulm infection.

   02 to maintain sat greater than 95%.

   Treat cardiac disease as below.

2. Cardiac: As above, his picture is consistent with CHF with no clear precipitant. Will continue to evaluate structural disease as precipitating factor and treat fluid overload.

Strict I/O's, daily weights

Fluid restriction to 1.5L

Low-salt diet

Lasix 80 mg IV with IV metolatzone now and Q8.. With goal diuresis of 2–3 L/day

Increase digoxin to 0.25 mg daily

Continue captopril 50 mg TID

Check electrolytes, renal function (fxn) and digoxin level in AM

Education about appropriate diet

Repeat echo and compare with old film

Consider Cardiology consult if fails to improve, needs invasive hemodynamic monitoring or cath.

3. GI: Continue Colace

4. Renal: We will continue to evaluate whether he could be losing protein from his kidney leading to his increasing edema. Check urine Prot/Cr ratio.

5. DM: His sugars have been well-controlled on current regimen.

> Continue glyburide

> ADA 2,100 calorie diet

> FS BS ACHS

Signed by:

Nel reparto di cardiologia

All'interno dell'ospedale, ogni branca della medicina ha la sua propria struttura e approccio. Diversi elementi, tuttavia, sono comuni a tutti:
1. Organizzazione. L'assistenza sanitaria, negli ospedali universitari, è molto gerarchica. Al vertice della piramide vi è un capo reparto o primario, che ha la responsabilità principale per il paziente. All'interno dell'ospedale, sotto il capo reparto, vi è il medico di reparto o specializzando anziano, un medico in uno stadio avanzato della propria formazione. Possono essere membri del team anche stagisti, studenti, visitatori, borsisti.
2. Approccio del team. Si tratta di un sistema di responsabilità a gradi, che dà ai medici meno esperti la possibilità di diventare sempre più coinvolti nel processo decisionale nel corso del tempo.
3. Il ruolo dello studente/borsista/specializzando.

L'obiettivo principale del team è quello di prestare una buona cura al paziente. In questo contesto, i medici sono, inoltre, tenuti a controllare e formare gli altri, accrescere le proprie conoscenze e provvedere alle vostre esigenze formative.

Il turno si svolge ogni mattina, ed è il momento in cui il team vede ogni paziente, discute il suo decorso e prende decisioni circa il piano diagnostico e terapeutico del giorno. Per essere massimamente efficiente, spetta agli studenti e ai tirocinanti raccogliere in anticipo i dati clinici rilevanti. Questo processo è denominato pre-turno.

Note di scrittura

Del formato per l'H&P completo si è già parlato. Le note quotidiane devono essere organizzate in modo che siano brevi, ma mettano in evidenza i dati più importanti ed esprimano chiaramente le impressioni cliniche. Questo, naturalmente, deve essere fatto nel contesto delle vostre conoscenze di base. Come per molti degli altri lavori a cui gli studenti prendono parte, le note hanno due scopi: sono un documento descrittivo attuale, che costituisce la cronistoria del decorso del paziente e sono uno strumento di apprendimento, che vi consente di riflettere su ciò che sta accadendo e di organizzare i pensieri. Alcune cose da ricordare:
- I dati presentati devono attenersi ai fatti.
- L'impressione e il piano generalmente riflettono i pensieri di tutto il team.

- La lunghezza della nota dipenderà in gran parte dalla vostra esperienza, dalla comprensione del caso e dalla complessità della malattia del paziente.
- Alcuni servizi hanno stili molto particolari, che sottolineano gli aspetti importanti della cura che forniscono. I cardiologi, per esempio, tendono a evidenziare il bilancio idrico, la diuresi, i parametri vitali e i valori degli enzimi.

Tuttavia, a nostra conoscenza, nessuno ha dimostrato che la lunghezza della nota è correlata alla qualità del servizio reso.

Il formato di base rimanda a una nota "SOAP", che racchiude le categorie principali incluse nella nota: dati Soggettivi (Subjective), dati Oggettivi (Objective), valutazione (in inglese Assessment) e Piano (Plan).

Un esempio di nota per un paziente in trattamento per polmonite, dopo un bypass coronarico, è il seguente:

Hospital day #12

S: Patient feeling less short of breath, with decreased cough and sputum production. Mild sternum pain.
O: Maximum Temperature: 101.5 (yesterday 103)
❭ Pulse: 80–90
❭ BP: 110–120/70–80, RR: 20–24 Sat: 95% 2L O2 (yesterday 95% 4L O2)
❭ I/O: 2.5 L IV, 1 L PO/UO 2L, BM x 1 Wt 140 lbs (no change from yesterday)

Day #3 ceftriaxone, 1 g IV BID

PE: No JVD
Lungs: Crackles and dullness to percussion at R base with egophony; no change c/w yesterday
C/V: S1 S2, no S3, S4, m
Abd: soft, non-tender
Ext: no edema
Labs: Sputum and blood Cx still negative; otherwise, no new data

Assessment/Plan:
❭ Post-operative RLL Pneumonia: Responding to IV ceftriaxone, with decreasing O2 requirement and fever curve. Also feeling better. No evidence of complications.

Plan:
> IVAbx x 1 addl day . . . then change to PO Azithromax
> Hep. lock IV to assess if PO intake adequate
> Check sat off O2 . . . d/c if under 92%
> Encourage ambulation
> Consider discharge in approximately 2 days if continues to improve

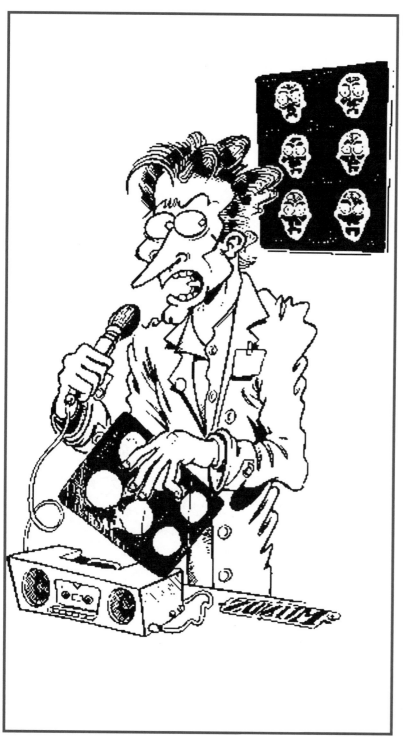

Capitolo 12

Esame cardiovascolare

Istruzioni per la vestizione

> Would you slip off your top things, please?
> Slip off your coat, please.
> Would you mind taking off all your clothes except your underwear? (Men)
> Please would you take off all your clothes except your underwear and bra? (Women)
> You should take off your underwear, too.
> Lie on the couch and cover yourself with the blanket.
> Lie on the stretcher with your shoes and socks off, please.
> Roll your sleeve up, please; I'm going to take your blood pressure.

Istruzioni per il posizionamento sul lettino

> Make yourself comfortable on the table and lie on your back (supine position).
> Lie down please (supine position).
> Roll over onto your tummy (from supine to prone position).
> Lie on your tummy please (prone position)
> Please turn over and lie on your back again.
> Bend your left knee.
> Straighten your leg again.
> Roll over onto your left side.
> Sit with your legs dangling over the edge of the couch.

> Lie down with your legs stretched in front of you.
> Sit up and bend your knees.
> Lean forward.
> Get off the table ("Get off" is sometimes perceived as too informal and impolite).
> Please come off the table.
> Please sit up.
> Get off the table and stand up.
> Stand up from the table.
> Stand up please.
> Lie on your back.
> Lie on your tummy and relax.
> Let yourself go loose.

Domande e comandi

> Open your mouth please.
> Raise your arm.
> Raise it more.
> Say it once again.
> Stick out your tongue.
> Swallow please.
> Take a deep breath.
> Take a deep breath and hold it in.
> Breathe normally.
> Grasp my hand.
> Try again.
> Bear down as if for a bowel movement (Valsalva maneuver).
> Please lie on your tummy (prone position).
> Walk across the room.

Istruzioni per la vestizione

> You can get dressed now. Take your time; we are not in a hurry.
> Please get dressed. Take your time; we are not in a hurry.

Esami cardiovascolari

> Level of consciousness
  - Altered level of consciousness
  - GCS (Glasgow Coma Scale)
  - Loss of consciousness
  - Alert and oriented
> Vital signs
  - Heart rate
  - Blood pressure
  - Respiratory frequency
  - Oxygen saturation
> Circulation
  - Carotid pulses, quality and symmetry. Murmurs
  - Jugular pulse ("a" and "w" waves)
  - Thrills, lifts, and waveforms
  - Heart sounds (first and second sound characteristics are always described; third and fourth - summation gallop – are described when present)
  - Normal
  - Intensity
  - Dampening
  - Loudness
  - Accentuated
  - Decreased intensity
  - Split
  - Wide splitting of the first heart sound
  - Persistent splitting of second heart sound
  - Paradoxical splitting of second heart sound
  - Ejection sounds (clicks)
  - Pulmonary ejection sound
  - Aortic ejection sound
  - Non-ejection systolic sound
  - Mid-systolic clicks are part of the spectrum of the mitral valve prolapse syndrome.
  - Opening snaps
  - Opening snap of mitral valve stenosis
  - Presystolic impulse
  - Pericardial knock (early diastolic sound of constrictive pericarditis)
  - Pericardial friction rub
  - Cardiovascular murmurs

- – Systolic
- – Diastolic
- – Continuous
- – Musical
- – Low- or high-pitched
- – Blowing
- – Harsh
- – Rumbling (diastolic rumble of MS)
- – Honking
- – Bedside maneuvers
- – Respiration
- – Isometric exercise (handgrip)
- – Valsalva maneuver
> Breathing
- – Rhythm
- – Depth
- – Adequate
- – Shallow
- – Deep
- – Quality
- – Easy
- – Labored
- – Stridor
- – Painful
- – Dyspnea
- – Rales
- – Rhonchi
- – Sibilants
- – Pleural rub
> Liver and spleen enlargement
> Peripheral pulses
> Ascites
> Ankle edema

Nessuna terapia

> There is nothing wrong with you. (È l'equivalente dell'italiano "tutto a posto" o "va tutto bene". Nel sistema sanitario statunitense al medico è richiesto di validare nelle sue conclusioni i sintomi rifer-

iti dal paziente. Per cui, se non si riscontra niente di obiettivo, comunque bisogna legare i sintomi alle conclusioni. Per esempio, si potrà dire: "I understand that you have chest pain. The 2D echo and stress test does not show any abnormality or anything that requires treatment. Our next step will be to. . . .")

> This will clear up on its own.
> This illness is self-limited and will resolve on its own.
> There doesn't seem to be anything wrong with your heart.

Tipiche frasi riguardanti i risultati dell'auscultazione cardiaca

> Corrigan first reported the early diastolic sound of constrictive pericarditis, the so-called pericardial knock.
> The opening snap of the mitral valve may be difficult to differentiate from other sounds.
> Third and fourth sounds often are intermittent and may be accentuated by exercise.
> In patients with aortic and mitral valve prostheses, the development of severe incompetence of the aortic valve prosthesis may alter the intensity of the closing sound of the mitral valve prosthesis.
> Disk valves produce clear, crisp, closing sounds.
> A brief mid-systolic crescendo–decrescendo murmur is audible.
> Auscultation should begin at the right second parasternal interspace, with the diaphragm.
> The murmurs and heart sounds generated in the left side of the heart decrease on inspiration and are best heard during expiration.
> The first heart sound in patients with secundum atrial septal defect is normal.
> Regarding pulmonary stenosis, the more severe the stenosis, the more widely split the second sound will be.
> The murmur of tricuspid insufficiency is heard best over the xyphoid or along the fourth and fifth left parasternal areas.
> A diastolic murmur of low to medium frequency occasionally is heard in patients with idiopathic pulmonary artery dilatation.
> A late systolic murmur, either isolated of accompanied by a non-ejection click, is now considered the classic finding of mitral valve prolapse.
> Thrills rarely accompany aortic diastolic murmurs but may occur in patients with aortic cusp rupture or aortic dissection.
> When the murmur is musical, low in frequency, or has a "seagull sound," then other causes of aortic regurgitation should be considered.

❭ The rub is best described as a superficial, scratchy, rough sound, occasionally with a coarse, leathery quality, which is heard well when the patient is holding his breath.

❭ Paradoxical splitting of the second heart sound may be observed during episodes of ischemic cardiac pain.

❭ The timing of the click and murmur in systole is influenced by left ventricular volume during systole.

❭ A decrescendo diastolic murmur heard best along the left sternal border is considered to be due to pulmonary valve incompetence.

❭ The aortic component of the second heart sound may be normal in mild aortic stenosis.

❭ The murmur of aortic valve stenosis begins after the first sound or after the ejection sound if one is present.

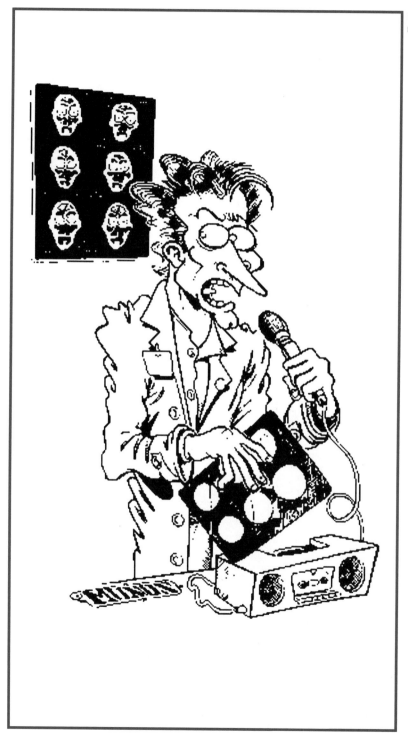

Capitolo 13

Prescrivere farmaci

La prescrizione mirata di un farmaco consente al medico di raggiungere con successo l'obiettivo terapeutico desiderato. Per un medico non madrelingua inglese è una sfida e un compito di massima responsabilità medica informare con chiarezza i pazienti sulle conseguenze, gli effetti collaterali, il dosaggio e la durata del trattamento.

La guida dell'Organizzazione Mondiale della Sanità (OMS) suggerisce che i medici redigano un formulario di farmaci personali (P-drugs). I P-drugs sono efficaci, poco costosi e ben tollerati e i medici li prescrivono regolarmente per il trattamento dei problemi comuni. Tutti gli specializzandi in cardiologia stranieri dovrebbero avere un formulario di P-drugs.

Il National Coordinating Council on Medication Error Reporting and Prevention consiglia l'eliminazione della maggior parte delle abbreviazioni per le prescrizioni dei farmaci, come, per esempio, QD (*daily*, una volta al dì), QID (*four times daily*, quattro volte al giorno) e QOD (*every other day*, ogni due giorni) e l'uso dei nomi dei farmaci in sigla come MSO4 (solfato di morfina). Per essere efficaci, i medici che prescrivono i farmaci dovrebbero eliminare le abbreviazioni non standardizzate, che possono essere facilmente fraintese, come, per esempio, i caratteri non inglesi (quale ?). L'utilizzo dell'inglese per tutte le prescrizioni consente al paziente di leggere e di focalizzare l'attenzione su eventuali errori.

La maggior parte dei pazienti, nello studio del cardiologo, non ha bisogno solo di farmaci, ma anche di molte istruzioni inerenti lo stile di vita, quali smettere di fumare, abitudini alimentari, esercizio fisico, ecc. I prescrittori non madrelingua inglese devono essere fluenti, al fine di rassicurare il paziente e la sua famiglia per quanto riguarda il trattamento completo.

R. Ribes, S. Mejía. *Inglese per cardiologi.*
© Springer-Verlag Italia 2011

Parlare con il paziente dei farmaci

Parlando con i pazienti più anziani

Le persone con età superiore a 65 anni rappresentano meno del 15% della popolazione degli Stati Uniti, ma consumano circa un terzo di tutti i farmaci prescritti. Essi, inoltre, acquistano almeno il 40% di tutti i medicinali da banco, non soggetti a prescrizione. Quando visitate i pazienti anziani, è probabile che siano stati loro prescritti farmaci da altri medici e che assumano parecchi farmaci senza prescrizione. Essi possono anche essere più sensibili agli effetti dei farmaci e possono non essere in grado di tollerare dosi per adulti.

Una migliore comunicazione con i pazienti può ridurre i rischi e produrre risultati migliori. Utilizzate questi suggerimenti, quando parlate con i pazienti più anziani:

- Coinvolgeteli nella scelta e nella pianificazione del proprio regime farmaceutico.
- Riguardate l'appropriata tempistica di dosaggio con i pazienti e con chi si prende cura di loro.
- Se è coinvolto un dispositivo, fate in modo che sia dal paziente sia da chi se ne prende cura (il "caregiver") venga usato davanti a voi parecchie volte.
- Chiedete ai pazienti informazioni sui loro medicinali ogni volta che li vedete.
- Chiedete informazioni su farmaci prescritti da altri medici.
- Chiedete informazioni su medicinali non soggetti a prescrizione medica.
- Chiedete informazioni su vitamine e integratori alimentari.
- Menzionate gli effetti collaterali frequenti e chiedete ai pazienti informazioni sulle loro esperienze.
- Eseguite check-up farmaceutici sui pazienti più anziani, includendo tutti i loro farmaci, le prescrizioni e gli OTC (*over the counter*, farmaci da banco), almeno una volta all'anno.
- Fornite istruzioni scritte, quando possibile.
- Spiegate l'importanza dei cambiamenti dello stile di vita in aggiunta alla terapia farmacologica.
- Chiedete ai pazienti, ogni volta che li vedete, se hanno domande o dubbi che vorrebbero discutere.
- Parlate chiaramente e accertatevi che essi comprendano, facendo loro ripetere le istruzioni.

Consigliare il paziente riguardo la terapia farmacologica

- Sottolineate sempre l'importanza della diligente osservanza della prescrizione al fine di ottenere i risultati sanitari desiderati. Se il vostro paziente è negligente o inaffidabile, parlate di portapillole, bottigliette promemoria e anche di sistemi basati su cercapersone, al fine di assicurarvi che il paziente assuma i farmaci.
- Spiegate brevemente la natura della malattia e nel suo trattamento. Utilizzate un linguaggio che la persona media possa comprendere.
- Fornite materiale didattico circa la malattia. Se la patologia è cronica (diabete, ipertensione) allora spiegate la necessità di continuare la terapia farmacologica a tempo indeterminato, forse per tutta la vita.
- Spiegate brevemente il nome e la natura dei farmaci che avete prescritto. Sottolineate l'importanza di seguire rigorosamente le istruzioni per la medicina. Comunicate al paziente i potenziali effetti collaterali.
- Spiegate la necessità di visite di controllo per monitorare gli effetti del trattamento farmacologico e il corso della malattia.
- Spiegate che i farmaci nella pratica clinica possono non funzionare esattamente come previsto. Dite al paziente di prestare attenzione alla possibilità che un nuovo sintomo o segno possa essere correlato al farmaco. Se uno dei vostri pazienti ha una nuova reazione avversa al farmaco, è fondamentale che si chiami la US Food and Drug Administration (FDA) MedWatch al numero 1-800-332-1088 (a condizione che vi troviate negli Stati Uniti).
- Incoraggiate il paziente a chiamarvi se lui/lei dovesse sentire il bisogno di farlo circa qualsiasi aspetto del trattamento farmacologico. Regolate la scelta del farmaco e/o il dosaggio, per soddisfare ogni singolo paziente.
- Prestate particolare attenzione ai pazienti anziani in terapia farmacologica. Gli anziani in genere assumono molteplici farmaci simultaneamente e hanno più probabilità di sviluppare gli effetti collaterali del farmaco.
- Se riferite uno dei vostri pazienti ad un altro medico, siate certi di ottenere una ricostruzione della storia farmacologica quando ritorna sotto la vostra cura. Verificate la presenza di duplicazioni di medicinali mediante controlli incrociati dei farmaci e dei principi attivi.

Esempio:

Mr. Ohtonen, you have a stent implanted on your LAD. As you know, it is a DES (drug-eluting stent), and to avoid thrombotic complications you need to be on a combined antiplatelet regime for, at least, 6 months. Clopidogrel, 75 mg one pill daily at lunchtime, along with ASA 100 mg, one pill daily at lunchtime. Besides this, we need to control your blood pressure, so we'll continue on enalapril 5 mg and bisoprolol 2.5 mg, as before the admission. Remember that bisoprolol has some secondary effects that you have already noticed (fatigue and sexual dysfunction). Should you have any other problems, please contact me as soon as you can. Here you have your complete written prescription with my phone number at the bottom.

Pazienti come il signor Ohtonen, con diabete e ipertensione, dovrebbero essere informati che l'enalapril ridurrà la pressione arteriosa, proteggerà i suoi reni, e potrebbe causare una rara ma grave reazione chiamata angioedema, che richiede cure mediche immediate. Egli dovrebbe anche sapere che in circa 1 paziente su 15 manifesta tosse, con o senza sensazione dell'alterazione del gusto. Quando comunicate il rischio, è necessario che utilizziate numeri assoluti (ad esempio, 1 su 15) piuttosto che percentuali, probabilità, o simili.

La terapia non farmacologica rimane un'importante opzione di trattamento. Per i pazienti con diabete e ipertensione possono non essere necessari i farmaci, se perdono peso e fanno esercizio fisico.

Prescrivere farmaci in modo sicuro

Anche se per il principiante usare le sigle può aumentare la propria autostima e fiducia, gli esperti consigliano di evitare di fare prescrizioni con abbreviazioni non solo nel vostro studio, ma anche nei reparti ospedalieri. Alcune associazioni di infermieri e farmacisti hanno sviluppato linee guida per le prescrizioni, che consigliano di non obbedire a un ordine del medico se comprende abbreviazioni. Qui enunciamo alcune delle più moderne raccomandazioni per prescrivere in sicurezza:

Da usare	Da evitare
Niente zero dopo un numero intero (ad es. 2 mg)	Zero dopo un numero intero (ad es. 2.0 mg)
Usare lo zero per tutti i numeri inferiori a 1 (ad es. 0.2 mg)	Punto decimale senza lo zero iniziale (ad es. 2 mg)
Sistema metrico decimale (mg, grams, o g, ecc.)	Simbologia farmaceutica (granelli, grani, ecc.)
Unità (per esteso)	U
Microgrammi (per esteso)	Mcg o µg
Ore (h, hr, hrs)	Segno del grado (°) per le ore
Minuti (min), secondi (sec)	Apostrofo per il tempo (ad es. ' oppure ")
Due volte a settimana (specifica i giorni della settimana)	BIW
Tre volte a settimana (specifica i giorni della settimana)	TIW
A giorni alterni	QOD
A	@

Standard minimo per l'ordine dei farmaci

I medici/operatori indipendenti autorizzati hanno la responsabilità di scrivere ordini chiari e leggibili. Tutti gli ordini farmaceutici devono contenere i seguenti componenti, per soddisfare lo standard minimo richiesto:

- Calligrafia leggibile. Prendete in considerazione di stampare l'ordine.
- Nome del paziente, numero di cartella clinica, unità (collocazione del paziente)
- Data e ora (orario militare)
- Una firma leggibile e il numero di identificazione di un medico/professionista indipendente autorizzato.
- Nome del farmaco (scritto completamente)
- Dosaggio
- Decorso

- Frequenza di somministrazione o velocità di infusione (includete i parametri come richiesto, PRN)
- Peso in quegli ordini in cui è necessario (antibiotici, pazienti pediatrici)

Ordini per gli infermieri

Gli ordini verbali - quelli detti ad alta voce di persona o per telefono - hanno più margine di errore degli ordini che vengono scritti o inviati per posta elettronica. Una volta ricevuto, un ordine verbale deve essere trascritto con inevitabile aumento di complessità e margini di errore all'iter di ordinazione. Alcune organizzazioni hanno compilato dei rapporti sugli errori medici causati dagli ordini verbali. Una revisione di tali relazioni sottolinea che, quando un infermiere rilascia un ordine verbale al farmacista, il rischio di errore è ancora maggiore. Il farmacista deve poter contare sull'accuratezza della trascrizione dell'ordine dell'infermiere e sulla pronuncia del nome del farmaco da parte dell'infermiere.

Aspetti critici che influiscono sull'accuratezza degli ordini verbali e contribuiscono agli errori medici includono tra gli altri:

- Nomi simili di farmaci diversi. Ci sono stati numerosi rapporti presentati alle unità di controllo negli ospedali degli Stati Uniti, in cui i nomi dei farmaci sono stati fraintesi, con conseguente somministrazione di farmaci sbagliati. Ad esempio, in un caso un ordine verbale frainteso ha fatto sì che un paziente ricevesse Klonopin (un nome commerciale per il clonazepam, un antiepilettico) invece di clonidine (clonidina, antipertensivo).
- Numeri fraintesi. In un caso segnalato, un infermiere del pronto soccorso pensava che un medico avesse ordinato a un paziente "1 cucchiaino da tè e 1/2 " di Zithromax, che gli è stato somministrato. L'ordine scritto indicava la dose di 1/2 cucchiaino da tè. In un caso analogo, segnalato dall'Institute for Safe Medication Practices (ISMP), un medico di pronto soccorso ha ordinato verbalmente "idralazina 15 mg IV", ma l'infermiera ha sentito "idralazina 50 mg IV" (quindi "fifty" invece di "fifteen", che suonano simili) e il paziente è andato in shock.
- La comunicazione verbale di molti farmaci contemporaneamente. In attesa del trasferimento di una bambina prematura in un ospedale pediatrico nelle immediate vicinanze, un medico ha dato l'ordine verbale di somministrare 200 mg di ampicillina e 5 mg IV di gentamicina. Secondo la Medication Safety Alert!, l'infermiera ha frainteso il secondo ordine di antibiotico come 500 mg di gentamicina.

Pratiche sicure

Di seguito, alcune pratiche sicure che possono essere effettuate in qualsiasi ospedale:

- Limitate la comunicazione verbale per la prescrizione di farmaci in situazioni di urgenza, qualora non siano possibili immediate comunicazioni scritte o elettroniche.
- Annotate l'ordine completo o inseritelo in un computer, leggetelo di nuovo e ricevete conferma da parte della persona che ha dato l'ordine.
- Includete lo scopo del farmaco in tutti gli ordini farmaceutici, al fine di assicurarvi che l'ordine è sensato nel contesto delle condizioni del paziente.
- Includete la dose mg/kg specifica e la dose specifica del paziente per tutti gli ordini farmaceutici verbali neonatali/pediatrici.
- Assicuratevi che le dosi farmaceutiche siano espresse in unità di misura (mg, g, mEq, mmol).
- Abbiate, quando possibile, una seconda persona che ascolta un ordine verbale.
- Riportate gli ordini verbali direttamente su un modulo di ordine, nella cartella clinica del paziente.
- Non consentite richieste farmaceutiche verbali dalle unità infermieristiche alla farmacia, a meno che l'ordine verbale non sia stato trascritto su un modulo d'ordine e contemporaneamente trasmesso via fax, o altrimenti visto da un farmacista prima che il farmaco venga distribuito.
- Limitate gli ordini verbali ai farmaci del formulario.

Emergenza, ordine di non resuscitare

Un ordine "do-not-resuscitate" (DNR) dice ai professionisti medici di non eseguire CPR. Ciò significa che medici, infermieri e personale medico di emergenza non eseguiranno CPR di emergenza se la respirazione del paziente o il suo battito cardiaco si fermano. Un ordine DNR è solo una decisione sulla CPR e non fa riferimento a nessun altro trattamento. In caso contrario, se un DNR non è stato firmato e arriva un "Codice Blu", il team medico è tenuto a iniziare una CPR. Le frasi che seguono comprendono alcuni termini colloquiali usati in condizioni gravi quali un arresto cardiaco. Come cardiologi o specializzandi in cardiologia avete già sperimentato le emozioni e lo stress legato al fatto che il paziente, al quale avete detto "buongiorno" poche ore prima, sta adesso lasciando questo mondo, mentre il vostro team di medici, infermieri e studenti sta cercando di riportarlo in vita.

> Code Blue, room 312!!! Code Blue, room 312!!! Code Blue, room 312!!!
> Alright folks, let's roll him over and put him on the monitor, please!
> You!! Get an ambu bag and start bagging!
> You!! Load me up an 8.0 ET tube and get me the 4.0 MAC and the biggest McGill blade we have, just in case.
> You, grab the crash cart!
> Quick look paddle! "He's in fib!" "Let's juice him!"
> Charging up to 200! "Everybody clear!"
> "Keep the paddles on, please."
> "OK, idioventricular. No carotid pulse. You feel anything down there?" (to another one who was checking for a femoral pulse)
> "Start CPR!" "Tube him."
> "Give 1 amp of bicarb."
> "And push 1 of epi and 1 of atropine!"
> "Give 300 of amiodarone, too!"
> "Somebody grab me his chart, read out all of his allergies, meds on the MAR, and his latest labs!"
> "Get me a central line or a Quentin cath!"
> "ROSC! (Pronounced "rosky," for return of spontaneous circulation). He's got a pulse!"
> "Check for a BP, and get me an EKG. Someone call for a portable chest (X-ray), please. Lidocaine drip, too."

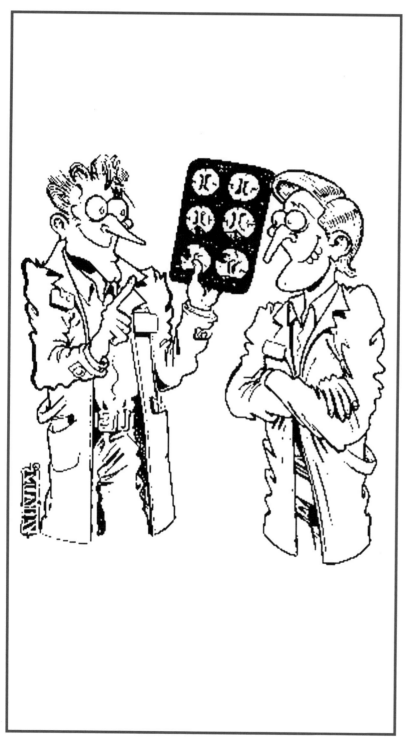

Capitolo 14

Ecocardiografia

Sebbene l'inglese medico ecocardiografico condivida molti termini anatomici e fisiopatologici con CT multistrato, risonanza magnetica e medicina nucleare cardiaca la terminologia inerente gli aspetti tecnici di ogni modalità di imaging è così diversa che un ecografista può trovare difficile comprendere le sfumature tecniche di una conversazione su MDCT, CMR o medicina nucleare cardiaca, pensino nella propria lingua madre. Il concetto di *"pitch"*, per esempio, è qualcosa di molto semplice per un cardiologo che fa CT, così come il termine *"double inversion recovery"* per un cardiologo che fa MR, ma è probabile che molti cardiologi che non fanno né TC multistrato nè MR cardiaca non abbiano familiarità con questi termini. La terminologia CT, MR e della medicina nucleare è fuori dalla portata di questo manuale e ci concentriamo sull'ecocardiografia, perché è proprio su questa modalità di imaging in tempo reale, non invasiva, che i cardiologi devono comunicare direttamente con i pazienti.

La terminologia TC e RM è ampiamente trattata nel libro "Radiological English" (R. Ribes, P. Ros, 2007, Springer Publishing, ISBN: 3540293280).

Parlare con il paziente

Ricordiamo alcune frasi chiave, che vi aiuteranno a comunicare con il paziente prima, durante e dopo l'esame.

> Would you mind taking off your shirt? (Men)
> Would you please take off your shirt and bra? (Women)

R. Ribes, S. Mejía. *Inglese per cardiologi.*
© Springer-Verlag Italia 2011

> Please lie on the exam table and roll over onto your left side.
> This is a little bit cold (probe and gel), but it will not harm you.
> Hold your breath please.
> Lie on your back again please.
> Take a deep breath and hold it please.
> Breathe normally.
> Stand up please
> You can get dressed now. Take your time; we are not in a hurry.
> Please get dressed. Take your time.

L'ecocardiografia transesofagea ha bisogno di più informazioni e rassicurazione del paziente. Alcune frasi supplementari e comandi sono:

> With this spray, I will spread your pharynx with local anesthetic. You will feel better and will not have nausea or vomiting.
> Open your mouth please.
> Sting your tongue please.
> Try to swallow the probe. It is easy. It will not harm you.
> Let the saliva drop out. Do not try to swallow now. Breathe normally through your mouth.

Referto standard

Secondo l'American Society of Echocardiography, il referto dell'ecocardiografia transtoracica dell'adulto dovrebbe essere composto delle seguenti sezioni:

1. Demographic and other identifying information
   a. Patient's name
   b. Age
   c. Gender
   d. Indications for test
   e. Height
   f. Weight
   g. Referring physician identification
   h. Interpreting physician identification
   i. Date on which the study is performed
   j. Echo study media location (e.g., disk or tape number, etc.)
   k. Date on which the study was ordered, read, transcribed and verified

l.   Location of the patient (inpatient, outpatient, etc.)

m. Location where the study was performed

n.   Name or identifying information for persons performing the study (e.g., sonographer, physician)

o.   Echo instrument identification

p.   Imaging views obtained, or not obtained (especially if the study is suboptimal)

2. Echocardiographic (Doppler, if indicated) evaluation

   a.   Cardiac structures: The following cardiac and vascular structures are evaluated as part of a comprehensive adult transthoracic echocardiography report:

      i.   Left ventricle

      ii.   Left atrium

      iii. Right atrium

      iv. Right ventricle

      v.   Aortic valve

      vi.   Mitral valve

      vii. Tricuspid valve

      viii. Pulmonic valve

      ix. Pericardium

      x.   Aorta

      xi. Pulmonary artery

      xii. Inferior vena cava and pulmonary veins

   b.   Measurements: Generally, quantitative measurements are preferable. However, it is recognized that qualitative or semi-quantitative assessments are often performed and frequently adequate. The following types of measurements are commonly included in a comprehensive echocardiography report:

      i.   Left ventricle:

         1. Size: dimensions or volumes, at end-systole and end-diastole

         2. Wall thickness and/or mass: ventricular septum and left ventricular posterior wall thicknesses (at end-systole and end-diastole) and/or mass (at end-diastole)

         3. Function: assessment of systolic function and regional wall motion. Assessment of diastolic function

      ii.   Left atrium:

         1. Size: area or dimension

      iii. Aortic root:

         1. Dimension

    iv. Valvular stenosis:
1. For valvular stenosis: assessment of severity. Measurements that provide an accurate assessment of severity include trans-valvular gradient and area
2. For subvalvular stenosis: Assessment of severity. Measurement of subvalvular gradient provides the most accurate assessment of severity and is therefore recommended

    v. Valvular regurgitation: Assessment of severity with semi-quantitative descriptive statements and/or quantitative measurements

    vi. Prosthetic valves:
1. Transvalvular gradient and effective orifice area
2. Description of regurgitation, if present.

    vii. Cardiac shunts: assessment of severity. Measurements of Qp/Qs (pulmonary-to-systemic flow ratio) and/or orifice area or diameter of the defect are often helpful

  c. Descriptive statements: These descriptive statements are broad in scope, but not all-inclusive, and are provided as an illustrative guide. Since these statements represent the universe of possible findings, they are not intended to be included in any single report. Rather, a carefully selected subset of these statements should be included in each report, balancing the needs for conciseness and completeness in responding to the patient's and referring physician's needs

3. Summary: A summary of the echocardiographic report often includes statements that
  a. Answer the question(s) posed by the referring physician
  b. Emphasize abnormal findings
  c. Compare important differences and similarities of the current study versus previous echocardiographic studies, or reports, if available.

Insegnare agli specializzandi

❯ This four-chamber view shows a heavily calcified mitral annulus.
❯ LV ejection fraction is within normal limits.
❯ We cannot measure the PA systolic pressure. There is no tricuspid regurgitation.

> Please obtain a clearer sub-xyphoid view so we can see the septum.
> The left-ventricle filling pattern is typical of abnormal relaxation.
> Please widen (shorten) the color-ROI.
> The sample volume is not in a proper position. Locate it 1 cm over the mitral plane.
> That rounded image in the apex of the LV could be an old thrombus.
> The anterior wall is clearly akinetic. The other segments contract normally.
> The suprahepatic veins flow is inverted. This suggests a severe tricuspid regurgitation (TR) is present.
> That augmented velocity at that level suggests the presence of an aortic coarctation.
> The mitral regurgitation is severe according to this PISA value.
> There is a mild pericardial effusion without tamponade signs.
> For this baby boy, I prefer to use a 7S probe instead of the 3S.
> The aliasing in the pulmonary artery is typical of a PDA.

Stress Test

C'è una grande varietà di test da stress descritti finora, che è stata impiegata e valutata, al fine di stimare la funzione miocardica e per la diagnosi della cardiopatia ischemica. Siamo partiti dal test di Master per arrivare alla stimolazione transesofagea elettrica dell'atrio destro, o all'infusione di dobutamina, dipiridamolo, o allo stress mentale, ecc.
Tuttavia, il metodo più accettato e impiegato oggi, negli Stati Uniti, è il test da stress con esercizio fisico mediante un treadmill o bicicletta. A volte facciamo "eco stress", che combina il treadmill o bicicletta con una rapida acquisizione delle immagini ecocardiografiche alla fine dell'esercizio.

Parlare al paziente

> Good morning Mr. Lewis. We are going to do a stress test. This is a simple test and will not harm you at all. We need you to walk on this treadmill, which will increase its slope and velocity in a stepwise manner, controlled by me. The nurse here, Sandra, will take your blood pressure every 3 minutes. We will be looking at your EKG recording all the time. Should you feel any chest pain, shortness of breath, dizziness, etc., please let me know. We can stop anytime if needed.

> Would you please sign this form? It is the informed consent sheet. Take your time to read it. I can answer to your questions and solve your doubts.
> Please grab this bar gently just to keep your stability. Relax your shoulders. Keep on walking. There is no need to run.
> Are you OK? Any discomfort? Any chest pain?
> Well, that's it. Please slow down. Breathe deeply.

Referto standard

Il referto del test da stress dovrebbe comprendere le seguenti sezioni:
> Demographic and other identifying information
  – Patient's name
  – Age
  – Gender
  – Indications for test
  – Height
  – Weight
  – Referring physician identification
  – Interpreting physician identification
  – Detailed medication taken by the patient
  – Date of the procedure
> Test data
  – Rest EKG description
  – Protocol (Bruce, etc.)
  – Effort duration (time)
  – Basal and peak heart rate reached and percentage of the theoretical maximum heart rate
  – Basal and peak blood pressure (mmHg)
  – Work load (METS)
  – Reason to stop (maximum heart rate, chest pain, dizziness, lack of cooperation, etc.)
  – EKG findings (ST-segment behavior, arrhythmias, etc.)
> Summary and conclusions

"Head-up" Tilt Test

Questo è un test utilizzato per determinare la causa di svenimenti (sincope). Il test include essere inclinati, sempre con la testa in alto, in diverse angolazioni, per un periodo di tempo. Il ritmo cardiaco, la pressione arteriosa e i sintomi intercorrenti sono strettamente monitorati e valutati con i cambiamenti di posizione.

Parlare al paziente

> Mrs. Robinson, during the test you will lay on a special bed that has a footboard and a motor, which we control so that it can tilt to different degrees.

> The nurse will start an intravenous line in your arm to give you medications and fluids during the procedure, if necessary to treat your symptoms and/or blood pressure and heart rate changes.

> The nurse will connect you to several monitors for monitoring your EKG, blood pressure, respiration, and blood oxygen saturation.

> You will be awake but will be asked to lie quietly and keep your legs still.

> It is important to report your symptoms as they occur. You may feel no symptoms at all; but may feel symptoms of lightheadedness, nausea, dizziness, palpitation, or blurred vision; or you may faint.

> We will give you a medication called X. This medication may make you feel nervous, jittery, or that your heart is beating faster or stronger.

> This feeling will go away as the medication wears off. Your blood pressure, heart rate, and symptoms will be closely monitored and evaluated.

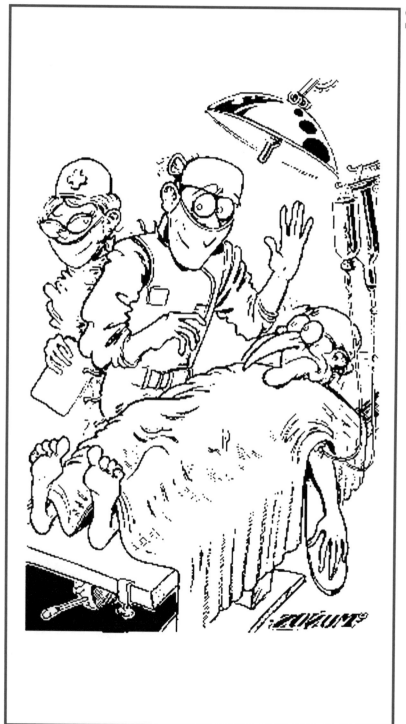

Capitolo 15

Imaging cardiaco invasivo: il Laboratorio di Emodinamica

Il laboratorio di emodinamica o sala di cardiologia interventistica è un ambiente in cui si è tenuti a prendere decisioni in tempo reale ed in cui una poca dimestichezza con l'inglese potrebbe rappresentare un serio ostacolo, non solo per il cardiologo interventista non madrelingua inglese, ma per chiunque altro sia presente in sala, non ultimo il paziente.

Per ovviare ad un simile inconveniente, si è deciso di dedicare un intero capitolo alla cardiologia interventistica.

Innanzitutto bisogna partire dal presupposto che in una sala di emodinamica la capacità di comprendere la lingua rappresenta un requisito indispensabile, di gran lunga superiore all'abilità di parlarla con disinvoltura; infatti, mentre nessuno si aspetterà che diciate qualcosa, tutti daranno per scontato che capiate quanto vi viene detto.

A creare maggiori difficoltà, almeno in un primo momento, sarà la comprensione di termini gergali, acronimi, abbreviazioni ed espressioni tipiche.

Ad esempio se non avete mai lavorato in un ospedale americano, con ogni probabilità, non saprete cosa sia una SOAP note. SOAP sta per Subjective comment on patient, Objective findings, Assessment and Plan e SOAP note si riferisce alla cartella clinica del paziente.

Al giorno d'oggi, poi, le procedure eseguibili in un laboratorio di emodinamica sono sempre più numerose e varie, e vedono coinvolti medici interventisti con diversi tipi di competenze (emodinamisti, elettrofisiologi, chirurghi vascolari).

A procedure differenti, corrisponderanno differenti terminologie tecniche; così, mentre l'emodinamista dovrà far proprio il linguaggio gergale dell'angiografia coronarica, nonché quello relativo all'esecuzione di valvulotomie percutanee, posizionamento di dispositivi per la chiusura di difet-

R. Ribes, S. Mejía. *Inglese per cardiologi.*
© Springer-Verlag Italia 2011

ti interatriali e di difetti interventricolari, interventi di correzione di dotto
arterioso pervio e di embolizzazione del setto nella cardiomiopatia iper-
trofica, l'elettrofisiologo dovrà acquisire ben altre competenze linguistiche correlate allo studio ed al trattamento delle aritmie ed all'uso di cateteri, ablatori e dispositivi elettrici quali pacemaker e defibrillatori.

Per farvi acquisire una maggiore familiarità con le circostanze che potreste dover affrontare durante i primi giorni di lavoro, abbiamo ritenuto
opportuno riportare alcuni semplici esempi di conversazione in sala di
emodinamica:

> Il cardiologo, preparandosi per il caso, rivolgendosi all'infermiera:
  "I'll be in as soon as I get the cap, facemask, and booties on".
> Infermiera: "I'll have your gown ready for you. What size gloves do
  you take?"
> Cardiologo: "I usually take 8's but I'm going to double-glove for this
  case, so I'll take 8 under and 8? on top. Thanks".

Una delle prime cose che un interventista straniero potrà notare confron-
tandosi con un ambiente lavorativo in cui si parla una lingua diversa dalla
propria, sarà la scarsa conoscenza dei vocaboli utilizzati per indicare
oggetti di uso comune come ad esempio copriscarpe, schermi protettivi,
cappelli, camici, ecc.

Nelle pagine successive saranno, pertanto, proposte altre espressioni utilizzate abitualmente in sala di emodinamica che vi suggeriamo di leggere ad alta voce ed eventualmente scrivere. Questo esercizio vi aiuterà a
familiarizzare con l'ascolto, la pronuncia e l'ortografia e vi permetterà di
affrontare con maggiore disinvoltura i primi giorni di permanenza in una
sala di cardiologia interventistica in cui si parla inglese. Nel farlo, inoltre, sarà possibile capire quanto sia facile sottovalutare le difficoltà
grammaticali e di pronuncia di frasi apparentemente banali. Aver imparato e fatto proprie tali espressioni vi offrirà un notevole vantaggio.

Indumenti

La terminologia relativa a strumenti e dispositivi è generalmente ben nota
al cardiologo straniero poiché utilizzata in letteratura. Ben diversa è,
invece, la conoscenza dei termini con cui si indicano gli indumenti. È
realmente difficile, infatti, immaginare che in letteratura esistano articoli che facciano riferimento a copriscarpe, schermi protettivi, camici di
piombo, dosimetri.

Partiamo, quindi, dalla formula per richiedere gli indumenti ed i presidi protettivi di cui si ha bisogno:

> Can I have????

Per passare poi ad altre espressioni di uso comune del tipo:

> Where are the lead aprons?
> Do we have lead aprons?
> This lead apron is too small. Can I have a larger one?
> Can I have a facemask?
> Could you give me a hood?
> Can you let me know where the shoe covers are?
> I'll need a pair of lead gloves.
> What size gloves do you take? 8.
> I'm going to double-glove for this case.
> I'll take 8 under and 8? on top.
> My scrubs top is soaked. I need to change it.
> There is a blood stain on my scrub pants (British English: trousers).
> I left my radiation badge in my locker.

Osservate la rappresentazione schematica riportata nella pagina seguente, in cui abbiamo incluso i termini di alcuni degli indumenti più comuni in cardiologia interventistica.

Strumenti

Dato che siete vestiti in modo appropriato, avrete bisogno di richiedere gli strumenti e i dispositivi con cui lavorare. Poiché tale terminologia vi è più familiare, saranno riportati solo alcuni esempi di richieste abituali e formule comuni per domandare guide, stent, cateteri, ecc:

Let's connect the generator. Double-check the electric threshold.
> Can I have a 0.014 guidewire?
> Can I have a hydrophilic guidewire?
> Can I have a 5F introducer?
> Can I have a 16-ga needle?
> Give me a JL4 please.
> Give me a 3x20 balloon please.
> I'd rather use a Swan-Ganz catheter.

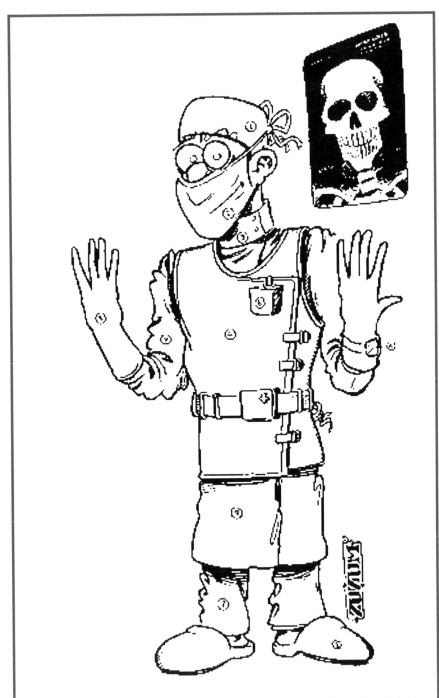

1. Cap, 2. Mask, 3. Thyroid shield, 4. Lead Apron, 5. Gloves, 6. Radiation badge, 7. Scrubs, 8. Clogs, 9. Gown

> I can now see the stent. I'll use an Amplatz goose neck snare.
> Can I have a torque device?
> Can I have a stiffer guidewire, please?
> Give me the ventricular lead please.

Parlare al paziente

"Don't breathe, don't move" è probabilmente il comando più frequente in una sala cardiologia interventistica.

> Keep still.
> Don't breathe, don't move.
> Push as if you were going to have a bowel movement (Valsalva maneuver).
> Take a deep breath and hold your breath.
> Let me know if this hurts (to check the local anesthetic is working properly).
> This can sting (when you are injecting the anesthetic).
> You may feel some palpitations now. It is normal. Do not worry.
> You may feel some chest pain. It's nothing to worry about.
> You will feel a burning sensation in your head and stomach during injection of contrast material. It is also normal.
> Breathe in deeply.
> Breathe out deeply and hold your breath.

Parlare ai parenti del paziente

Prima della procedura

• Your father/husband/mother/wife/son/daughter is about to undergo a cardiac catheterization. Depending on findings, it will take approximately N minutes. The procedure does not need a general anesthetic, only local anesthesia, so your father (etc.) will remain conscious. I will let you know how the procedure went as soon as we finish.

Dopo la procedura

- Buone notizie
  - ❭ Everything has gone fine from a technical point of view; we will look carefully at the images and the report will be sent to your referring physician. Your father (etc.) is doing fine. In a few minutes, you will see him. Please make sure he does not move his right leg for 8 hours.
- Cattive notizie
  - ❭ I am afraid your father's condition is critical. He will be transferred to the ICU.
  - ❭ Unfortunately, we have not been able to cross the stenosis so the patient will be transferred to the Department of Cardiovascular Surgery where he will be operated on on an elective basis.
  - ❭ There has been a serious complication. Your father is being transferred to the operating room where he will be operated on now. We (the surgeon and I) will inform you of the situation as soon as the operation is finished.

Insegnare agli specializzandi

Questi sono i comandi più comunemente dati nelle sale di cardiologia interventistica:
- ❭ *Prep the* patient.
- ❭ Drape the patient.
- ❭ Make sure that the patient's groin has been shaved, scrubbed, and draped.
- ❭ Has the puncture site been scrubbed?
- ❭ Locate the right common femoral artery (RCFA) by palpation.
- ❭ Locate the left radial artery by palpation.
- ❭ Puncture the artery.
- ❭ Do not force the wire.
- ❭ Inject local anesthetic as deeply as possible and do not forget to aspirate before injecting.
- ❭ Tape the lower abdominal pannus back away from the groin.
- ❭ Nick the skin with a small blade.
- ❭ Use a hemostat to check fluoroscopically the proper position of the intended entry site.

> The skin entry must be over the lower femoral head and the puncture site over the medial third of the femoral head.
> Advance the needle in a single forward thrust.
> Have you flushed the cath (catheter)?
> Have you checked for free backflow?
> Do not lose the wire.
> Wipe the guidewire.
> Manipulate gently.
> Rotate in a clockwise direction.
> Counter clockwise rotation please.
> Remove the "over-the-wire"
> Inflate (deflate) the balloon at 12.
> The stent sizing is appropriate.
> The stent is patent.
> That hazy image looks like a clot.
> Let's IVUS this artery.
> Peel away the sheath.
> Introduce the catheter over the wire.
> Do not persevere with catheter manipulation.
> Try again. Do not force the wire. Rotate it gently.
> We could not cross the lesion.
> The stent has migrated into the subclavian artery. Give me a snare device.
> Dampening of blood pressure.
> Extra care must be taken with hydrophilic wires to avoid dissection.
> Retract the balloon leaving the wire across the lesion.
> Keep the balloon deflated by suctioning with a syringe.
> Let's measure the ASD diameter with the balloon. What diameter has the indentation?
> Please insert the Amplatzer within the sheath.
> Release the device.
> Look! That is an intracardiac recording from the right atrium (HRA).
> Take the ablation catheter to the site along the mitral annulus, which recorded earliest ventricular activity.
> Apply radiofrequency energy. You will see how the delta wave disappears.
> There is retrograde atrial activation.
> Please advance the mapping catheter.
> Note that the AF has a variable cycle and is self-terminating.
> Hold the ventricular lead. I will connect the pulse-generator.
> Turn on the programmer please. Let's check this pacemaker.
> Close the incision please. Continuous suture.

Parlare agli infermieri

> May I have my gown tied?
> Would you tie my gown?
> Tie me up, please.
> Dance with me (informal way of asking to have your gown tied).
> I'll go scrub in a minute.
> Give Dr. García a pair of shoe covers.
> Give Dr. García a thyroid shield.
> Give Dr. García a lead apron.
> Mary, I forgot my thyroid shield. Could you put one on me?
> Is the patient monitored yet?
> A phone call? Tell him I'll call back later; I can't break scrub now.
> May I have another pair of gloves, please?
> May I have a pair of lead gloves?
> We've had an iliac dissection. Page the vascular surgeon.

Parlare ai tecnici

> Can I have this image magnified, please?
> Could you please collimate the image? I'm burning out my body.
> An LPO 45 degrees, please.
> Right posterior oblique 45 degrees.
> Film at 15 frames per second.
> Road mapping, please.
> I would like to see that lesion clearly; what projection do you suggest?

L'equipaggiamento angiografico di una sala di cardiologia interventistica

> The generator provides the electrical energy from which X-rays are generated and contains the circuitry needed to provide a controlled and stable radiation output. The mid- to highfrequency inverter was the most popular generator design. Flat panel technology is getting widespread worldwide acceptance for its high quality and contrast saving.

> The X-ray tube is made of a tungsten filament cathode and a spinning anode disk with a tungsten surface. Electrons go from the cathode to the anode where they are stopped by its tungsten surface.
> The image intensifier converts the X-ray pattern that penetrates the patient to an intensified image. Its field of view ranges from 4 to 16 inches, depending on the magnification factor. Modern machines have a different technology with direct digital acquisition capacity.
> The patient table is usually made of carbon fiber to provide enough strength to support an adult patient while minimizing the attenuation of X-rays.
> The gantry stand contains both the X-ray tube housing with collimator and the image intensifier/imaging chain.
> The TV or digital monitors.
> Contrast injectors allow the adjustment of injection volume, peak injection rate, and acceleration to peak rate. Contrast injector arms can be ceiling-suspended or mounted on the table.

Comuni istruzioni al personale infermieristico

Ci sono alcune istruzioni per gli infermieri delle sale di cardiologia interventistica particolarmente frequenti. Il cardiologo interventista non madrelingua inglese deve avere sufficiente familiarità con queste indicazioni da poterle scrivere nella cartella clinica.

Preparazione del paziente

> Premedicate with diazepam (Valium) 10 mg PO (oral intake) given on call to angiography (optional). Reduce dose for elderly and pediatric patients.
> Obtain informed consent.
> Patient must void urine before leaving the ward for the angiography suite.
> Transfer the patient to the angiography suite with his/her identification plate, chart, and latest laboratory reports on chart.
> Clear fluids only after midnight (for morning appointment).
> Clear fluids only after breakfast (for afternoon appointment).
> Insert Foley catheter.
> Vigorous Hydratation (NSS at 125 ml/h).
> Prophylactic antibiotics IV.
> Establish a peripheral IV.

Gestione della post-procedura

> Bed rest for 8 hours, with puncture site evaluation.
> Vigorous hydratation until oral intake is adequate.
> Stop analgesics and remove Foley catheter 24 h after the procedure.
> Follow-up chest X-ray in 24 h.

Le voci della cartella clinica che seguono le procedure interventistiche sarebbero una nota SOAP, come descritto altrove. La descrizione di una procedura, nella forma più semplice possibile, dovrebbe includere il nome del medico, i dati identificativi del paziente, il materiale impiegato, i risultati anatomici ed emodinamici e l'esito della procedura.

Per le reazioni di contrasto, invece, viene utilizzato un modulo al posto delle voci della cartella clinica. Le informazioni sono simili e includono:

> Type and volume of contrast given.
> Type and severity of reaction.
> Action taken.
> Future recommendation.

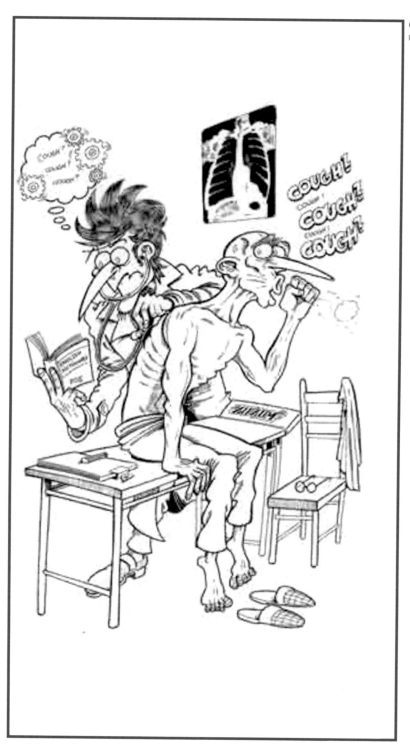

Capitolo 16

Interpretazione dell'elettrocardiogramma

Introduzione

Questo capitolo non vuole essere una guida completa all'interpretazione dell'elettrocardiogramma (ECG), in quanto i concetti espressi sono estremamente basilari non solo per uno specialista, ma anche per uno specializzando in cardiologia. L'unico intento, invece, vuole essere quello di avvicinare il lettore al linguaggio di questo stumento diagnostico per agevolarlo nella refertazione in lingua inglese. Il tracciato ECG raffigurato mostra le onde che costituiscono un intero ciclo cardiaco (Fig. 16.1). Secondo il testo di Dale Dubin (*Rapid Interpretation of EKGs*. D. Dubin, 2000, Cover Publishing Company, ISBN-13: 9780912912066) la valutazione di un tracciato elettrocardiografico deve avvenire secondo le seguenti otto fasi:

1. Frequenza

Il primo passo consiste nella determinazione della frequenza, che può essere stabilita a colpo d'occhio con la seguente tecnica. È necessario individuare il complesso QRS che cade più vicino ad una linea contare scura della carta millimetrata. Si procede, quindi, contando le linee scure verticali che separano il complesso QRS di riferimento dal procedente o dal successivo. Per ogni linea verticale contata sarà scandito il seguente ordine mnemonico "300-150-100-75-60-50" in modo da stimare la frequenza in battiti al minuto (BPM). In altre parole se si superano due linee scure prima del QRS successivo, la frequenza cardiaca (Fc) sarà inferiore a 150. Naturalmente si tratta di una stima approssimativa. Si dovrebbero eseguire misurazioni reali (per un calcolo accurato: ogni quadrato grande corrisponde a 200 ms ed ogni quadrato piccolo a 40 ms).

R. Ribes, S. Mejía. *Inglese per cardiologi.*
© Springer-Verlag Italia 2011

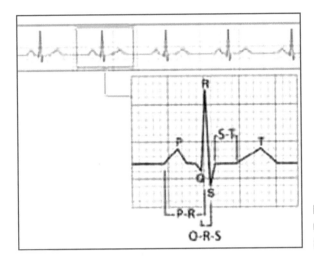

Fig. 16.1 Tracciato ECG che mostra le forme d'onda e i complessi

2. Ritmo

Dopo aver calcolato la frequenza si procede valutando la regolarità del ritmo ed individuando la sua sede di origine. La prima cosa da prendere in considerazione è se l'impulso parte dal nodo SA (senoatriale) o da un pacemaker ectopico. A tal fine è necessario focalizzare l'attenzione sul rapporto tra l'onda P, se presente, ed il complesso QRS. È indispensabile, poi, valutare la morfologia ed il numero di onde P che precedono ogni complesso QRS. Ci dovrebbe essere una sola onda P prima di ogni QRS e dovrebbe avere una sola direzione e non essere bifasica (eccetto in V1 e V2). L'onda P dovrebbe trovarsi a meno di 200 ms dal QRS. La sua forma dovrebbe essere leggermente arrotondata e non appuntita.

3. Assi

Per calcolare l'asse elettrico di un vettore è indispensabile conoscere la geometria delle 6 derivazioni frontali ed alcune semplici regole, secondo cui:

- un impulso vettoriale che si muove verso l'elettrodo esplorante (+) provoca l'inscrizione di una deflessione positiva (ovvero rivolta verso l'alto);
- un impulso vettoriale che si allontana dall'elettrodo esplorante (+) inscrive una deflessione negativa (ovvero rivolta verso il basso);
- un impulso vettoriale la cui direzione è perpendicolare a quella dell'elettrodo esploratore può non creare alcuna modificazione della linea isoelettrica, o può dar luogo ad un onda bifasica ovvero costituita da una prima deflessione positiva ed una seconda negativa della stessa grandezza algebrica.

L'asse è un unico vettore elettrico, risultante dalla somma dei singoli vettori di attivazione cardiaca ed in condizioni di normalità si dirige in basso e verso sinistra. Tale direzione corrisponde, infatti, alla modalità di attivazione del sistema di conduzione elettrico del cuore, i cui impulsi hanno origine a livello del nodo SA (in alto e a destra) e si esauriscono a livello delle fibre di Purkinje (in basso e a sinistra).
Esistono alcuni metodi pratici che permettono di calcolare rapidamente l'esse elettrico; se si pensa ad un ECG normale, si noterà che i complessi di attivazione elettrica del cuore sono prevalentemente positivi nelle derivazioni DI e aVF. Seguendo tale logica si può facilmente estrapolare la regola che se i complessi di attivazione sono positivi in queste due derivazioni, quello che si ha di fronte è un asse elettrico senza dubbio normale. Va ricordato, però, che un asse elettrico è normale fino a 30° al di sopra dell'asse delle ascisse e fino a 30° a sinistra dell'asse delle ordinate.

4. Derivazioni precordiali
La comprensione delle derivazioni precordiali e del modo in cui si posizionano con il cuore occupa un ruolo cruciale nell'interpretazione dell'ECG. Partendo dal ricordo anatomico che il cuore è collocato nell'emitorace di sinistra, adagiato sul diaframma ed orientato leggermente verso sinistra, si può facilmente, dedurre che le derivazioni V1-V2 esplorano prevalentemente il ventricolo destro, V4-V6 il ventricolo sinistro, mentre V3 è una derivazione di transizione che corrisponde, con buona approssimazione, alla regione del setto interventricolare, e che esplora l'attività elettrica di entrambi i ventricoli. In casi particolari sarà lecito aggiungere derivazioni con orientamento verso la parete anteriore toracica destra V3R-V4R e verso quella posteriore V7-V8-V9 per esplorare con maggiore attenzione l'attività elettrica delle rispettive sezioni cardiache.

5. Ipertrofia
Per ipertrofia si intende un aumento delle dimensioni dei cardiomiociti a cui consegue un ispessimento delle pareti cardiache. Può avere basi patologiche e non, ed è espressione di un fenomeno di adattamento cui vanno incontro i miociti in presenza di un aumento del postcarico. Un esempio di ipertrofia fisiologica è quello degli atleti che fanno esercizio isometrico come nel sollevamento pesi, dove le manovre di strain e Valsalva aumentano il post-carico. L'ipertrofia, analogamente, può verificarsi per cause patologiche negli ipertesi, dove l'aumento della pressione arteriosa causa un incremento del post-carico sul ventricolo sinistro.

L'ipertrofia ventricolare può interessare tanto le sezioni cardiache destre, quanto le sinistre ed elettrocardiograficamente si traduce in un cambiamento della morfologia del QRS soprattutto in termini di aumento del voltaggio delle deflessioni, con segni che saranno più evidenti nelle derivazioni precordiali che esplorano il ventricolo interessato da tale cambiamento strutturale. Nell'ipertrofia ventricolare destra, dobbiamo guardare V_1 e, in misura minore, V_2 e V_3. Nell'ipertrofia ventricolare sinistra avremo un'onda S larga e un'onda R alta e larga in V_5.

6. Blocchi
Un blocco è un disturbo della conduzione intracardiaca che consiste nell'interruzione del tragitto normalmente percorso dall'onda di attivazione elettrica del cuore. La sede di un blocco può realizzarsi ad un qualsiasi livello del sistema di conduzione:
   a. Blocco seno-atriale: il disturbo di conduzione risiede tra il nodo del seno ed il miocardio atriale; e di solito si evidenzia come la pausa completa di un battito.
   b. Blocco atrio-ventricolare: è un disturbo della progressione dell'attivazione in un punto qualsiasi della sua via di conduzione fra atri e ventricoli; se ne distinguoni 3 tipi:
      i. BAV di I° grado: durata del PR > 0,20s;
      ii. BAV di II° grado: il numero delle onde P è superiore a quello dei complessi QRS, perché alcuni impulsi sono bloccati in maniera intermittente (P bloccata);
      iii. BAV di III° grado: interruzione completa della conduzione atrio-ventricolare. L'attività atriale è completamente dissociata dai complessi ventricolari.
   c. Blocchi di branca: rappresentano un disturbo della conduzione che può interessare in maniera completa una delle due branche del fascio di His o essere limitato a singoli fascicoli. La presenza di un blocco di branca completo viene svelata da un complesso QRS di durata superiore a 0,12 s.

7. Ischemia, Infarto, Lesione
Sono condizioni patologiche che possono essere svelate principalmente dalle alterazioni del tratto ST. Tipico dell'ischemia miocardica acuta transmurale è il sopraslivellamento del tratto ST. Se l'ischemia evolve in infarto si osserva inversione dell'onda T, comparsa di marcate onde Q e perdita parziale o totale delle onde R nelle derivazioni corrispondenti all'area infartuata. L'ischemia subendocardica elettrocardiograficamente è rappresentata dal sottoslivellamento del tratto ST.

8. Miscellanea

  a. Fibrillazione ventricolare: è l'aritmia maggiormente pericolosa per la vita, e spesso costituisce l'alterazione terminale del ritmo che precede l'asistolia e quindi la morte. Elettrocardiograficamente è caratterizzata con ampiezza molto variabile da complessi ventricolari grossolani (di maggiore ampiezza) a complessi più fini (in prossimità dell'asistolia).

  b. Tachicardia: come ogni altro ritmo cardiaco, può avere origine atriale o ventricolare. Il meccanismo più comune che la innesca è rappresentato da circuiti di rientro.

  c. Tossicità digitalica: la digitale è un farmaco storico derivato dalla pianta digitalis purpurea o digitalis lanata, che in caso di sovradosaggio può essere responsabile di effetti collaterali che possono andare da BAV di I° grado all'insorgenza di ritmi giunzionali, fino alla comparsa di aritmie fatali. Una delle alterazioni elettrocardiografiche più evidenti alle dosi terapeutiche è un sottoslivellamento "a cucchiaio" del segmento ST.

  d. Iperkaliemia: la caratteristica saliente è la presenza di onde T alte ed appuntite. Un altro segno elettrocardiografico di iperkaliemia è rappresentato dallo stiramento dell'intera forma d'onda.

Gergo ECG

> Mean electrical axis
> Counterclockwise rotation
> Clockwise rotation
> Leftward or rightward axis deviation
> Septal forces
> Vectoral summation
> Limb and precordial leads
> Frontal axis
> Horizontal axis
> Biphasic P wave
> Heart rate
> P mitrale; notched P wave
> P pulmonale; P congenitale; peaked P wave
> ST–T changes
> "Current of injury"
> Reciprocal ST-segment displacement
> ST-segment elevation convex upward

> Reciprocal changes
> QS pattern; QR pattern
> R-wave voltage
> Dropped beats
> Conduction delay
> Right or left bundle branch block
> Atrial premature beats
> LASFB: Left anterior-superior fascicular block
> LPFB: Left posterior fascicular block
> Left septal fascicle
> Bifascicular block
> Trifascicular block (bilateral bundle-branch block)
> Preexcitation
> Accessory pathway (James, Brechenmacher, Mahaim, Kent bundles)
> Wolff-Parkinson-White syndrome
> Lown-Ganong-Levine syndrome
> Delta wave (initial slurring of the QRS complex)
> LV strain (ST-segment depression with T-wave inversion in leads over the left ventricle)
> Intrinsicoid deflection
> Long Q–T interval
> R-on-T phenomenon
> Early repolarization pattern
> U wave

Parlare di ECG con altri cardiologi

Caso 1
> Good morning Dr. Johnson. Would you please help me with this EKG?
> Of course Dr. Lewis. Let's see. . . . It is a sinus rhythm tracing with a normal axis; I don't see any conduction abnormalities, but it seems to me that the ST-segment is a little bit elevated. What are the patient's symptoms?
> He complains of typical chest pain.
> When did the pain start?
> A few days ago. He has a fever and cough.
> Well, Dr. Lewis. I think we have a diagnosis. It is not an acute coronary syndrome because the ST-changes are widespread through all precordial and limb leads. Otherwise, according to patient symptoms

it seems to me that your patient could have a pericarditis. Let's perform an ultrasound scan.

Caso 2

> Dr. Di Mario, what do you think about this rhythm?
> Well, my dear colleague; you always challenge us with interesting cases. As you can see, there is no P wave before this QRS complex, but it is present in the rest of the tracing.
> Yes, you're right. My first thought was an SN block. But don't you think it is just an artifact? Take a careful look and you will see the P wave in V2.
> Nope! Dr. Lakeside, I'm afraid that the artifact is that "P wave" you see in V2.
> Ok. Let's look for the chairman. He will surely help us.

Caso 3

> Dr. Leon, I have a shocked patient in bay 4. Could you look at the monitor with me please?
> It's always a pleasure to help you, Dr. Wellington.
> Thanks. Look: this is a 75-year-old man who was found unconscious on the floor. The ambulance transferred him to our facility in just 5 minutes. Do you think it is a VT?
> Taking into account the wideness of the QRS as the only parameter, it could be a VT. However, it has an irregular pattern, it has a right bundle branch block, and there isn't retrograde conduction. Did you have a 12- lead EKG done?
> Not yet, I have only some EKG strips available. But I think you are right. It seems more an AF with abnormal conduction instead of a VT. Thank you very much, Dr. Leon.

Caso 4

> Hey! Hello, I'm Jessie Smith. I'm the first-year resident of Intensive Care. You are a cardiology resident, aren't you?
> Yes, I am. Pleased to meet you. Why are you so disturbed?
> My boss has gone to the cafeteria for a while and I've got a problem with this patient. Do you see what I mean?
> Asystole!!! Flat line on the monitor. START CPR!!!!! (laughing out loud)
> What's so funny, Doctor?
> The patient is completely awake and the same monitor shows a normal BP. Don't worry Dr. Smith. It is just that someone has disconnected the EKG electrodes.

Descrizione dell'ECG

In alcune istituzioni, il cardiologo legge tutti gli ECG fatti in altri servizi (consulenze esterne, pre- anestesia, ecc.). Qui di seguito sono elencate alcune sequenze di termini e regole descrittive da utilizzare per inviare un chiaro messaggio al medico che valuterà il paziente a cui avrete refertato un ECG.

Come refertare un elettrocardiogramma
La descrizione è seguita dall' interpretazione. La descrizione in genere è la seguente:
1. Rhythm
2. Conduction intervals
3. Cardiac axis
4. Description of the QRS complexes
5. Description of the ST segments and T waves
6. Description of abnormalities as described above

Il referto di un ECG normale è il seguente Sinus rhythm (rate/per minute according to age and other things):
PR interval normal (around 0.08 s)
QRS duration normal, according to rate/per minute. It may be normal around 0.06 (more or less), but 0.06 s will be always abnormal.
Normal cardiac axis (around 50–70)
Normal QRS complexes
Normal T waves

Caso 1
Normal sinus rhythm. Frequency 75 bpm. Electrical axis at +75°. Normal PR interval (0.14 s). Abnormal QRS duration (0.18 s) with morphology of right bundle branch block and T-wave inversion in right precordial leads. Premature ventricular ectopic beat.

Descrizione del monitoraggio Holter (ECG dinamico delle 24 ore)

Il monitoraggio con l'Holter (24h in ECG) è una procedura per registrare per 24 ore continuative un ECG a più derivazioni su un singolo paziente. Ciò si ottiene collegando un dispositivo elettronico di registrazione su nastro in miniatura a diversi cavi di collegamento, attaccati al torace del paziente, sopra il cuore. Il rapporto completo include alcune pagine che descrivono le informazioni, come di seguito suggerito:

Prima pagina:
> Patient's data
> Minimal, average, and maximal heart rates
> Number of pauses between heart beats
> Number of abnormal ventricular and supraventricular (atrial or nodal) events (beats)
> Abnormal movements of the baseline of the EKG (ST segment) are reported

La seconda pagina del rapporto indica quanto segue:
1. The time of the events.
2. The total beats with the minimal, maximal and average.
3. The total ventricular events with the number of couplets (two successive such beats in a row).
4. The number of triplets (three successive beats in a row) with the time of each. The number of runs of these ventricular, abnormal beats of three or more (defined as ventricular tachycardia) are also given.
5. The number of beats in these runs per hour.

Inoltre, vengono analizzati i battiti atriali e/o nodali (sopraventricolari) anomali, così come sono riportati il totale per ogni ora, il numero di coppie, il numero di run della tachicardia sopraventricolare (al ritmo di 100 o più al minuto).
Analogamente, i run della bradicardia (con frequenza cardiaca di 60/min o inferiore) vengono totalizzati e le pause anomale temporizzate tra i battiti cardiaci vengono registrate in relazione al numero, al tempo e alla durata in secondi. Anche il rapporto tra frequenza atriale e ventricolare viene descritto (di norma 1:1).
La terza pagina illustra i grafici degli eventi sopra menzionati in funzione del numero e del tempo dell'accadimento.
La quarta pagina rappresenta un grafico della frequenza cardiaca in funzione del tempo, così come lo stato della linea basale in relazione al segmento ST.
Le pagine 5 e 6 delineano l'attività e i disturbi del paziente ad ogni ora.
Le pagine 6, 7 e 8 forniscono dei campioni dei tracciati ECG registrati da varie posizioni (V5, V2, V3) sul torace del paziente. È possibile aggiungere delle note a piè di pagina per descrivere i risultati importanti (ad esempio, Notare i precedenti battiti (S) sopraventricolari (atriali) alle ore 14:01 e 15:58).

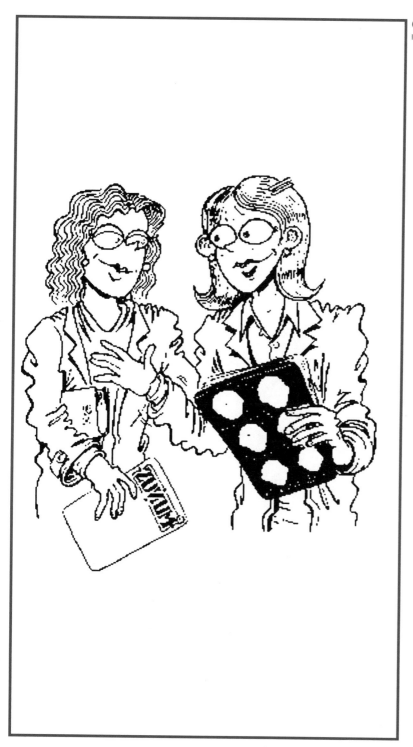

Capitolo 17

Trapianto cardiaco

Introduzione

Una delle situazioni più emozionanti che un cardiologo possa affrontare è il trapianto di cuore. Da una parte vi sono infatti il paziente affetto da insufficienza cardiaca e la sua famiglia, che sono disperatamente in attesa di un cuore nuovo e che hanno bisogno di informazioni precise e accurate su tutto il procedimento, informazioni che proprio il cardiologo deve fornire loro. Dall'altra parte vi sono la famiglia del donatore ed i tanti professionisti coinvolti nel protocollo del trapianto ed appartenenti a diverse strutture sanitarie, che devono essere adeguatamente informati. Questo capitolo si propone di aiutare i cardiologi non di madrelingua inglese, che devono comunicare con colleghi, pazienti e familiari dei pazienti in un contesto estremamente difficile. Non è facile, infatti, parlare di morte, donatori, ultime volontà, ecc. né dare le informazioni adeguate ad un paziente ansioso e talvolta dispnoico, che sta per essere sottoposto ad un trapianto di cuore sulla base di un'emergenza. Dopo l'operazione, il follow-up del ricevente è caratterizzato da innumerevoli test da eseguire periodicamente, tra i quali le biopsie endomiocardiche, ed ancora dall'indispensabile e costante assunzione di farmaci, dai loro effetti secondari primo tra tutti l'immunosoppressione ed infine dalla possibile insorgenza di patologie, quali la vasculopatia coronarica da trapianto. Durante ciascuna di queste fasi, il linguaggio da usare è sicuramente complesso e dovrà essere padroneggiato anche da che non è madrelingua inglese, in modo da fornire informazioni accurate.

R. Ribes, S. Mejía. *Inglese per cardiologi.*
© Springer-Verlag Italia 2011

Gergo corrente del trapianto

> Autologous: from the same person
> Grafting: synonymous of transplantation; replacement of a failing organ or tissue by a functioning one
> Allograft: graft from the same species
> Xenotransplant: from a different species
> Antigens: substances that cause the immune system to react to foreign materials
> Donor and recipient
> HLA types (human leukocyte antigen)
> Heart transplantation
> Graft rejection
> Donated organs
> Donor card
> Postmortem organ procurement
> Cross-match
> Cyclosporine-A
> Tacrolimus
> Prednisone
> Brain-dead donor
> Allocation system
> Organ transplant laws
> Ethical concerns
> Graft-versus-host disease
> Immunosuppressant drugs
> Allocation score
> Post-transplant lymphoproliferative disorder
> Endomyocardial biopsy
> Acute rejection protocol
> Chronic rejection
> Coronary vasculopathy
> Myocardial performance
> Ejection fraction
> Diastolic function
> Ventricular assist device
> Graft failure
> Re-transplantation
> Immune response
> Xenograft
> Organ donation

> Donor consent
> Presumed consent
> Brain-dead statutes
> Non-invasive graft-rejection diagnosis
> Organ waiting list
> Panel reactive antibodies (PRA)
> Mechanical pump assist
> Coronary allograft vascular disease
> End-stage heart disease
> Compatible donor
> Universal donor
> Hyperacute reaction
> Cardiac output
> Antiviral drugs

Parlare di morte cerebrale (alla famiglia del donatore)

A volte, nel linguaggio corrente colloquiale, si usa con leggerezza l'espressione "morte cerebrale" per esprimere la semplice stupidità. In un contesto medico, la morte cerebrale si riferisce precisamente a uno stato di necrosi irreversibile del cervello.
Il medico, che deve spiegare questa condizione alla famiglia del donatore, dovrebbe essere autorevole, sensibile e così rassicurante da informare onestamente i familiari e, al tempo stesso, aiutarli a scegliere bene in una situazione così delicata.

> Mr. and Mrs. Smith, I am so sorry for this. We have made every possible effort to save John's life, but the accident was terrible and his head was almost crushed, as you saw. He's been declared brain dead according to our hospital's ethical committee and national laws regarding transplantation fields.
> Brain death applies to the situation when the heart continues to beat, with the breathing maintained mechanically after the brain has permanently ceased to function.
> Under natural conditions when the brain ceases to function, breathing immediately stops, and soon after this, the heart stops beating due to lack of oxygen. If breathing is taken over by a mechanical ventilator, oxygenation is maintained and the heart can continue to beat, for days at least, because the heart muscle acts on its own independently of the brain.

> We found a "donor card" within John's clothes, and we would like to inform you of this important wish. We have a very young patient with an end-stage heart disease, included in the organ-awaiting list a few months ago, that is compatible with John's HLA system.
> Mrs. Marshall, I'd like to introduce you to Mrs. Jones. She is one of the social workers at our hospital and will be in charge of everything regarding John's burial and anything else you may need. We are truly grateful for your cooperation. For ethical reasons we cannot give you data from the recipient, but you can be sure that he and his family will be forever grateful.

Parlare con il ricevente del cuore prima dell'operazione

> Jane, we have a heart that is compatible with your immune system. Finally, you will be operated on. Now we are preparing the OR. The nurse will come to give you some instructions and prepare you for the operation.
> Do not worry. Everything will be OK.
> Your family is coming. Your relatives are on their way to the hospital now.
> Let me briefly explain the procedure:
>   – A specialist in cardiovascular anesthesia will give you general anesthesia. So you will not be aware of anything and will not suffer any pain at all.
>   – Intravenous antibiotics are given to prevent bacterial wound infections. We have already started the infusion.
>   – After the cardiopulmonary bypass is started and adequate blood circulation is established, your diseased heart is removed.
>   – The donor heart is attached to your blood vessels.
>   – After the blood vessels are connected, your new heart is warmed up and will begin beating.
>   – Then, you are taken off from the heart/lung machine.
>   – Your new heart is stimulated to maintain a regular beat with medications for two to five days after surgery, until the new heart functions normally on its own.
>   – Once stabilized, you will be transferred from the ICU to the Cardiology ward.

Parlare con la famiglia del paziente

Prima della procedura, dovete spiegare gli stessi problemi di cui abbiamo già parlato anche alla famiglia del ricevente: *"Your father/husband/mother/wife/son/daughter is about to undergo the operation we all have been waiting for ..."*

Dopo la procedura, ci sono due possibilità:

* Buone notizie:
  > Everything has gone well from a technical point of view; we will be around and take care of him carefully. In a few minutes you will see your father (etc.) He is doing fine. Please follow the visit schedule shown in the ICU door.

* Cattive notizie:
  > I am afraid your father's condition is critical. Unfortunately, we had some serious complications with the coagulation system and he needs to be re-operated on now. We will inform you of the situation as soon as the operation is finished.

Lasciare l'ospedale

> Well, Mrs. Townsend, your heart has regained its normal function, meaning the heart pumps a normal amount of blood to the rest of your body.
> You will notice that your heart beats slightly faster than normal because its nerves have been cut during surgery.
> You will notice as well that your new heart also does not increase its rate as quickly during exercise. Don't worry about that. You will feel much better, and your capacity for exercise will be dramatically improved.
> You can return to work in less than 3 months from now, and you will be progressively able to do other daily activities.
> We have already talked about medication. Should you have any problem or concern, do not hesitate to contact us.

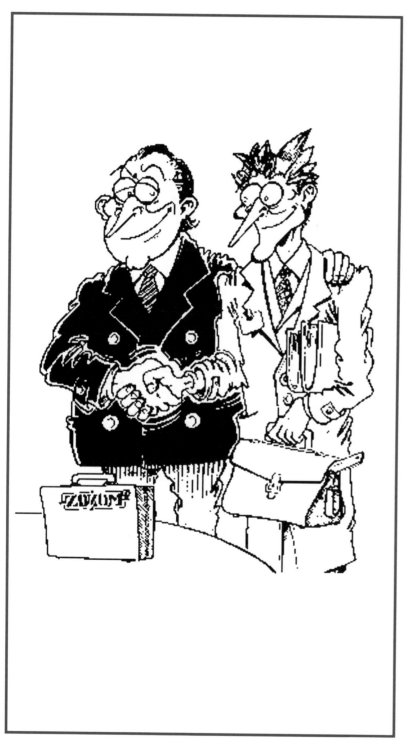

Capitolo 18

Sessione clinica

Specializzandi e tirocinanti, durante i loro primi anni di formazione, imparano a presentare i pazienti a una platea eterogenea, costituita da medici e chirurghi, che deciderà l'approccio migliore per il trattamento. Nella medicina cardiovascolare, è di routine discutere il miglior percorso di cura per un paziente con malattia coronarica, valvulopatia, malattia vascolare, o cardiopatia congenita. In una situazione non di emergenza, affinché la sessione possa essere preparata, i medici non di madrelingua inglese possono fare presentazioni cliniche molto buone, se imparano alcune tecniche di comunicazione descritte in questo libro.

Presentando un caso

Ogni ospedale e ogni Direttore di Dipartimento, ha le proprie preferenze relativamente al modo in cui un caso clinico deve essere presentato. Vi presentiamo tre casi vascolari. In queste sessioni, vi sono i tipici approcci al trattamento del paziente; il modo in cui lo specializzando presenta il caso influenzerà le decisioni finali.

Presentazione del caso 1

Dr. Ponce (fellow): Good morning every one. This is the first case of today's session.

R. Ribes, S. Mejía. *Inglese per cardiologi.*
© Springer-Verlag Italia 2011

Dr. Wellens (clinical consultant): Just a sec, Dr. Ponce. Any emergencies last night?

Dr. Ponce: Yes, boss. One 87-year-old female admitted for cardiogenic shock, and she didn't make it. Nothing else worth mentioning.

Dr. Wellens: Thank you, Doctor. Please go ahead with the first case.

Dr. Ponce: Well, this is a 57-year-old man, a postal carrier, who came to consultation complaining of calf pain induced by walking more than 100 m. He is a heavy smoker, and his blood cholesterol has been high for 2 years. He does not want to take any medication and is trying to control it with low-fat diet. No known allergies, and there aren't previous medical or surgical disorders. Since 2 months ago, he notices severe right calf pain when walking more than 300 m (2 blocks). Pain is relieved by rest. As a postal carrier, this affects his livelihood, and he is concerned about the symptom.

Dr. Wellens: Well, OK. What about physical findings?

Dr. Ponce: Normal BP. Normal heart sounds without murmurs. Right limb: bruit over right femoral artery. Artery pulsations present, including the foot arteries. Left limb: bruit over left femoral artery. Femoral artery pulses present. No popliteal or distal pulses.

Dr. Nabel (surgical consultant): Have you got an EKG for this patient?

Dr. Ponce: Sure. The electrocardiogram shows regular sinus rhythm. When evaluating the QRS complex, one can see clear Q waves in derivation II, III, and AVF. These Q waves are showing an old inferior infarction. The repolarization is atypical. One can see, in different derivations, flat T waves with the ST segment just less than 1 mm under the zero line. I think they are non-specific, but the Q waves in the derivation II, III, and AVF are typical of an old inferior infarction.

Dr. Wellens: What is your next step in light of this patient condition?

Dr. Ponce: There clearly is a problem with this man. The EKG is abnormal, and the vascular findings are clearly clinically abnormal. So just reassuring him would not be the right thing to do. He needs to be examined to determine the magnitude of the problem. Thus, the examination should be noninvasive, and the best way to approach this is to measure ankle pressure. There is at this time no need for duplex scanning, as it describes the anatomy present. It is much too early to perform contrast angiogram. This should only be carried out when an invasive treatment is one of the possibilities (and this is not yet the case).

Dr. Wellens: Which data do we have? What treatment does he now need?

Dr. Ponce: The ankle pressures and the gradients measured are clearly abnormal, so something should be done for him. Normally the pressure gradient, which is ankle/arm, is 1 or more, with the lowest value at 0.9. Here it is down to 0.58; thus, it is clearly abnormal. Treatment is necessary in
such a patient. Drugs and Exercise! Exercise to improve the claudication. Drugs can eventually help with the claudication too, but primarily they are used to reduce atherothrombotic ischemic events such as myocardial infarction and stroke. Note, interventional treatment, such as percutaneous transluminal angioplasty (PTA) or vascular surgery, is not yet necessary.

Dr. Wellens: Any comments Dr. Nabel? Doctors?

Dr. Nabel e colleghi: Nope! I do agree with the proposed treatment approach.

Presentazione del caso 2

Dr. Ponce: Male, 58 years old, whose presenting complaint is, "My right calf cramps whenever I walk a quarter of a mile uphill." The symptom's been present for 2 months. Mr. Smith's medical history includes a myocardial infarction at age 53; hypertension, 8 years; type II diabetes mellitus, 4 years. He smoked 2 packs a day for 35 years. Medications include captopril and glyburide (glibenclamide).

Dr. Nabel: Physical findings?

Dr. Ponce: Lungs: clear to palpation and auscultation. Heart: S4, no murmurs. Abdomen: right lower quadrant bruit, no masses. Extremities: diminished right femoral pulse, absent right popliteal and pedal pulses; normal left femoral, popliteal, and pedal pulses.

Dr. Nabel: What are the relevant diagnoses?

Dr. Ponce: Mr. Smith is a typical patient with systemic atherothrombosis. There are multiple clinical manifestations of this problem. Foremost, he has peripheral arterial disease (PAD). This is manifested in his history by symptoms of classic intermittent claudication – his calf cramps when he walks a hill – and the physical examination reveals abnormal pulses. In addition, the patient had a prior MI, indicative of coronary artery disease. He also has extracranial cerebrovascular disease – a carotid bruit was heard on physical examination. This patient has high BP, type II diabetes mellitus, and hypercholesterolemia. As is often the case in patients with atherothrombosis, there is more than one risk factor. In summary, he has systemic atherothrombosis. He has multiple clinical manifestations of this problem and multiple risk factors, including PAD, coronary artery disease (prior MI), carotid bruit (asymptomatic), hypertension, type II diabetes mellitus, and hypercholesterolemia.

Dr. Allegra (non-presenting fellow): So, what the next step should be?

Dr. Ponce: Segmental pressure measurements. This non-invasive test enables us to determine the presence of peripheral arterial stenosis, assess their severity, and gain insight into their location. Pulse-volume recordings are often used as an adjunctive test with segmental pressure measurements. An abnormal pulse-volume recording distal to the stenosis provides further evidence of PAD. Many laboratories use duplex ultrasonography of the leg to assess PAD. However, it requires considerable time to perform this procedure and the information gained does not necessarily increase the knowledge of the presence or severity of PAD. Magnetic resonance angiogram is a test that can be used to demonstrate the anatomy of the peripheral vasculature. The technology is improving, as is its resolution. However, at this time MRA is not indicated for the routine evaluation of PAD, but may be employed in patients who will ultimately be considered for revascularization procedures. Contrast arteriography is rarely if ever necessary for diagnostic purposes. It is performed, however, when interventions such as PTA or reconstructive surgery are being considered. Am I right Dr. Wellens?

Dr. Wellens: Yes doctor. What you say is in accordance with the guidelines recently published in the Journal of Vascular Surgery.

Presentazione del caso 3

Dr. Holmes (presenting fellow): The patient is Mr. Björk, a 62 year-old gentleman with diabetes and hypertension. He has never smoked. The patient has a previous history of CABG in 1985. Over the past few months, he has had several episodes of hospitalization for congestive heart failure. The patient did not have chest pain or dyspnea with exertion. However, he stated that his left knee would hurt with walking more than one to two city blocks, but would be relieved with stopping for a couple of minutes. He also reported an episode of right facial numbness 2 weeks ago that lasted less than 5 minutes.

Dr. García (cardiologist): Any other test to assess his actual heart condition?

Dr. Holmes: A stress thallium test demonstrated lateral ischemia with nonsustained ventricular tachycardia at a low workload. Cardiac catheterization revealed 100% proximal occlusion of the LAD, left circumflex artery, and RCA. LIMA-LAD, SVG–RCA, and SVG–lateral branch of the Lat Cx were all patent (though the vein grafts had moderate atheroma throughout); however, there was severe, diffuse distal disease beyond the touchdown of all three grafts. Additionally, there was a discrete 75% stenosis immediately beyond the anastomosis of the SVG to Lat Cx. The patient was
referred to our center as an outpatient for further management.

Dr. Wellens (vascular consultant): And what about that knee pain?

Dr. Holmes: Lower extremity pain in an older patient could be due to multiple causes. The history and physical examination are helpful, though often over time there is a need for non-invasive testing to differentiate among musculoskeletal, neurological, and vascular causes. While arthritis is a possibility, in this case of a man with diabetes, hypertension, and extensive coronary artery disease, claudication should be considered in the differential diagnosis.

Dr. Wellens: What is the most likely cause of the right facial numbness?

Dr. Holmes: Transient ischemic attack is the most likely explanation. The episode did not last long enough to be considered a stroke. Seizure is a possibility worth considering, but is not high on the differential. While people with diabetes are at increased risk of neuropathy, this transient episode of facial numbness is an unlikely manifestation of neuropathy.

Dr. Wellens: What are the appropriate studies to order?

Dr. Holmes: Carotid ultrasound would be important to look for carotid artery stenosis. Echocardiography would be necessary to assess left ventricular function, perhaps also to screen for embolic sources. PVRs would also be important to assess for peripheral vascular disease; importantly, the presence of palpable distal pulses does not exclude the diagnosis of peripheral arterial disease.

Dr. Wellens: Well done Dr. Holmes. Please ask for those tests and we'll see the results in tomorrow's session. Thanks a lot.

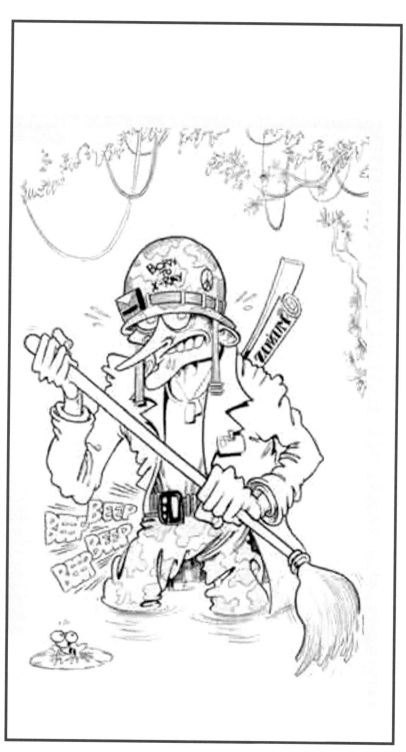

Capitolo 19

Turno di guardia

Introduzione

"Bob walked into the living room with his hand over his heart, as if he was planning on doing a quick pledge of allegiance. 'I have chest pain' was what he said, though 'I think it could be indigestion'". "Bob entrò nella sala con la sua mano sul cuore, come se stesse progettando di fare una veloce promessa di fedeltà. 'Ho dolori al petto' è ciò che disse, anche se 'penso che potrebbe essere un'indigestione' ". Questa è la moglie di Bob che spiega a voi, cardiologo di guardia, quello che è successo a casa pochi minuti fa. Continua: "So what exactly do you do when your husband announces, out of the blue, that he's having chest pains that might be indigestion? This is what came to mind in the space of a second: Make chamomile tea, get him some Mylanta, get a taxi to the hospital, call 911. As I headed to the kitchen to put water on for tea, he announced new developments. 'The pain is worse and I'm sweatin'. I dialed 911". "Quindi, che cosa fa esattamente quando suo marito annuncia, di punto in bianco, che sta avendo dolori al petto che potrebbero essere un'indigestione? Questo è ciò che è venuto in mente nel giro di un secondo: Fare la camomilla, fargli qualche Mylanta, prendere un taxi per l'ospedale, chiamare il 911. Nel momento in cui mi sono diretta verso la cucina per mettere su l'acqua per la camomilla, ha annunciato nuovi sviluppi. 'Il dolore è peggiorato e sto sudando'. Digitai il 911".

Abbiamo già analizzato, nei capitoli XI, XII e XIII, il modo in cui si dovrebbe agire per ottenere una buona storia clinica con domande veloci e intelligenti. Lo scenario del pronto soccorso non consente normalmente un colloquio tranquillo; i pazienti e i parenti sono di solito sovraeccitati, e medici, infermieri e paramedici sono impegnati (o almeno, dovrebbe esserlo). Seguiamo la descrizione della moglie di Bob:

"Within what seemed like seconds, the fire department showed up at our

R. Ribes, S. Mejía. *Inglese per cardiologi.*
© Springer-Verlag Italia 2011

door. Four, perhaps five hunks in full gear tromped through our living room carrying axes, walkie-talkies, and oxygen. They surrounded Bob, taking his vitals and getting information from me. They told me they were going to give first aid until EMS (emergency medical service) showed up. EMS personnel were two men who immediately hooked Bob up to a portable EKG machine and determined that it was a heart attack. I looked at Bob and suddenly, in a kind of slow motion, his eyes rolled up and then closed and he slowly slumped sideways on the sofa. The portable ECG machine is also a portable defibrillator. Within seconds, Bob was sputtering back to life, arms flailing as if he were fighting off death itself".

"Entro di ciò che sembrarono secondi, i vigili del fuoco si presentarono alla nostra porta. Quattro, forse cinque fusti in piena marcia irruppero nel nostro soggiorno portando barella, walkie-talkie e ossigeno. Circondarono Bob, prendendo i suoi segni vitali e ottenendo informazioni da me. Mi dissero che avrebbero dato aiuto finché il primo EMS (servizio di emergenza medica) si fosse presentato. Il personale dell'EMS era costituito da due uomini, che subito collegarono Bob a una macchina ECG portatile e stabilirono che si trattava di un attacco di cuore. Io guardai Bob e improvvisamente, in una sorta di slancio emotivo, i suoi occhi si aprirono e poi si chiusero lentamente e lui si accasciò di traverso sul divano. La macchina ECG portatile è anche un defibrillatore portatile. In pochi secondi, Bob fu riportato alla vita, agitando le braccia come se stesse lottando contro la morte stessa". Descrivere un caso reale è il modo migliore per farsi coinvolgere. Come cardiologo/specializzando in cardiologia probabilmente non parteciperete mai alle procedure di soccorso in ambulanza. Ma se ciò accadrà e la vostra lingua non è abbastanza fluente, è meglio che rimaniate tranquilli e obbediate agli ordini che sicuramente capirete. Gli ospedali americani e britannici sono molto simili a quelli che vedete nelle serie televisive. Continuiamo a leggere la descrizione della moglie di Bob all'arrivo del marito al pronto soccorso: "EMS paramedics wheeled Bob in, calling out his status in their medical shorthand as a swarm of activity formed around him, 'Male, MI, post-arrest.' The emergency staff looked at Bob, incredulous. 'Post–cardiac arrest?' one of them asked. It was true. Bob looked remarkably healthy for someone who had just cheated death by a hairbreadth". "I paramedici dell'EMS girarono intorno a Bob, gridando il suo stato nella loro terminologia medica come uno sciame in attività formato intorno a lui. 'Maschio, MI, post-arresto'. Il personale di emergenza guardò Bob, incredulo. 'Post-arresto cardiaco?' chiese uno di loro. Era vero. Bob sembrava notevolmente in salute per essere stato qualcuno che aveva appena evitato la morte per un capello". Il resto della storia è vostro lavoro quotidiano: diagnosi clinica, approccio nel trattamento e informazioni ai parenti. Una considerazione speciale merita il lavoro svolto dal personale paramedico del pronto soccorso. Una buona unità di personale paramedico fa sì che il pronto soccorso funzioni come una macchina al massimo della sua efficienza. Essi si muovono con grande destrezza svolgendo diverse mansioni contemporaneamente, come una piovra, rispondendo costantemente ai telefoni che squillano. Se dovessimo sostituirli nel loro lavoro per brevi periodi di tempo, qua e là, ci si dovrebbe chiedere se, costretti a farlo per più di un'ora o due, potremmo mettere a repentaglio la vita dei pazienti. Eroi sconosciuti del pronto soccorso, sono solitamente sotto-pagati e il loro ruolo spesso sottovalutato.

Frasi comuni utilizzate durante la guardia

Abbiamo cercato di raccogliere il maggior numero possibile di "termini inerenti il turno di guardia, frasi e collocazioni" in alcune conversazioni. Queste frasi non necessitano traduzione o eventuali osservazioni e qualsiasi cardiologo con livello intermedio di inglese può capirle facilmente, purché siano nel contesto appropriato. Leggete le frasi ad alta voce e non lasciatevi sopraffare dalla stanchezza.

> A pager goes off.
> The interventionalist is Q4 or Q5.
> In your next golden weekend...
> Post-call days.
> I've just reviewed your patient's EKG, and wanted to discuss the findings with you.
> I would like to obtain more information on her presentation and past surgical history.
> Thank you for contacting me regarding Mrs. Doubtfire's CT.
> I concur with the previous report.
> The next study of choice would be...
> ER physician
> To order a coronary CT,...
> Diagnosed with...
> Admitted for chest pain
> Admitted for oncologic work up
> Is Mr. Smith having neurological symptoms?
> To obtain it as a "next available" study,...
> It is not emergent.

> I'll contact the technologist.
> Resident finishing call.
> Resident coming on call.
> There are two studies pending.
> POD #10 (postoperative day).
> Patient's medical record number #####.
> In the ICU on D10.
> The contact person for the patient is Dr. Ruiz.
> Her pager number is #####.
> The nurse has called for the patient.
> Transport is on the way.
> I'll follow up on these studies.
> To page the referring physician,...
> I'm the cardiologist on call.
> I want to inform you about the findings.
> I am returning a page. How can I help you?
> My pager is not working properly. May I have some fresh batteries?
> Is the patient under contact precautions?
> Is the patient intubated?
> Can the patient be repositioned in the left lateral decubitus position?
> I will get some extra help to move the patient.
> I will set up the ultrasound machine.
> Fiona was signing out to Amy.
> DNR patient
> I'm on again tonight.
> I get the weekend off.
> I'll be post-call on Tuesday and Friday.
> From then on, it's "only" every third night for the rest of the month.
> I got only one hit.
> I am scheduled to be on with...
> I've woken up from my pre-call sleep.
> "Call a code!"
> CAC in the emergency room (clear all corridors).
> It seems like every walk-in needs a brain CT.
> That make me suspicious of...
> The IV (line) has fallen out.
> We must replace the IV line.
> Everybody was either pre-call or post-call.

Frasi aggiuntive inerenti la guardia

> Pre-call/post-call: day preceding or following call.
> Q: Denotes frequency of call. For example, "I am Q4" means that call is taken every 4 days.
> Golden weekend: weekend uninterrupted by call. For example, on a Q4 call schedule, a golden weekend is flanked by a Thursday and Monday call.
> Home call: call taken from home where issues resolvable by phone are done so may require returning to the hospital for issues that require personal presence.
> In-house call: person on call stays in the hospital for the duration of call.
> Night float: system of call where night coverage is assigned for several days in a row (usually on a weekly basis). The person on call works at night and is free of daytime responsibilities.

Conversazioni durante la guardia

Un cercapersone suona. Un cardiologo, un cardiochirurgo e un radiologo stanno cenando alla mensa dell'ospedale:
> "Whose beeper (pager) is going off ?"
> It has to be mine; the CT technologist must have finished the brain CT I was expecting," says the radiologist, producing his pager from his lab coat right pocket.
> "Are you Q4 or Q5?"
> "I am Q4."
> "Where are you going on your next golden weekend, Peter?
> "I am going to Spain."
> "What are the toughest days for a cardiology resident, Sam?"
> "Post-call days are probably the toughest for a resident."

Specializzando in cardiologia durante il turno di guardia, chiamato dal servizio di medicina interna:
> Cardiologist: "This is Dr. Nieminen. I am the cardiologist on call. I am returning a page. How can I help you?"

> Nurse: "Dr. Marco, you didn't return a page from the vascular surgeon?"
> Cardiologist: "I haven't been paged in the last couple of hours".
> Nurse: "Is your pager working properly?"
> Cardiologist: "I'm afraid it's not working properly. Do you have some fresh batteries?"

Eseguire un esame ecografico presso l'ICU:
> Cardiologo (parlando con l'infermiera dell'ICU): "Good afternoon, I am Dr. Miller. I am here to do Mr. Smith's (patient) cardiac ultrasound. Is the patient under contact precautions?"
> Infermiera: "Yes, patient is under contact precautions for MRSA. The yellow contact gowns and gloves are in the drawer by the entrance".
> Cardiologo: "Is the patient intubated? Can the patient be repositioned in the left lateral decubitus position?"
> Infermiera: "Yes, patient is intubated but can be turned about 30 degrees. I will get some extra help to move the patient".
> Cardiologo: "Thank you. I will set up the ultrasound machine in the meantime".

Specializzando in cardiologia alla fine del turno di guardia, parlando con lo specializzando che inizia il turno di guardia:
> Cardiologo 1: "There are two tasks pending. The first is an ultrasound on a postop patient, Mr. Davis, who is POD #5 from a CABG, with persistent fevers and elevated white count. The patient's medical record number is #####. He is located in the ICU on 8D. The contact person for the patient is Dr. Concha (the cardiac surgeon). His pager number is ####. The second patient is Mr. Simpson. The cath lab nurse has already been contacted and has called for the patient. Transport is on the way".
> Cardiologo 2: "Thanks. I'll follow up on these studies and contact Dr. Concha with the results".
> Cardiologo 2 (upon performance of cardiac ultrasound): "Dr. Concha, this is Dr. Miller; I am the cardiologist on call. Thank you for calling back. I have done Mr. Davis' ultrasound and wanted to inform you of the findings. There is a mild pericardial effusion..."

Specializzando in cardiologia durante il turno di guardia. Il cercapersone del cardiologo suona. Conversazione con il medico del pronto soccorso, alle tre del mattino:
> Medico del pronto soccorso: "Hello, I would like to ask for a patient evaluation. Mr. Smith, 56 year-old male, recently diagnosed of aortic

stenosis and is been admitted for dizziness and stubbing chest pain".

> Cardiologo: "Have you seen any conduction abnormality on the EKG?"

> Medico del pronto soccorso: "Not at all. He is in sinus rhythm without any disturbances".

> Cardiologo: "Well, since it is not an emergency, please transfer the patient to the Cardiac Care Unit. I'll see him there as soon as possible".

Scala di dolore

Riportiamo qui di seguito una scala del dolore. Al pronto soccorso e quando si è di guardia, i medici spesso visitano pazienti con dolore. Questo capita anche ai cardiologi.

Questa è una guida utile per stabilire il grado del dolore, un sintomo sempre soggettivo.

0 = no pain. This is as good as it gets. Enjoy yourself!

1 = the least perceptible pain. You can only feel it if there is nothing else going on. A bruise or contusion.

2 = pain that you can feel if you focus on it. An abrasion, a paper cut, or a blister.

3 = pain that you notice except when you are really busy or mentally focused on something else. A laceration, a minor muscle cramp, or a large bruise.

4 = pain that intrudes, even when you are really busy, or enjoying something. This level of pain occurs with a bad sunburn or mild to moderate arthritis.

5 = pain that begins to interfere with your concentration, even when you are doing something important. Fractures, during the first week or two, muscle spasms, moderate to moderately severe arthritis reach this level.

6 = pain that begins to interfere with your enjoyment of life, and with sleep. This pain will awaken you from light sleep. Spinal stenosis, mild disk herniations, and soft tissue infections reach this level of pain.

7 = pain that causes you to stop what you are doing, gives rise to an exclamation. Smashing your thumb with a hammer will do this. Acute,

severe disk herniations, joint dislocations, and acute fractures are in this category.

8 = pain that produces an autonomic response. This level breaks you out in a sweat, and causes an increase in blood pressure and pulse. Passing a kidney stone gets you here, about once in three stones, in my experience. Acute gout attacks, open fractures, and severe arthritis can reach this level.

9 = pain that produces a full autonomic response plus loss of dignity. Hypertension, tachycardia, diaphoresis, crying and screaming, demands for relief. Trigeminal neuralgia, some dental abscesses, deep second-degree burns, and multiple severe open fractures are at this level.

10 = suicidal pain. This is a pain, which if you knew it would only last an hour, then go away, you would try to kill yourself because you couldn't stand it for an hour. Bowel and bladder control are lost, or forgotten. Spinal epidural hematoma or abscess reaches this level for a few hours, before the nerves lose the ability to conduct. Severe multiple trauma and total body or large area burns can reach this level.

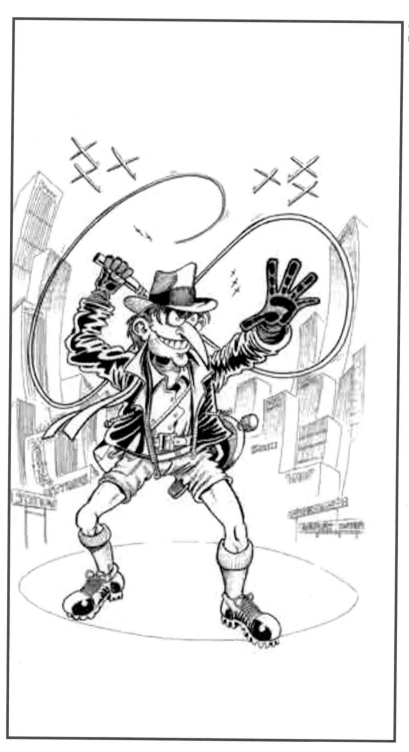

Capitolo 20

Conversazione: guida alla sopravvivenza

Introduzione

La dimestichezza con la lingua rende sicuri di sé, mentre la mancanza di conoscenza rende insicuri.

Con questo capitolo non intendiamo sostituire le guide alla conversazione, che al contrario vi consigliamo di utilizzare secondo il vostro livello di conoscenza della lingua.

Sarebbe stato sciocco scrivere una guida alla conversazione senza includere delle traduzioni. Allora perché abbiamo scritto questo capitolo? Lo scopo di questo capitolo è fornire una "guida alla sopravvivenza", uno strumento di base che può essere consultato da coloro che conoscono l'inglese a livello medio-alto, ma che possono avere difficoltà a esprimersi con sicurezza in certe situazioni inusuali, per esempio, trovandoci con un collega che ci chiede di accompagnarlo in una gioielleria per comprare un braccialetto a sua moglie.

Tenete presente che è virtualmente impossibile essere spigliati in ogni situazione, anche nella vostra lingua. Io ho provato imbarazzo e delusione in solo tre situazioni (in inglese): in tintoria, all'aeroporto, e in una terza occasione, al ristorante. Prima di allora mi ero sempre considerato abbastanza spigliato in inglese ma, sotto pressione, i pensieri sono più veloci delle parole, per cui la capacità di esprimersi può essere sopraffatta dall'agitazione.

Accettate questo consiglio: a meno che non siate bilingui, evitate di entrare in discussione in una lingua che non sia la vostra.

Molte persone che conoscono l'inglese a un livello medio-superiore non portano con sé una guida alla conversazione quando viaggiano, pensando che il loro livello di conoscenza sia molto superiore rispetto a quanti necessitano di una guida per costruire frasi elementari, e si vergognano nel farsi vedere mentre ne consultano una (anche io ci sono passato).

R. Ribes, S. Mejía. *Inglese per cardiologi.*
© Springer-Verlag Italia 2011

Questo è un grosso errore, in quanto per coloro che conoscono l'inglese a livello medio-alto, l'uso della lingua ha utilizzi differenti e molto importanti (non appena il mio livello di conoscenza dell'inglese è aumentato, anche io ho realizzato che il mio uso di queste guide era cambiato; non ne avevo bisogno per la traduzione, eccettuato che per poche parole, ma ricercavo solamente una maniera più naturale di dire le cose). Ritengo che, anche per coloro che sono bilingui, la guida alla conversazione sia estremamente importante nel momento in cui ci si trova in un ambiente non familiare, come ad esempio dal fiorista. Quanti nomi di fiori conoscete nella vostra lingua? Probabilmente meno di dodici. Ogni conversazione ha un proprio gergo e una guida alla conversazione vi può dare dei suggerimenti di cui anche un conoscitore di livello medio-alto può necessitare per essere più spigliato.

Quindi, non vergognatevi di portare con voi una guida; è la via più breve per sfoggiare una conversazione brillante in quelle situazioni non familiari che sporadicamente saggiano il vostro livello di inglese e, cosa più importante, la vostra sicurezza in inglese.

Quando andate a cena, per esempio, ripassate sulla guida le parole chiave e le frasi più frequenti. Non vi prenderà più di dieci minuti e la vostra cena sarà anche migliore, in quanto avrete ordinato con grande sicurezza e precisione. Quella che è una semplice raccomandazione per coloro che conoscono l'inglese a livello medio-alto, diventa un obbligo assoluto per chi conosce la lingua a livello medio-basso; questi ultimi, prima di lasciare l'albergo, dovrebbero rivedere la guida per ripetere le frasi necessarie per chiedere ciò che vogliono mangiare o, perlomeno, per evitare di ordinare cose che non avrebbero mai mangiato. Se guardate le facce dei vostri colleghi non appena viene servita la prima portata, potete facilmente capire chi sta mangiando la cosa che desiderava e chi, al contrario, non sa che cosa ha ordinato e, quello che è peggio, che cosa sta in realtà mangiando.

Pensiamo un momento all'incidente che è successo a me mentre mi trovavo al UCSF Medical Center. Ero stato invitato a pranzo in una trattoria (*diner*) vicino all'ospedale e, quando ho chiesto di avere dell'acqua minerale naturale (*still mineral water*), il cameriere mi ha risposto vagamente perplesso che avevano solo quella frizzante (*sparkling*) poiché nessuno aveva mai ordinato una simile delizia e mi ha offerto dell'acqua di rubinetto (*plain water*).

Sareste in grado di sostenere la conversazione necessaria dopo un incidente d'auto senza l'uso di una guida? A me è successo di avere una perdita di benzina dal serbatoio, durante un viaggio con mia moglie e mia suocera da Boston alle cascate del Niagara e Toronto. Ancora ricordo la faccia del meccanico di Toronto quando mi chiese se soggiornavamo in un albergo in centro a Toronto e io gli risposi che stavamo tornando ... a Boston. Vi posso dire che l'uso della guida, in quel caso, è stato essenziale, e senza di essa non sarei stato in grado di spiegare il mio problema. Quella è stata l'ultima volta che ho dovuto tirar fuori la guida da una tasca nascosta della valigia. Da quel momento porto la guida sempre con me anche... in spiaggia, dato che è possibile trovarsi in situazioni inaspettate, per definizione, in qualsiasi momento.

Pensate alle situazioni imbarazzanti e non infrequenti che si possono verificare e... non dimenticate di portare la guida nel vostro prossimo viaggio (anche la tasca della giacca è un posto adatto per coloro che non hanno ancora superato la fase di "imbarazzo da guida").
Coloro che hanno raggiunto un certo livello di dimestichezza con l'inglese, sono consci di quante situazioni imbarazzanti hanno dovuto superare in passato per diventare maggiormente spigliati in buona parte delle circostanze in cui ci si può trovare.

Saluti

> Hi.
> Hello.
> Good morning.
> Good afternoon.
> Good evening.
> Good night.
> How are you? (Very) Well, thank you.
> How are you getting on? All right, thank you.
> I am glad to see you.
> Nice to see you (again).
> How do you feel today?
> How is your family?
> Good bye.
> Bye bye.
> See you later.
> See you soon.
> See you tomorrow.
> Give my regards to everybody.
> Give my love to your children.

Presentazioni

> This is Mr./Mrs…
> These are Mister and Misses …
> My name is …
> What is your name? My name is …
> Pleased/Nice to meet you.
> Let me introduce you to …
> I'd like to introduce you to …
> Have you already met Mr… .? Yes, I have.

Dati personali

> What is your name? My name is …
> What is your surname/family name? My surname/family name is …
> Where are you from? I am from …
> Where do you live? I live in …
> What is your address? My address is …
> What is your email address? My email address is …
> What is your phone number? My phone number is …
> What is your mobile phone/cellular number? My mobile phone/cellular number is …
> How old are you? I am …
> Where were you born? I was born in …
> What do you do? I am a radiologist.
> What do you do? I do MRI/US/CT/chest …

Frasi di cortesia

> Thank you very much. You are welcome (Don't mention it).
> Would you please … ? Sure, it is a pleasure.
> Excuse me.
> Pardon.
> Sorry.
> Cheers!
> Congratulations!
> Good luck!
> It doesn't matter!

> May I help you?
> Here you are!
> You are very kind. It is very kind of you.
> Don't worry; that's not what I wanted.
> Sorry to bother/trouble you.
> Don't worry!
> What can I do for you?
> How can I help you?
> Would you like something to drink?
> Would you like a cigarette?
> I would like ...
> I beg your pardon.
> Have a nice day.

Parlando in una lingua straniera

> Do you speak English/Spanish/French ...? I do not speak English/ Only a bit/Not a word.
> Do you understand me? Yes, I do. No, I don't.
> Sorry, I do not understand you.
> Could you speak slowly, please?
> How do you write it?
> Could you write it down?
> How do you spell it?
> How do you pronounce it?
> Sorry, what did you say?
> Sorry, my English is not very good.
> Sorry, I didn't get that.
> Could you please repeat that?
> I can't hear you.

Al ristorante

"The same for me" è una delle frasi più frequenti che si possono sentire ai tavoli dei ristoranti, in tutto il mondo. La persona che non conosce bene l'inglese lega il proprio destino gastronomico alle persone che parlano meglio, per evitare scomode domande come *"How would you like your meat, sir?"*.

Una semplice occhiata alla guida pochi minuti prima della cena, vi garantirà un vocabolario sufficiente per chiedere qualsiasi cosa vogliate.
Non permettete che la vostra scarsa dimestichezza rovini una buona opportunità di degustare piatti e vini deliziosi.

Scambi preliminari

> Hello, do you have a table for three people?
> Hi, may I book a table for a party of seven for 6 o'clock?
> What time are you coming, sir?
> Where can we sit?
> Is this chair free?
> Is this table taken?
> Waiter/waitress, I would like to order.
> Could I see the menu?
> Could you bring the menu?
> Can I have the wine list?
> Could you give us a table next to the window?
> Could you give me a table on the mezzanine?
> Could you give us a table near the stage?

Ordinare

> We'd like to order now.
> Could you bring us some bread, please?
> We'd like to have something to drink.
> *Here you are.*
> Could you recommend a local wine?
> Could you recommend one of your specialties?
> Could you suggest something special?
> What are the ingredients of this dish?
> I'll have a steamed lobster, please.
> *How would you like your meat, sir?*
> Rare/medium-rare/medium/well-done.
> Somewhere between rare and medium rare will be OK.
> Is the halibut fresh?
> What is there for dessert?
> *Anything else, sir?*
> No, we are fine, thank you.
> The same for me.

> *Enjoy your meal, sir.*
> *How was everything, sir?*
> The meal was excellent.
> The sirloin was delicious.
> Excuse me, I have spilled something on my tie. Could you help me?

Lamentele

> The dish is cold. Would you please heat it up?
> The meat is underdone. Would you cook it a little more, please?
> Excuse me. This is not what I asked for.
> Could you change this for me?
> The fish is not fresh. I want to see the manager.
> I asked for a sirloin.
> The meal wasn't very good.
> The meat smells off.
> Could you bring the complaints book?
> This wine is off, I think... .
> Waiter, this fork is dirty.

Il conto

> The check, please.
> Would you bring us the check, please?
> All together, please.
> We are paying separately.
> I am afraid there is a mistake; we didn't have this.
> This is for you.
> Keep the change.

Trasporto in città

> I want to go to the Metropolitan Museum.
> Which bus/tram/underground line must I take for the Metropolitan?
> Which bus/tram/underground line can I take to get to the Metropolitan?
> Where does the number [...] bus stop?

> Does this bus go to …?
> How much is a single ticket?
> Three tickets, please.
> Where must I get off for …?
> Is this seat occupied/vacant?
> Where can I get a taxi?
> How much is the fare for …?
> Take me to […] Street.
> Do you know where the … is?

Shopping

Domandare l'orario di apertura dei negozi

> When are you open?
> How late are you open today?
> Are you open on Saturday?

Scambi preliminari

> *Hello sir (madam), may I help you?*
> *Can I help you find something?*
> Thank you, I am just looking.
> I just can't make up my mind.
> *Can I help you with something?*
> If I can help you, just let me know.
> *Are you looking for something in particular?*
> I am looking for something for my wife.
> I am looking for something for my husband.
> I am looking for something for my children.
> It is a gift.
> Hi, do you sell …?
> I am looking for a … Can you help me?
> Would you tell me where the music department is?
> Which floor is the leather goods department on? *On the ground floor (on the mezzanine, on the second floor).*
> Please would you show me … ?

> What kind do you want?
> Where can I find the mirror? There is a mirror over there.
> *The changing rooms are over there.*
> *Only four items are allowed in the dressing room at a time.*
> Is there a public rest room here?
> *Have you decided?*
> *Have you made up your mind?*

Comprare scarpe/vestiti

> Please, can you show me some natural silk ties?
> I want to buy a long-sleeved shirt.
> I want the pair of high-heeled shoes I saw in the window.
> Would you please show me the pair in the window?
> What material is it?
> What material is it made of ? *Cotton, leather, linen, wool, velvet, silk, nylon, acrylic fiber.*
> What size, please?
> *What size do you need?*
> Is this my size?
> Do you think this is my size?
> Where is the fitting room?
> Does it fit you?
> I think it fits well although the collar is a little tight.
> No, it doesn't fit me.
> May I try a larger size?
> I'll try a smaller size. Would you mind bringing it to me?
> I'll take this one.
> How much is it?
> This is too expensive.
> Oh, this is a bargain!
> I like it.
> May I try this on?
> *In which color?* Navy blue, please.
> Do you have anything to go with this?
> I need a belt/a pair of socks/pair of jeans/pair of gloves… .
> I need a size 38.
> I don't know my size. Can you measure me?
> Would you measure my waist, please?
> Do you have a shirt to match this?

> Do you have this in blue/in wool/in a larger size/in a smaller size?
> Do you have something a bit less expensive?
> I'd like to try this on. Where is the fitting room?
> How would you like to pay for this? Cash/credit
> *We don't have that in your size/color.*
> *We are out of that item.*
> It's too tight/loose.
> It's too expensive/cheap.
> I don't like the color.
> Is it in the sale?
> Can I have this gift-wrapped?

Nel negozio di scarpe

> A pair of shoes, boots, sandals, slippers, shoelace, sole, heel, leather, suede, rubber, shoehorn. *What kind of shoes do you want?*
> I want a pair of rubber-soled shoes/high-heeled shoes/leather shoes/ suede slippers/boots.
> I want a pair of lace-up/slip-on shoes good for the rain/for walking.
> *What is your size, please?*
> They are a little tight/too large/too small.
> Would you please show me the pair in the window?
> Can I try a smaller/larger size, please?
> This one fits well.
> I would like some polish cream.
> I need some new laces.
> I need a shoehorn.

All'ufficio postale

> I need some (first class) stamps, please.
> First class, please.
> Airmail, please.
> I would like this to go express mail.
> I would like this recorded/special delivery.
> I need to send this second-day mail (US).
> Second-class for this, please (UK).
> I need to send this parcel post.
> I need to send this by certified mail.
> I need to send this by registered mail.

> Return receipt requested, please.
> How much postage do I need for this?
> How much postage do I need to send this airmail?
> Do you have any envelopes?
> How long will it take to get there? *It should arrive on Monday.*
> The forms are over there. Please fill out (UK: fill in) a form and bring it back to me.

Al teatro (USA: Theater, UK: Theatre)

> Sorry, we are sold out tonight.
> Sorry, these tickets are non-refundable.
> Sorry, there are no tickets available.
> Would you like to make a reservation for another night?
> I would like two seats for tonight's performance, please.
> Where are the best seats you have left?
> Do you have anything in the first four rows?
> Do you have matinees?
> How much are the tickets?
> Is it possible to exchange these for another night?
> Do you take a check/credit cards?
> How long does the show run? *About 2 hours.*
> When does the show close?
> Is there an intermission? *There is an intermission.*
> Where are the rest rooms?
> Where is the cloakroom?
> Is there anywhere we can leave our coats?
> Do you sell concessions?
> How soon does the curtain go up?
> Did you make a reservation?
> What name did you reserve the tickets under?
> The usher will give you your program.

In farmacia (USA: drugstore, UK: chemist)

> Prescription, tablet, pill, cream, suppository, laxative, sedative, injection, bandage, sticking plasters, cotton wool, gauze, alcohol, thermometer, sanitary towels, napkins, toothpaste, toothbrush, paper tissues, duty chemist.

> Fever, cold, cough, headache, toothache, diarrhea, constipation, sickness, insomnia, sunburn, insect bite.
> I am looking for something for …
> Could you give me … ?
> Could you give me something for … ?
> I need some aspirin/antiseptic/eye drops/foot powder.
> I need razor blades and shaving foam.
> What are the side effects of this drug?
> Will this make me drowsy?
> Should I take this with meals?

In profumeria

> Soap, shampoo, deodorant, shower gel, hair spray, sun tan cream, comb, hairbrush, toothpaste, toothbrush, make up, cologne water, lipstick, perfume, hair remover, scissors, face lotion, cleansing cream, razor, shaving foam.

In libreria/edicola

> I would like to buy a book on the history of the city.
> Has this book been translated into Japanese?
> Do you have Swedish newspapers/magazines/books?
> Where can I buy a road map?

Dal fotografo

> I want a 36-exposure film for this camera.
> I want new batteries for my camera.
> Could you develop this film?
> Could you develop this film with two prints of each photograph?
> How much does developing cost?
> When will the photographs be ready?
> My camera is not working, would you have a look at it?
> Do you take passport (ID) photographs?
> I want an enlargement of this one and two copies of this other.
> Do you have a 64-megabyte data card to fit this camera?
> How much would a 128-megabyte card be?
> How many megapixels is this one?

> Does it have an optical zoom?
> Can you print the pictures on this CD?

Dal fiorista

> I would like to order a bouquet of roses.
> *You can choose violets and orchids in several colors.*
> Which flowers are the freshest?
> What are these flowers called?
> Do you deliver?
> Could you please send this bouquet to the NH Abascal Hotel manager at 47 Abascal Street before noon?
> Could you please send this card too?

Per pagare

> Where is the cash/ATM machine?
> Is there a CashPoint near here?
> How much is that all together?
> *Will you pay cash or by credit card?*
> *Next in line (queue).*
> Could you gift-wrap it for me?
> Can I have a receipt, please?
> Is there a CashPoint near here?
> Can I have a receipt, please?

Dal parrucchiere/barbiere

Mentre mi trovavo a Boston mi è capitato di dover andare dal parrucchiere e la mia mancanza di dimestichezza con l'inglese è stata responsabile di un drastico cambiamento della mia immagine per un paio di mesi, tanto che mia moglie non mi ha quasi riconosciuto quando sono andato a prenderla all'aeroporto di Logan, una delle tante volte in cui è venuta a trovarmi nel New England. Vi posso assicurare che non dimenticherò mai più il termine "*sideburns*" (basette); la parrucchiera, una robusta signora afroamericana, me le ha tagliate drasticamente prima che fossi in grado di ricordare il nome di quella parte insignificante della mia peluria facciale. Per la verità, non avevo mai considerato quanto fossero importanti le basette, prima di non averle più.

Se non vi fidate dell'ignoto barbiere o parrucchiera, *"just a trim"* (appena una spuntatina) è un modo educato per evitare un disastro.

Vi suggerisco, prima di andare dal parrucchiere, di rivedere la guida per acquisire confidenza con alcune parole, quali: *scissors, comb, brush, dryer, shampooing, hair style, hair cut, manicure, dyeing, shave, beard, moustache, sideburns* (!) (US), *sideboards* (UK), *fringe, curl,* o *plait.*

Uomini e donne

> How long will I have to wait?
> *Is the water OK?* It is fine/too hot/too cold.
> My hair is greasy/dry.
> I have dandruff.
> I am losing a lot of hair.
> A shampoo and rinse, please.
> *How would you like it?*
> *Are you going for a particular look?*
> I want a (hair) cut like this.
> Just a trim, please.
> *However you want.*
> *Is it OK?*
> That's fine, thank you.
> How much is it?
> How much do I owe you?
> Do you do highlights?
> I would like a tint, please.

Uomini

> I want a shave.
> A razor cut, please.
> Just a trim, please.
> Leave the sideburns as they are (!) (UK: sideboards).
> Trim the moustache.
> Trim my beard and moustache, please.
> Toward the back, without any parting.
> I part my hair on the left/in the middle.
> Leave it long.
> Could you take a little more off the top/the back/the sides?
> *How much do you want me to take off ?*

Donne

> How do I set your hair?
> What hairstyle do you want?
> I would like my hair dyed/bleached/highlighted.
> Same color?
> A little darker/lighter.
> I would like to have a perm (permanent wave).

Automobili

Come sempre, iniziate con le parole. *Clutch, brake, blinkers* (UK: *indicators*), *trunk* (UK: *boot*), *tank, gearbox, windshield* (UK: *windscreen*) *wipers, (steering) wheel, unleaded gas* (UK: *petrol*), ecc. sono parole che devono appartenere al vostro vocabolario come anche altre frasi frequenti, come:

> How far is the nearest gas (petrol) station? Twenty miles from here.
> In what direction? Northeast/Los Angeles.

Dal benzinaio (USA: Gas Station, UK: Petrol Station)

> Fill it up, please.
> Unleaded, please.
> Could you top up the battery, please?
> Could you check the oil, please?
> Could you check the tire pressures, please?
> *Do you want me to check the spare tire too?* Yes, please.
> Pump number 5, please.
> Can I have a receipt, please?

Al garage

> My car has broken down.
> What do you think is wrong with it?
> Can you mend a puncture?
> Can you take the car in tow to downtown Boston?

> I see … , kill the engine, please.
> Start the engine, please.
> The car goes to the right and overheats.
> Have you noticed if it loses water/gas/oil?
> Yes, it's losing oil.
> Does it lose speed?
> Yes, and it doesn't start properly.
> I can't get it into reverse.
> The engine makes funny noises.
> Please, repair it as soon as possible.
> I wonder if you can fix it temporarily.
> How long will it take to repair?
> I am afraid we have to send for spare parts.
> The car is very heavy on gas.
> I think the right front tire needs changing.
> I guess the valve is broken.
> Is my car ready?
> Have you finished fixing the car?
> Did you fix the car?
> Do you think you can fix it today?
> Could you mend a puncture?
> I think I've got a puncture rear offside.
> The spare's flat as well.
> I've run out of gas.

Al parcheggio (USA: Parking Garage/Structure, UK: Car Park)

> Do you know where the nearest car park is?
> Are there any free spaces?
> How much is it per hour?
> Is the car park supervised?
> How long can I leave the car here?

Noleggiare una macchina

> I want to rent a car.
> I want to hire a car.
> For how many days?
> Unlimited mileage?
> What is the cost per mile?

> Is insurance included?
> You need to leave a deposit.

Come posso arrivare a ...?

> How far is Minneapolis?
> *It is not far. About 12 miles from here.*
> Is the road good?
> *It is not bad, although a bit slow.*
> Is there a toll road between here and Berlin?
> How long does it take to get to Key West?
> I am lost. Could you tell me how I can get back to the turnpike?

Prendere un drink (o due)

Dopo una giornata di duro lavoro, ci sono poche cose più desiderabili di un drink. Purtroppo, anche in una situazione così rilassata si possono verificare imbarazzanti incidenti; spesso c'è una difficile contro-domanda alla semplice richiesta *"can I have a beer?"* come *"would you prefer lager?"* o *"small, medium or large, sir?"*. Quando ero un principiante, odiavo le contro-domande e mi ricordo di essere diventato rosso quando, in un pub di Londra, il barman, invece di darmi la birra che avevo chiesto, ha iniziato a elencare l'intera lista delle birre del pub. *"I have changed my mind; I'll have a Coke instead"* è stata la mia risposta sia all'"aggressione" che all'imbarazzo derivante dalla mia scarsa dimestichezza. *"We don't serve Coke here, sir"*.
Queste situazioni possono rovinare le serate più promettenti. Rivediamo quindi una serie di frasi comuni:

> Two beers please; my friend will pay.
> Two pints of bitter and half a lager, please.
> Where can I find a good place to go for a drink?
> Where can we go for a drink at this time of the evening?
> Do you know any pubs with live music?
> *What can I get you?*
> I'm driving. Just an orange juice, please.
> A glass of wine and two beers, please.
> A gin and tonic.
> A glass of brandy. Would you please warm the glass?

> Scotch, please.
> *Do you want it plain, with water, or on the rocks?*
> Make it a double.
> I'll have the same again, please.
> Two cubes of ice and a teaspoon, please.
> This is on me.
> What those ladies are having is on me.

Al telefono

Molti problemi cominciano quando si solleva la cornetta: sentirete un sottofondo continuo di fusa, diverse però da quelle a cui siete abituati nel vostro Paese, oppure strane sequenze di rapidi *bip*. Subito vi salterà in mente il pensiero "cosa diavolo devo fare adesso" e vi troverete di fronte a una delle situazioni più imbarazzanti per una persona che non parla bene inglese. Il telefono ha due difficoltà aggiunte: innanzitutto la sua immediatezza e, in seconda istanza, l'assenza di immagine ("se potessi vedere questa persona, sarei in grado di capire cosa sta dicendo"). Non vi preoccupate, sono pochi gli scambi preliminari in questo tipo di conversazione.

Le segreterie telefoniche sono un altro diverso e più difficile problema, la cui trattazione va oltre gli scopi di questa guida alla sopravvivenza. Solo un suggerimento: non riattaccate. Cercate di capire quello che dice la segreteria telefonica e riprovate nel caso non siate in grado di seguire le istruzioni. Molti dottori, non appena sentono l'inconfondibile suono di questi strumenti, riattaccano terrorizzati, ritenendo che sia troppo per loro. La maggior parte dei messaggi sono però facili da capire e meno "meccanici" rispetto a quelli di tanti operatori "umani".

> Where are the public phones, please?
> Where is the nearest phone booth?
> This telephone is out of order.
> Operator, what do I dial for the USA?
> *Hold on a moment ... the number "1."*
> Would you get me this number please?
> *Dial straight through.*
> What time does the cheap rate begin?
> Do you have any phone cards, please?
> Can I use your cell/mobile phone, please?
> Do you have a phone book (directory)?

> I'd like to make a reverse charge call to Korea.
> I am trying to use my phone card, but I am not getting through.
> Hello, this is Dr. Vida speaking.
> The line is busy.
> There's no answer.
> It's a bad line.
> I've been cut off.
> I would like the number for Dr. Vida on Green Street.
> What is the area code for Los Angeles?
> I can't get through to this number. Would you dial it for me?
> Can you put me through to Spain?

Situazioni d'emergenza

> I want to report a fire/a robbery/an accident.
> This is an emergency! We need an ambulance/the police.
> Get me the police, and hurry!

In banca

Oggi, la diffusione delle carte di credito rende questo paragrafo virtualmente non necessario, ma per esperienza personale, quando le cose vanno veramente male, avrete bisogno di andare in banca.
La disinvoltura scompare in una situazione così stressante; in caso dobbiate risolvere un problema in banca, rivedete non soltanto questa serie di frasi, ma anche l'intera relativa sezione della vostra guida.

> Where can I change money?
> I'd like to change 200 Euros.
> I want to change 1000 Euros into Dollars/Pounds.
> Could I have it in tens, please?
> What's the exchange rate?
> What's the rate of exchange from Euros to Dollars?
> What are the banking hours?
> I want to change this travelers' check.
> Have you received a transfer from Rosario Nadal addressed to Fiona Shaw?
> Can I cash this bearer check?

> I want to cash this check.
> Do I need my ID to cash this bearer check?
> *Go to the cash desk.*
> *Go to counter number 5.*
> May I open a current account?
> Where is the nearest cash machine?
> I am afraid you don't seem to be able to solve my problem. Can I see the manager?
> Who is in charge?
> Could you call my bank in France? There must have been a problem with a transfer addressed to myself.

Alla stazione di polizia

> Where is the nearest police station?
> I have come to report a ...
> My wallet has been stolen.
> Can I call my lawyer (UK: solicitor)?
> I have been assaulted.
> My laptop has disappeared from my room.
> I have lost my passport.
> I will not say anything until I have spoken to my lawyer/solicitor.
> I have had a car accident.
> Why have you arrested me? I've done nothing.
> Am I under caution?
> I would like to call my embassy/consulate.

Printed in the United States
By Bookmasters